Psychopathologie des Unscheinbaren

Beiträge der Gesellschaft für Philosophie und Wissenschaften der Psyche

Sonderband

Wolfgang Blankenburg

Psychopathologie des Unscheinbaren

Ausgewählte Aufsätze

Herausgegeben von Martin Heinze

PARODOS

Bibliografische Information der Deutschen Bibliothek
Die Deutsche Bibliothek verzeichnet diese Publikation in der Deutschen Nationalbibliografie; detaillierte bibliografische Daten sind im Internet über http://dnb.ddb.de abrufbar.

Umschlag: cb-buchgestaltung, Berlin
Satz: cb-buchgestaltung, Berlin
Druck: Zeitdruck, Dortmund
Printed in Germany

ISBN 978-3-938880-16-6

www.parodos.de

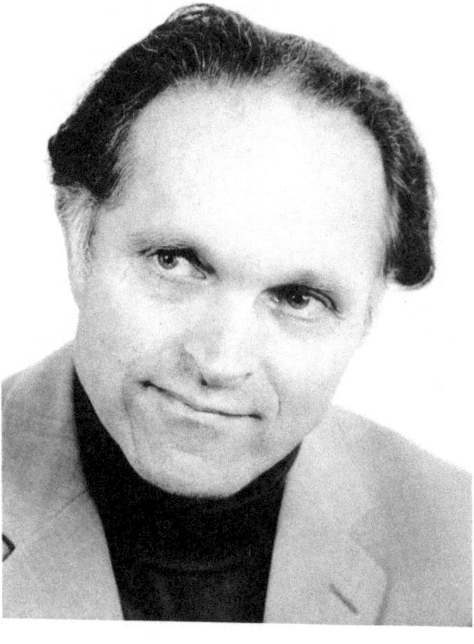

Vorwort

Im Jahre 2002 verstarb mit Wolfgang Blankenburg einer der Großen der deutschsprachigen Psychopathologie und Psychotherapie des 20. Jahrhunderts. Blankenburg hat Unverzichtbares für die Weiterentwicklung dieser Fächer unter Berücksichtigung anthropologischer und philosophischer Herangehensweisen geleistet. Die Zeit, in der sein Werk entstand, war einerseits geprägt durch die noch bestehende Lebendigkeit der Tradition der Anthropologischen Psychiatrie, andererseits durch die schon beginnende Reformpsychiatrie und die zweite biologische Psychiatrie. Aus diesen Spannungsfeldern formte Blankenburg ein psychiatrisches Denken, welches eine vielfältige Vermittlung zwischen den Polen Empirie und Theorie, klinischer und sozialer Psychiatrie, Philosophie und psychotherapeutischer Praxis leistet.

Der hier vorliegende Sammelband soll dem Leser einen besseren Zugang zu grundlegenden Texten Blankenburgs ermöglichen, der ansonsten dadurch erschwert ist, dass Blankenburgs Texte – mit Ausnahme seiner Monographie „Der Verlust der natürlichen Selbstverständlichkeit" – in der Regel in nicht überall verfügbaren psychiatrischen Fachzeitschriften, zum Teil aber auch an „abgelegenen" Orten erschienen sind. Bei den mehr als 170 Veröffentlichungen Blankenburgs kann die Auswahl nur unvollständig und kursorisch sein. Sie soll aber die wesentlichen Themenbereiche exemplarisch belegen. Ergänzt wird der Band durch eine biographische Skizze und ein Schriftenverzeichnis, die aus der Hand Wolfgang Blankenburgs selbst stammen und für die Publikation überarbeitet wurden.

Dass dieser Band als Sonderband der „Beiträge der Gesellschaft für Philosophie und Wissenschaften der Psyche" erscheint, hat seine Bewandtnis darin, dass Wolfgang Blankenburg den Aufbau und die Arbeit der in Berlin ansässigen Gesellschaft gleichen Namens entschieden mitgestaltet hat. Deren Ansätze, den Begriff der Psyche aus der Heterodisziplinarität der mit ihr befassten Fächer heraus zu verstehen und sich für die Unabschließbarkeit und Verschiedenheit der Zugangswege zum Psychischen auszusprechen, hat Blankenburg nachdrücklich unterstützt. Er war mit seinem großen Erfahrungsschatz der spiritus rector für die jüngeren Kollegen und ein unverzichtbarer Gesprächspartner.

Der Herausgeber dankt der Klinik für Psychiatrie und Psychotherapie der Philipps-Universität Marburg, namentlich Herrn Prof. Krieg, und dem Zentrum für Psychiatrie und Psychotherapie des Klinikums Bremen-Ost für die Unterstützung in Form der Übernahme des Publikationszuschusses. In beiden Institutionen war Wolfgang Blankenburg als leitender Psychiater bzw. Lehrstuhlinhaber tätig und prägte so die Psychiatrie in Marburg wie zuvor in seiner Heimatstadt Bremen. Mit ihrer finanziellen Unterstützung tragen beide Einrichtungen zur Erinnerung an diese psychiatrische Hinterlassenschaft bei und ermöglichen eine zu erhoffende erneute Rezeption. Zu danken ist Ute Blankenburg, die diese Publikation mit ihrem Wissen um das Werk ihres Mannes und mit der Zurverfügungstellung von Materialien nachdrücklich förderte. Letztlich gebührt Herrn Ulf Heuner vom Parados-Verlag ein besonderer Dank für die Aufarbeitung der Texte und den verlegerischen Mut zur Publikation.

Bremen, Oktober 2007, der Herausgeber

Inhalt

Martin Heinze

Einführung

Wolfgang Blankenburg schreibt in der großen Tradition derjenigen Psychiater stehend, denen ihr fachliches Wissen noch als grundgelegt in der Philosophie erscheint, bzw. die die Philosophie als wesentliche Grundlagenwissenschaft zumindest der Psychopathologie ernst nehmen. Mit Jaspers teilt Blankenburg die Grundhaltung, dass die psychiatrische Wissenschaft „ohne Philosophie nicht fruchtbar, nicht wahr, sondern nur richtig“ (Jaspers 1965, 643) ist. Blankenburg übernahm nicht einfach die Denkansätze der Autoren der sogenannten Anthropologischen Psychiatrie, die zu Beginn seiner Schaffenszeit die dominierende theoretische Sichtweise darstellte. Vielmehr hielt er sich bezüglich der methodischen Alternativen, die die philosophische Tradition bieten kann, offen und wandte diese sachgerecht an. So erweiterte er die philosophische Grundlegung für seine eigenen Arbeiten. Anders als die meisten Autoren der Anthropologischen Psychiatrie rezipierte er nicht allein Theorien phänomenologischer Provenienz, sondern auch Kritische Theorie und Strukturalismus. Ebenso räumt er der Empirie, insbesondere der konkreten patientenbezogenen Praxis als kritischem Korrektiv, großen Raum ein. So hat er die aus der Tradition herkommende wie auch seine eigene Begrifflichkeit immer wieder durch die Rezeption empirischer Forschungsergebnisse korrigiert und für diese durchlässig gemacht. Dadurch ergab sich eine große Themenvielfalt, die sein Werk auszeichnet. So finden sich Beiträge zum Verhältnis von Philosophie und Psychiatrie, zum Leib-Seele-Problem, zur Daseinsanalyse und Anthropologie, zur dialektischen Betrachtungsweise in der Psychiatrie und der Psychopathologie der Freiheit. Die eher klinischen Aufsätze beschäftigen sich mit dem Thema des Wahns, einer Psychopathologie des „Common Sense“, dem Leidensdruck und der Ermöglichung von Therapie in der Futur-II-Perspektive. In ihnen gelingt eine Verbindung der klinischen Psychiatrie mit phänomenologisch-anthropologischen Konzepten sowie, praxisorientiert, hermeneutisch orientierter Soziologie, die Blankenburgs Texte besonders lesenswert macht und in der deutschen wie internationalen Rezeption immer wieder betont wird (vgl. Mishara 2001, Reuster 2004).

1. Psychiatrische Anthropologie: Zugang zum Menschen

In seinen frühesten Schriften folgt Blankenburg einem Vorgehen, welches auch die älteren Autoren der Anthropologischen Psychiatrie auszeichnet: der Ableitung allgemeiner Aspekte der menschlichen Existenz oder anthropologischen Grundsituation aus Einzelfallanalysen konkreter Psychopathologie – mit Blankenburgs Worten, „im Individuellen als Individuellem das Allgemeine aufzuspüren" (1967c, 644 [80])[1]. Insbesondere das Phänomen des Wahns bekommt hier einen großen Stellenwert. Beispielhaft dafür steht der Aufsatz „Die Verselbständigung eines Themas zum Wahn" von 1965, der aus Blankenburgs Dissertation hervorging. In ihm fasst Blankenburg Wahn als „Möglichkeit prozeßhafter Abwandlung des Welt-Selbst-Verhältnisses" (1965d, 139 [27]) – das vom Patienten „gewählte" Thema des Wahns wird verstehbar aus der Analyse seiner Biographie und Lebenssituation, vor allem aber aus den Bedeutungskonstitutionen, die sich für den individuellen Patienten innerhalb seiner biographischen Entwicklung ergeben haben und durch den Krankheitsprozess einer Wandlung unterworfen werden – Blankenburg spricht von einer „Abwandlung der transzendentalen Organisation als der jeweiligen konstitutiven Entsprechung von Selbst und Welt" (1965d, 163 [60]).

Aus dem Thema der Dissertation entwickelt sich ein Werkkomplex, bei dem jeweils aus Einzelfallanalysen Grundsätzliches der diskutierten Krankheitsbilder, insbesondere der Gruppe der Schizophrenien, deutlich wird. So im Text von 1965 „Zur Differentialphänomenologie der Wahnwahrnehmung", der insofern bedeutsam ist, als hier Inhalte des sehr speziellen abnormen Bedeutungserlebens der Wahnwahrnehmung eines konkreten Patienten auf dem Hintergrund biographischer Themen konkret verstehbar gemacht werden können und damit ausgehend vom phänomenalen Bestand Deutung gelingt. Phänomenologie und Hermeneutik werden hier zum Handwerkszeug des Psychopathologen. Im Aufsatz „Die anthropologische und daseinsanalytische Sicht des Wahns" von 1967 definiert Blankenburg dann auch, was mit „anthropologisch" in der psychiatrischen Wissenschaft gemeint sein

1 Alle Zitate von Blankenburg entsprechend der Bibliographie am Ende dieses Bandes mit Jahresangabe und Seitenzahl der Originalpublikation. Bei auch in diesem Band abgedruckten Texten werden die entsprechenden Seitenzahlen zusätzlich in eckigen Klammern angegeben.

kann: „Das „Anthropologische“ bezeichnet demnach offenbar nicht nur den Forschungs*gegenstand* „Mensch“, sondern zugleich eine diesem Forschungsgegenstand angemessene *Methode*. Es geht darum, wie eine solche Wissenschaft zu ihrem Verstehenshorizont kommt, ob bzw. wie es ihr gelingt, sich in ihren (den empirischen Bestimmungen zugrunde liegenden) transzendenten Entwürfen vom Logos des Menschen leiten zu lassen.“ (1967c, 639 [70], vgl. dazu Zutt 1963, Schmidt-Degenhard 2000). Pathologische Abweichungen seien nicht nur allgemein am „Heilen“ und „Ganzsein“ des Menschseins zu messen, sondern in den Bedingungen ihrer Möglichkeit positiv aus dem Wesen des Menschen heraus zu verstehen. Wichtig ist hier das Adjektiv „positiv“ – die Psychopathologie wäre zu verkürzt verstanden, wenn in ihr nur Fehlfunktionen negativ bestimmt würden. Bernd Lehfeld schreibt dazu in seinem Nachruf auf Blankenburg: „Krankheit lässt sich [...] als stellvertretende Positivität wenden, die über die praktisch-therapeutische Arbeit „zur Sprache“ gebracht werden kann.“ (Lehfeld 2003, 26)

Blankenburg gebraucht für seine Psychopathologie auch gerne das Stichwort „dialektisch“. In seinem Aufsatz „Wie weit reicht die dialektische Betrachtungsweise in der Psychiatrie?“ von 1981 bestimmt er Dialektik als den „Umgang mit Negativem schlechthin“ (1981a, 46 [149]). Zugleich verweist er aber auch darauf, dass in der Grundkonstitution des Menschen „Zwiespältiges“ liege – welches nur in solch großen Oppositionen wie Leib und Seele oder Werden und Vergehen zu fassen ist. Dialektisches Denken ist somit Methode, die angesichts des Gegenstandes adäquat ist. Das methodische Vorgehen der Dialektik hat aber auch einen ganz praktischen Bezug, denn im weitesten Sinne möchte Blankenburg mit Strasser unter einer dialektischen Grundhaltung „jegliche geordnete Veränderung des Standpunktes“ verstanden wissen, „die es erlaubt, beschränkte Horizonte systematisch aufzuheben“ (1981a, 47 [171]).

Die in der Psychopathologie thematisierten Symptome erschließen sich erst dann einem Verstehen, wenn sie als eine der Möglichkeiten des menschlichen Existenzvollzuges verstanden werden. Es geht darum, die Wirklichkeit eines je individuellen Krankseins, sein Gewordensein und die Entwicklungsmöglichkeiten, die in ihm liegen, umfassender zu verstehen. Man kann „eine *Wahn*forschung erst „anthropologisch“ nennen, wenn es gelingt, im Wahn eine dem Menschsein wesensnotwendig innewohnende Abwandlungsmöglichkeit aufzudecken“ (1967c, 640 [73]). Die Methodik der Einzelfallanalyse zum

Gewinn allgemeiner Verstehensgrundlagen kumuliert später in der Habilitationsschrift über symptomarme Schizophrenien „Der Verlust der natürlichen Selbstverständlichkeit" (1971). Hier wird eine Gesamttheorie der Schizophrenie vorgelegt, die den positiven Charakter der je individuellen Welt- und Selbstkonstitution herausarbeitet, die uns, so wir psychisch gesund sind, eben selbstverständlich ist, jedoch eine aktive und damit verlierbare Leistung des Individuums darstellt. Psychosen lehren uns, solche Selbstverständlichkeiten zu hinterfragen. Christian Kupke hat dazu bemerkt: „Insofern nämlich die Philosophie – oder besser: das philosophische Denken – in seiner Grundhaltung gerade die bewusste Problematisierung und Infragestellung natürlicher Selbstverständlichkeiten darstellt, d.h. diese Infragestellung ausdrücklich praktiziert, kann sie den im psychotischen Erleben unmittelbar und weitgehend passiv erfahrenen Verlust auf die in der Philosophie schon von je her thematisierten Grundbedingungen und Konstituentien menschlicher Existenz durchsichtig machen. In der Psychopathologie finden sich gewissermaßen die Extreme der conditio humana thematisiert, aus denen ex negativo grundsätzliche Kategorien der menschlichen Existenz und Geschichte erhellt werden können." (Heinze und Kupke 2006, 348f.)

Im engen Zusammenhang mit der Habilitationsschrift stehen Blankenburgs Ausführungen zum „Common sense (1969). Das Phänomen eines sogenannten gesunden Menschenverstandes ist ebenfalls keineswegs selbstverständlich – vielmehr bedarf auch dieses des Studiums seiner Ausfallerscheinungen, um „an Wesen, Bedeutung [und] Stellenwert desselben heranzukommen" (1969, 161 [111])

Diesen durch klinische Einzelfälle inspirierten Studien folgen im Werk Blankenburgs Texte, die genauer und definitorisch zur psychiatrischen Anthropologie Stellung nehmen. Bei den Wesensbestimmungen des Daseins wird es für den Psychopathologen wichtig, ein Maß zu finden, etwas, welches Blankenburg in seinem Text von 1972 „Grundsätzliches zur Konzeption einer »anthropologischen Proportion«" (1972d [119ff.]) mit Hegel als „mittelbare Einheit des Qualitativen und Quantitativen" verstehen möchte, in der bereits die „Idee des Wesens" des Menschen liege. Anthropologie bedarf dieser Maßstäblichkeit und benutzt zu diesem Zweck zunächst räumliche Metaphern. So kann man von der Höhe und der Weite des Daseins sprechen. Blankenburg betont aber, dass die phänomenologische Anthropologie über die Einengung auf die Räumlichkeit hinausgehen müsse, z.B. die Vorstellungen von Menschen und ihrer Affektivität ebenfalls der Betrachtung aus ihren

Maßbeziehungen heraus bedürfen. Insofern stellt die Proportion eine zentrale Kategorie der Psychopathologie dar.

In enger Verbindung zu solchen Überlegungen steht die Leiblichkeit. Der exemplarische Text „Körper und Leib in der Psychiatrie" von 1982, einer unter vielen speziell der Leiblichkeit gewidmeten Untersuchungen innerhalb des Werkverzeichnisses, stellt die leibliche Dimension der menschlichen Existenz als fundamental und unhintergehbar dar. Neben der physischen Präsenz, die auch schon der Begriff Körper thematisiert, beinhaltet sie die eigene Erfahrung eines Menschen in Bezug auf sein Dasein, die Weise, wie er sich spürt und erlebt, aber weiter auch, wie sich insgesamt seine Subjektivität lebensweltbezogen realisiert. Der Leib ist „*Organ der Spontaneität*, der Eigenbeweglichkeit, des Willens, des Handelns, des »Ich kann«, ja der gesamten Intentionalität" (1982f, 18 [207]). Blankenburg knüpft hier eng an die phänomenologische Philosophie an und nimmt vor allem Husserl als Ausgangspunkt seiner Überlegungen. In der Folge diskutiert er für eine Vielzahl psychopathologischer Symptome die ihnen je eigene leibliche Struktur, in der sie sich realisieren und ohne deren Analyse eine Bezugnahme auf das Symptom nur abstrakt bliebe (vgl. Fuchs 1996, 2000 a-b). In anderen Texten (z.B. „Die Psychiatrie und das Leib-Seele-Problem" von 1990) untersucht Blankenburg von dieser Phänomenologie des Leibes ausgehend prinzipiell das Leib-Seele Problem, wie es sich in der Psychiatrie stellt. Für die psychiatrische Theoriebildung bleibt dieses eine unhintergehbare Folie. Eine z.B. an Merleau-Ponty geschulte Theorie der Leiblichkeit ist ebenso Grundlagenwissenschaft der Psychiatrie wie eine Bezugnahme auf die geistigen Aspekte der Existenz – beide Pole sind voneinander untrennbar und dialektisch vermittelt.

2. Psychiatrische Praxis: Öffnung auf die Möglichkeiten gelingenden Menschseins

Blankenburg steht zwischen der anthropologischen und daseinsanalytischen Psychopathologie einerseits und der dialektischen- oder Praxisphilosophie als Grundlage sozialpsychiatrischer Reformen andererseits. Mir dieser Öffnung des Theorierahmens gab er der psychiatrischen Anthropologie auch eine Zukunftschance und stellte sich auch im Wissenschaftsbetrieb vermittelnd – oder besser die Sachlage distanziert überblickend – zwischen die Mitglieder der Gesellschaft für anthropologische und daseinsanalytische Psychiatrie auf der einen Seine und den mehr sozialpsychiatrisch orientierten und politischeren „Dissidenten" wie Erich Wulf oder Klaus Kisker auf der anderen Seite. Titel seiner Aufsätze wie „Wie weit reicht die dialektische Betrachtungsweise in der Psychiatrie?" (1981a) oder „Ansätze zu einer Psychopathologie der Freiheit" (1986b) deuten dieses auf Praxis orientierte Theorieinteresse Blankenburgs an. Für Blankenburg leitet die Frage nach der Relevanz der theoretisch gewonnenen Einsichten für die psychiatrische Praxis stets seine Gedanken. Auch dies unterscheidet ihn von den klassischen Autoren der Anthropologischen Psychiatrie, bei denen oftmals das anthropologische Theorieinteresse überwog in einer Weise, dass den abstrakten Theorien keine praktische Handlungsempfehlung entsprach.

Die Praxisorientierung wird bei Blankenburg eingeführt durch einen veränderten Begriff der Psychopathologie. In seinem Text von 1978 „Grundlagenprobleme der Psychopathologie" legt er einen solchen veränderten Gegenstandsbezug der Psychopathologie dar. Zunächst stellt er fest, dass nach den historischen Entwicklungen der Anthropologischen Psychiatrie und der Sozialpsychiatrie die Psychopathologie in eine Grundlagenkrise geraten sei. Blankenburg hält es für nötig, den Gegenstand der Psychopathologie neu zu definieren. In Abgrenzung zum herkömmlichen Krankheitsmodell, welches Symptome als Anzeichen objektiver Krankheitsprozesse und unabhängig von menschlichen Lebensvollzügen ansieht, habe sich eine neue Psychopathologie im Sinne des Funktionierens, des Verhaltens ausgebildet, die in sich aber ebenso reduktiv sei wie die Pathologie der objektivistischen Medizin.

Gegen diesen Bezug auf das reine Verhalten formuliert er eine Gegenthese: „Gegenstand der Psychopathologie ist nicht „abweichendes Verhalten", sondern – wenn schon nur auf das Verhalten bezogen – eine Vielfalt von Beeinträchtigungen des Sichverhalten*könnens*. Das ist etwas ganz anderes. Sichverhaltenkönnen lässt sich, insoweit es Verhalten bedingt, nicht selbst wieder unter dieses subsumieren. Es geht nicht darum, ob jemand sich so oder so verhält, nicht um Verhalten als fertiges Produkt, sondern um Freiheitsgrade im Produzierenkönnen eines wie auch immer gearteten Verhaltens. Nicht ob jemand sich abweichend (unangepasst) verhält, ist psychopathologisches Problem … sondern ob er sich nicht angepasst oder auch (wenn es Gründe dafür gibt) sich nicht *un*angepasst verhalten kann. Auf das Können bzw. Nichtkönnen kommt es an. Ein Sich-nicht-abweichend-verhalten-Können ist im Grunde ebenso sehr psychopathologisches Symptom … wie ein Sich-nicht-anders-als-abweichend-verhalten-Können." (1978b, 141f.) Und weiter: Der Psychopathologe „muss vielmehr durch das Verhalten hindurch sich ein Bild von dem dahinter stehenden Sichverhalten*können* bzw. von den Einschränkungen desselben machen" (1978b, 142).

Nach Blankenburg reicht die Bezugnahme auf das Sichverhaltenkönnen allerdings nicht aus. Es muss ergänzt werden durch die Dimension des Erlebenkönnens. Zwar werde alles Erleben durch Verhalten vermittelt. Dennoch nehme dies ihm nicht seine Eigenständigkeit. Eine pauschale Subsumierung des Erlebens unter das Verhalten lasse sich von daher nicht rechtfertigen und führe vielmehr zu einer beträchtlichen Einebnung und Verkürzung der psychopathologischen Erfahrung. Zusammengenommen konstituierten daher Beeinträchtigungen des Erleben- und Sichverhaltenkönnens den psychopathologischen Befund. Sie beziehen sich zurück auf den Ermöglichungsgrund menschlichen Verhaltens und Erlebens. Dieser Rückbezug spiegele sich noch einmal subjektiv innerhalb des Erlebens als Sichbefinden. Ohne einander stets zu entsprechen, stünden so objektiver Befund und subjektives Befinden in einem fundamentalen Wechselverhältnis, auf welches alles ärztliche Bemühen bezogen bleibe.

Entscheidend für den Psychopathologen seien letztlich Beeinträchtigungen von Freiheitsgraden, die sich keineswegs immer adäquat in einem entsprechenden subjektiven Befinden spiegeln müssen. Sie ließen sich am ehesten in einer methodologisch durchgearbeiteten Psychopathologie der Freiheit fassen, wie sie bereits der französische Psychiater Henry Ey (1975) gefordert habe. So bleibe die Psychopathologie, insofern sie mit Beeinträchtigungen von Freiheitsgraden im Erleben- und Sichverhaltenkönnen zu tun haben, auf Freiheit als unumgänglichen Bezugspunkt rückbezogen. Eine Psychopathologie, die diesen Bezugspunkt aufgibt, gerät in der Sichtweise von Wolfgang Blankenburg in Gefahr, sich selbst aufzugeben. Der Phänomenbereich der Freiheitsgrade im Erleben- und Sichverhaltenkönnen ist keineswegs abstrakt, sondern entspricht der Alltagserfahrung eines jeden Psychiaters: „Was der theoretischen Vernunft bestenfalls spekulativ erschließbar erscheint, ist für die praktische Vernunft, die im alltäglichen psychiatrischen Umgang mit dem Patienten ihr Recht behauptet, ein durchaus differenzierbarer Tatbestand, nach dem sich dieser Umgang modifiziert" (1982d, 37) – so formuliert Blankenburg in seinem Text „Psychopathologie und psychiatrische Praxis" von 1982.

Psychopathologie ist diejenige Wissenschaft, die Einschränkungen des Könnens der Patienten in ihren konkreten biographischen Situationen beschreibt. Sie spielt sich im Spannungsfeld von Autonomie und Heteronomie ab. Dies hat Blankenburg in seinem Text „Autonomie-

und Heteronomie-Konzepte in ihrer Bedeutung für die psychiatrische Praxis" (1985a) in Auseinandersetzung mit der Kritik an der Anstaltspsychiatrie vertiefend dargelegt. Die Einschränkungen ihrer Freiheit werden von Patienten als Leiden erfahren. Dieses Leiden wiederum berechtigt allererst den Psychotherapeuten, Therapie zu betreiben, um Veränderungen zu erzielen. Die Ethik der Psychiatrie und Psychotherapie setzt also eine Vorstellung menschlicher Freiheit voraus, die im konkreten Einzelfall beschädigt ist und dann der Behandlung bedarf. Den Begriff des Leidens erschließt sich Blankenburg mit seinem Text „Der »Leidensdruck« des Patienten in seiner Bedeutung für Psychotherapie und Psychopathologie" von 1982, bezugnehmend auf Freud. Dieser Text öffnet mit seinem Praxisbezug die psychiatrische Theoriebildung stark der Soziologie und Sozialpathologie. Analog einem primären und sekundären Krankheitsgewinn unterscheidet Blankenburg einen primären und sekundären Leidensdruck – der letztere entsteht erst aus den Folgen einer Störung und nicht durch diese selbst – und stellt deren Ausgestaltung in den verschiedenen psychiatrischen Syndromen dar – vor allem bei wahnhaften Depressionen und bei den schizophrenen Psychosen, deren Verständnis dadurch erschwert ist, dass derjenige, der etwas erleidet, „durch die Psychose selbst mehr oder weniger von Grund auf ein anderer geworden ist" (1982a, 640 [193]).

Das Leiden des Patienten muss ebenfalls positiv im Sinne eines Aufrufs zur Veränderung verstanden werden. In der Psychotherapie sollen neue Gestaltungsmöglichkeiten der Existenz angesichts des Leidens gefunden werden. Techniken dazu ergeben sich z.B. aus einer Verbindung von psychodynamischen und existentiellen Sichtweisen, wie sie Benedetti für die Psychotherapie schizophren Erkrankter vorgelegt hat (z.B. Benedetti 1983). Eine weitere Technik für die Psychotherapie auf diesem existentiellen Verstehenshintergrund ist die paradoxe Intervention. Blankenburg nimmt hier Bezug auf den von Viktor Frankl beschriebenen paradoxen Umgang mit Symptomen. Vor allem in seiner späten Schaffenszeit baute Blankenburg dieses Thema erheblich aus. Ein Beispiel für diesen Themenkomplex ist der Text „Wirkfaktoren paradoxen Vorgehens in der Psychotherapie" (1990a).

Ebenfalls zu den technischen Überlegungen zur Psychotherapie gehören Blankenburgs Ausführungen zum Stichwort „Provokation" in seinem Text „Das provokatorische Element im psychiatrischen Gespräch" von 1975. Eine negative Art zu provozieren, in der der Patient allein auf seine Defizite gestoßen und desavouiert wird, grenzt er von einer positiven ab, die die Spontaneität des Patienten weckt und

„über das je aktuell Wirkliche hinaus Potenzen, Tendenzen, Labilitäten, also reale Seinsmöglichkeiten“ erschließt: „Sie legt Dynamik frei, die unter der Oberfläche des passiv Konstatierbaren sonst verborgen bliebe.“ (1975c, 496 [138]) Gerade dieses Erschließen des noch Möglichen – heute würde man von Ressourcen der Patienten sprechen – definiert für Blankenburg die therapeutische Grundhaltung. Provozieren führt zu Verstehen. Ganz nebenbei – im Kleingedruckten – entfaltet Blankenburg in diesem Text eine Methodenlehre der psychiatrischen Untersuchung.

3. Psychotherapie – verstanden aus der Zeitlichkeit der menschlichen Existenz

Noch ein dritter Grundgedanke zeichnet Blankenburg gegenüber anderen Psychopathologen aus: Die Psychopathologie ist nichts Feststehendes, sondern ein immer Werdendes. Das Interesse des Psychotherapeuten sollte sich nicht nur in der Rekonstruktion der Genese eines Symptoms erschöpfen. Vielmehr zielt es auf die Beeinflussung der gegenwärtigen Lebenssituation des Betroffenen und die Gestaltungsmöglichkeiten in der Zukunft. Das Konstitutive der Zeitlichkeit für die Therapie erschließt Blankenburg in seinem Text „Futur-II-Perspektive in ihrer Bedeutung für die Erschließung der Lebensgeschichte des Patienten“ von 1989. Die grammatikalische Form des Futur-II, das „es-wird-gewesen-Sein“ bedeutet ein „Vorrausspringen“, in dem wir der offenen Möglichkeiten in der gegenwärtigen Situation gewahr werden: „Wir sind vielmehr gehalten, von der imaginierten Zukunft her den Weg zurück bis zur Gegenwart und über sie hinweg in die Vergangenheit einzuschlagen“ (1989d, 76 [235]).

Die Genese des Selbst aus der Zukunft ist derjenigen aus der Vergangenheit zumindest gleichwertig, was einen Wechsel der theoretischen Perspektive – Blankenburg setzt sich hier kritisch von der Psychoanalyse ab – verlangt: „das menschliche Ich entfaltet sich nicht minder aus dem Zukünftigen“ (1989d, 79 [240]). Mit einer solchen für die Zukunft offenen Arbeit wird dem Betroffenen ein Selbstvertrauen wiedergegeben, welches durch die psychopathologische Symptomatik erschüttert wurde und nur in der Perspektvität zukünftiger Möglichkeiten wiedererlangt werden kann. In der therapeutischen Arbeit zwischen Patient und Behandler geht es um die Zunahme von Freiheitsgraden im Lebensvollzug des Patienten: „Ein Hauptdesiderat der gegenwärtigen Psychotherapie ist es – komplementär zur analytischen Aufarbeitung der Vergangenheit –, Therapiemethoden zu entwickeln, die nicht nur »Freiheit *von* ...«, sondern »Freiheit für ...« vermitteln. Öffnung für die Zukunft ebenso wie die Frage nach der Zeitigung des Daseins in unterschiedlichen Lebenssituationen gehören zu den unabdingbaren Aufgaben einer anthropologisch orientierten Psychotherapie." (1989d, 82 [244]) Besonders in „Lebensgeschichte und Krankengeschichte" (1989c) beschreibt Blankenburg diese auf Möglichkeit und Zukunft orientierte Grundhaltung des Psychiaters und das dazugehörige Menschenbild: Das Besondere des Menschen sei es, dass er sich über das entwickele, was auf ihn zukommt, wogegen andere natürliche Prozesse sich auf Vorhergehendes zurückführen ließen.

Auf der praktischen Ebene ergibt sich daraus ein verändertes Verhältnis zwischen Patient und Therapeut. Lehfeld fasst Psychotherapie aus Blankenburg´scher Sicht als ein „gemeinsames Platznehmen in einer gemeinsam zu schaffenden »Welt«" (Lehfeld 2003, 27). Der Weltentwurf des in seiner natürlichen Welterfahrungsmöglichkeit gestörten Subjekts werde als positive Leistung anerkannt, aus der sich Neues entwickeln kann. „Psychotherapie hat also den Charakter einer ständigen kommunikativen Berührung und Wechselwirkung, sie ist Wiederholung und gleichzeitig Schaffung von Neuem. Der Therapeut ist bereit zur ständigen Interaktion, weil er die Eigenwelt des Kranken respektiert als Öffnungsmöglichkeit für »etwas Kommendes«, noch gemeinsam zu Schaffendes." (ebd.)

Das therapeutische Geschehen wird nur verstehbar, wenn die menschliche Existenz insgesamt aus ihrer Zeitlichkeit heraus betrachtet wird. Eine philosophische Anthropologie, die Grundlagenwissenschaft für die Psychotherapie und nicht nur für die Psychopathologie sein will, muss die Zeitlichkeit als wesentliche Kategorie mitbedenken. Blankenburg findet dies in der Philosophie vor allem in den Schriften Husserls und Bergsons (vgl. Wiggins 2001). Von diesem und später Martin Heidegger ausgehend ist Zeitlichkeit nicht nur ein, sondern der wesentliche Grundzug der menschlichen Existenz. Dieses Denken wurde in den klassischen Schriften der „Anthropologischen Psychiatrie", insbesondere denen von Ludwig Binswanger und Eugen Minkowski, für die Psychopathologie rezipiert. Hier werden Veränderungen des Zeiterlebens als das Kennzeichnende der psychopathologischen Erscheinung von endogener Depression und schizophrener Psychose diskutiert und daraus wird auf die allgemeine Zeitlichkeit der menschlichen Existenz rückgeschlossen. Für den späten Blankenburg wird die „Zeitigung des Daseins in psychiatrischer Sicht" (1992b)[2] zum zentralen Thema. Er schließt hier an seine Heidelberger philosophischen Erfahrungen an, insbesondere an seine gemeinsamen Seminare mit Michael Theunissen, der diese interdisziplinären Überlegungen als Zeittheorie ausgehend von der Psychopathologie niedergelegt hat (Theunissen 1991 a-b, vgl. dazu auch Kupke 2003 a-b). Grundlegend ist der Unterschied zwischen objektiv vergehender, messbarer Zeit und der subjektiven Qualität der Zeitigung des Daseins, nicht nur des Zeiterlebens eines Menschen, sondern der von ihm gelebten und erlebten Zeit. Diese ist bei psychischen Erkrankungen oft verzerrt und wird quälend wahrgenommen, wenn die Zukunft wie in der Depression verschlossen ist oder als „gefrorene Ewigkeit" nichts mehr Lebendiges an sich hat, oder wenn Zeit in der schizophrenen Psychose ihren den Raum des Werdens erschließenden Charakter einbüßt. Das Leiden an einer psychischen Erkrankung hat so eine existentielle Dimension, die es vom Leiden an körperlichen Erkrankungen unterscheidet. Auf diese bezieht sich letztlich Psychotherapie, die dann der „Rückgewinnung der Geschichtlichkeit der eigenen Lebensgeschichte" (1992b, 144 [263]) dient.

Den oft abstrakt erscheinenden psychopathologischen Konstrukten ordnet Blankenburg stets eine konkrete psychotherapeutische Technik bei mit dem Ziel, dass ein Patient sich frei im Hinblick auf seine mögliche Zukunft entwerfen kann und Handelnder in seiner eigenen Lebensgeschichte bleibt oder wieder wird. Blankenburg gelingt es, die psychiatrische Anthropologie mit Daseinsanalyse, Existenzontologie, Soziologie und dialektischer Philosophie zu einer neuen Begründung psychiatrischer Praxis zusammenzuführen. Auch in der Technik der Provokation liegt eine zeitliche Dimension: „Es gibt aber auch die Möglichkeit, [Provokation] zeitlich zu verstehen. Das Vor-rufen bedeutet dann: den Patienten aus der Gebundenheit an die Vergangenheit und aus der Stagnation im gegenwärtigen *vor-rufen* in seine Zukunft, in das von ihm eigentlich zu lebende Leben." (1975c, 499 [144]). Mit Viktor von Gebsattel ersetzt Blankenburg hier das reduktive „psychologische" durch das „therapeutische Verständnis". Damit schließt sich der Kreis zu den anderen Themen, zum verstehenden Zugang aus der

---

2 Dieser Aufsatz hat zu intensiven Diskussionen im Rahmen der Berliner „Gesellschaft für Philosophie und Wissenschaften der Psyche" geführt, die auf der Homepage dieser Gesellschaft (www.gpwp.de) nachgelesen werden können.

Wesensschau des Menschen heraus und zur psychiatrischen Praxis als Öffnung auf die Möglichkeiten gelingenden Menschseins.

Mit all seinen Schriften erweist sich Wolfgang Blankenburg als „leiser", aber nachhaltiger Denker. Er entfaltet keine dramatische Thesenkultur, sondern nimmt kritisch das Beste aus der Tradition und verfolgt die konkrete und genaue Aufgabe der Vermittlung des theoretischen Wissens in die Praxis der Psychiatrie und Psychotherapie. Diese sich bescheidende Grundhaltung, die als Methode der Psychopathologie insofern angemessen ist, als diese für die „leisen" Äußerungen der Patienten offen sein muss, hat Blankenburg selbst mit dem Titel „Psychopathologie des Unscheinbaren" charakterisiert.

Literatur

Benedetti G (1983): Todeslandschaften der Seele: Psychopathologie, Psychodynamik und Psychotherapie der Schizophrenie, Göttingen.

Binswanger L (1942): Grundformen und Erkenntnis menschlichen Daseins, Zürich.

Fuchs T (2000a): Leib, Raum, Person. Entwurf einer phänomenologischen Anthropologie, Stuttgart.

Fuchs T (2000b): Psychopathologie von Leib und Raum. Phänomenologisch-empirische Untersuchungen zu depressiven und paranoiden Erkrankungen, Darmstadt.

Gebsattel V E v (1954): Prolegomena einer medizinischen Anthropologie, Berlin/Göttingen/Heidelberg.

Heinze M, Kupke C, Philosophie in der Psychiatrie, Nervenarzt 2006; 77: 346-349.

Jaspers, K. ([8]1965) Allgemeine Psychopathologie. Berlin u.a.

Kupke C (2003a): Die andere Zeit des melancholischen Leidens. Ein philosophischer Beitrag zur Psychopathologie, in: Das Maß des Leidens. Klinische und theoretische Aspekte seelischen Krankseins, hrsg. v. Heinze M u.a., Würzburg, 79-112.

Kupke C (2003b): Die Zeitlichkeit melancholischen Leidens. Ein philosophisch-psychopathologischer Versuch. Fundamenta Psychiatrica 17, 43-52.

Lehfeld B (2003): Vergangenes, Gegebenes ... Wolfgang Balankenburg zum Gedenken. Bulletin der Gesellschaft für hermeneutische Anthropologie und Daseinsanalyse, 2.2003 Wintersemester.

Mishara AL (2001): On Wolfgang Blankenburg, Common Sense, and Schizophrenia. Philosophy, Psychiatry & Psychology 8: 317-321.

Reuster T (2004): In memoriam: Wolfgang Blankenburg. Fortschr Neurol Psychiat 72: 58-59.

Schmidt-Degenhard M (2000): Anthropologische Aspekte psychiatrischer Erkrankungen, in: Psychiatrie und Psychotherapie, hrsg. v. V. Möller H J u.a., Berlin/Heidelberg/New York, 259-270.

Theunissen M (1991a): Können wir in der Zeit glücklich sein?; in: ders., Negative Theologie der Zeit, Frankfurt/M., 37-86.

Theunissen M (1991b): Melancholisches Leiden unter der Herrschaft der Zeit; in: ders., Negative Theologie der Zeit, Frankfurt/M., 218-281.

Wiggins O P (2001): Husserlian Comments on Blankenburg's ‚Psychopathology of Common Sense'. Philosophy, Psychiatry, and Psychology 8, 327-329.

Zutt J (1963): Über verstehende Anthropologie. Versuch einer anthropologischen Grundlegung der psychiatrischen Erfahrung; in: Psychiatrie der Gegenwart, Bd. I/2, hrsg. v. Gruhle H W u.a., Berlin/Göttingen/Heidelberg, 763-852.

Die Verselbständigung eines Themas zum Wahn*

Das Wesen des „psychischen Prozesses“ – scheinbar bereits vor 50 Jahren abgeklärt – ist heute nicht weniger fragwürdig als damals. Das zeigt besonders deutlich eine der letzten Arbeiten von Häfner.[1] Das Verhältnis zwischen normaler Lebensentfaltung und prozesshaftem Verlauf wird darin mit dem ganzen Rüstzeug, das die verschiedenen psychopathologischen, klinischen und anthropologischen Richtungen in den letzten Jahrzehnten zur Verfügung gestellt haben, in seiner Problematik neu beleuchtet und durchdacht. Gegenüber der negativen Ausgrenzung im Rahmen eines methodologisch orientierten Verfahrens, welches auf die von K. Jaspers eingeleitete subjektivistische Wendung in der Psychiatrie zurückgeht, fordert Häfner eine positive Charakteristik der objektiven Verlaufszusammenhänge. Lebensentwicklung und Prozess sollen nicht einfach nur gegeneinander abgegrenzt, sondern – ohne Vermengung des von der Tradition sorgfältig Geschiedenen – in ihrer wechselseitigen Bezogenheit sichtbar gemacht werden. Von daher wird dann auch in neuer Weise die Frage sinnvoll, ob bzw. inwieweit sich nicht bereits in der Lebensgeschichte des Gesunden prozesshafte Elemente – gleichsam in statu nascendi aufgehobene oder überwundene Prozesskeime – finden lassen; und andererseits ergeben sich Anhaltspunkte und differenziertere Beschreibungsmöglichkeiten dafür, wie eine Lebensgeschichte sich – zwar nicht „verständlich“, aber doch phänomenologisch folgerichtig – in das Prozessgeschehen hinein „mit anderen Mitteln“ fortsetzt.

Nach Häfner ist der „psychische Prozeß“ – auf die organisch bedingten Abbauprozesse brauchen wir hier nicht einzugehen – „ein *nicht* aus den konstituierenden Ordnungen des ‚normalen‘ Lebensgeschehens, aber aus seinem ‚normalen‘ Verlauf ausbrechender, *relativ zwangsläufig* fortschreitender Verlaufszusammenhang, der zu einer relativ irreversiblen partiellen Verdeckung von Welt und Selbst beispielsweise durch Scheinverwirklichungen und Weltsurrogate führt“. Dem liegt die These zugrunde, dass es sich auch bei der Psychose nur um „eine Möglichkeit regelhafter Abwandlung des Menschlichen“ (Kisker)

* Herrn Prof. Dr. W. v. Baeyer zum 60. Geburtstag gewidmet.

handelt. Gibt es so etwas wie ein autonomes Eidos des Menschlichen, dann muss es möglich sein – unabhängig von Untersuchungen, die die faktischen Abwandlungsbedingungen aufdecken sollen –, die Abwandlungsmodi in den Bedingungen ihrer Möglichkeit von diesem Eidos her in den Blick zu bekommen.

Phänomenologisch ergibt sich bei diesem Ansatz die Frage nach der transzendentalen Konstitution der jeweils vorliegenden wechselseitigen Entsprechung von Selbst und Welt als dem angemessenen Vergleichsgrund, von dem her Lebensentwicklung und Prozess eine prinzipielle Klärung erfahren können. Dabei soll weniger auf diejenigen Konstituentien des menschlichen Daseins abgehoben werden, die das Weltverhältnis des psychotisch Kranken ebenso umgreifen und bestimmen wie das des Gesunden. Es gilt vielmehr, auf dem gemeinsamen Hintergrund dieser allgemeinsten Strukturen menschlichen In-der-Welt-Seins nun auch die Unterschiede phänomenologisch in den Blick zu bekommen. Was vollzieht sich positiv im transzendentalen „leistenden Leben" (Husserl) beim Übergang von dem – mehr oder weniger – offenen Sichaufeinanderbeziehen von Selbst und Welt im normalen lebensgeschichtlichen Werden zu einer „partiellen Verdeckung von Selbst und Welt"? Welches sind die positiven Bedingungen der Möglichkeit von „Scheinverwirklichungen" und „Weltsurrogaten"?

Diese Ausdrücke fassen die Mannigfaltigkeit der darunter subsumierten psychopathologischen Erscheinungen für eine vorläufige Einordnung und Orientierung recht gut zusammen. Im Rahmen phänomenologischer Untersuchungen sind sie jedoch gefährlich. Denn sie verleiten nur allzu sehr, die gemeinten Tatbestände von vornherein mit naiver Selbstverständlichkeit von der Normwelt des Gesunden her ins Auge zu fassen; d.h. von dem her, was sie gerade *nicht* sind. Man glaubt voraussetzen zu dürfen, was „Schein", „Surrogat" u.ä. bezeichnen.

Aber die darin naiv sich geltend machende, natürliche Einstellung bedarf einer strengen phänomenologischen Epoché, will man die betreffenden Wesenszusammenhänge wirklich objektiv und rein erfassen. Die hierbei zu beobachtenden Widerstände sind besonders heftig. Sie hängen mit Verdrängungs- und Abwehrtendenzen zusammen, mit deren Hilfe die in der natürlichen Erfahrung sich geltend machende „gesunde Gewöhnlichkeit" (Wyrsch) ihre Position verteidigt.[2]

Die Verselbständigung des Themas wurde erstmals von L. Binswanger[3] im Rahmen umfassender daseinsanalytischer Untersuchungen zum Wahnproblem behandelt. Deren Kenntnis muss hier vorausgesetzt werden. In neuerer Zeit hat Tellenbach[4] unter diesem Titel die wahnhafte Ablösung aus der mitweltlichen Situation bei endogen Depressiven beschrieben.

In einer spezielleren phänomenologischen Fragerichtung[5] wird hier die Verselbständigung eines Themas zum Wahn erneut zum Problem gemacht als *ein* Weg, um an die Bedingungen der Möglichkeit prozesshafter Abwandlung des Welt-Selbst-Verhältnisses heranzukommen. Es ist die phänomenologische Herausarbeitung eines umfassenden Spektrums von Verselbständigungsmöglichkeiten – im weiteren Rahmen von Möglichkeiten der Abwandlung menschlichen Wesens überhaupt – zu verlangen. Ein Postulat, das den gegenwärtigen Stand der phänomenologisch-anthropologischen Bemühungen in der Psychiatrie weit überfordert. Hierzu wäre „ein zusammenhängendes philosophisches Gerüst psychiatrischer ‚Grunderfahrungen'" (Kisker) notwendig, von dem wir heute noch weit entfernt sind. Im Folgenden sollen nur einige Schritte in dieser Richtung unternommen werden. – Dazu empfiehlt sich vorher eine kurze Verständigung darüber, in welchem Sinne hier von „Verselbständigung" und von „Thema" die Rede ist.

Mit dem Titel „*Verselbständigung*" ist bereits im Ansatz der Forderung Ausdruck gegeben, positiv zu beschreiben, was das Wesen des Wahns ausmacht. Demgegenüber würde sich die Art und Weise, wie im normalen geistig-seelischen Vollzug lebensgeschichtlich gegebene Themen in den Daseinsgang hineinverflochten werden, als eine spezifische Verunselbständigung derselben darstellen. Das scheint unbefriedigend. Man möchte lieber positiv von gelingender „Integration" o. ä. sprechen. Die negative Umschreibung schafft jedoch ein notwendiges Gegengewicht gegen die Tendenz der natürlichen Einstellung, alles „Pathologische" *von vornherein* nur als defizienten Modus des Gesunden oder Normalen aufzufassen. Wenn man die in den Wahn hineinführende Verselbständigung eines Themas ausschließlich auf eine bestimmte Integrationsschwäche zurückführen wollte, ohne das dialektische Wesen des Integrationsbegriffes zu berücksichtigen, bliebe man nur allzu leicht im üblichen Normdenken befangen. Ein unverstellter Blick auf die reinen Wesenssachverhalte wäre erschwert. Die Grenze zwischen Norm und Normwidrigkeit würde einfach in die phänomenologische Erfahrung übernommen und von daher nur neu interpretiert, nicht aber eigentlich zum Problem. Dazu muss die Selbstverständlichkeit der Unterscheidung von gesund und krank, von normal und abnorm soweit erschüttert, ja aufgehoben werden, dass eine tiefer liegende Phänomenebene zutage treten kann, die eben deshalb jenseits dieser Unterscheidung liegt, weil sie letztere überhaupt erst konstituiert. Die angestrebte

Objektivitätsstufe ist am ehesten zu erreichen, wenn man den Ansatz bei einem dynamisch-dialektischen Gegeneinander von Ent- und Verselbständigungstendenzen im Sinne reiner Wesensbewegungen nimmt. Auf diesem Boden können die verschiedenen in den Bereich der Normalpsychologie oder Psychopathologie gehörigen Zustandsbilder in ihrer Wesenskonstitution nach und nach durchsichtig werden.

Einer etwas breiteren Erläuterung bedarf, was in unserem Zusammenhang das Wort *Thema* besagt. – Binswanger hat schon in seinen Ideenflucht-Studien (1931-1932) das Thema bzw. die Themenbildung als ein „Teilphänomen der Auseinandersetzung von Ich und Welt" bezeichnet. Auf eine eingehende philosophische Erörterung muss verzichtet werden. Stattdessen möge folgende, bewusst vereinfachende Exposition in den Phänomenbereich hineinführen, soweit das für ein Verständnis der Verselbständigungsproblematik förderlich erscheint:

Als Menschen finden wir uns in Situationen[6] vor. Das Begegnende – darunter dasjenige Begegnende, das wir selbst sind – ist uns nicht fertig gegeben, sondern immer mehr oder weniger *aufgegeben*. Das gilt nicht nur für den handelnden Menschen, sondern ebenso für den erkennenden, insofern auch das Erkennen nur eine besondere Weise menschlichen Handelns darstellt. Wenn in einem so grundlegenden Sinne von Aufgabe und Aufgegebensein gesprochen wird, ist das Wort stets in seiner doppelten Bedeutung zu nehmen: Damit uns Begegnendes als zu Übernehmendes *aufgegeben* sein kann – wie dem Schüler ein Aufsatzthema, dem Maler sein „sujet", dem Denker ein Problem („Vor-wurf" in der alten umfänglichen Bedeutung) – muss es zuvor wenigstens partiell (im privativen Sinne) *aufgegeben* sein. Der Anspruch muss aufgegeben sein, das Begegnende *schon* erkannt und bewältigt zu haben, mit ihm „fertig" zu sein. Sein Bekanntsein, seine schlichte Zuhandenheit oder Vorhandenheit, kurz seine Fertigkeit, muss suspendiert werden. Um – theoretisch oder praktisch – mit dem Begegnenden etwas „anfangen" zu können, müssen wir es in das Offene von Möglichkeiten halten. Sind erst einmal einige Verweisungs- oder Bewandtniszusammenhänge am Begegnenden für uns in Bewegung geraten, d.h. in diesem doppelten Sinne aufgegeben, kann es uns zum *Thema*[7] werden.

Darin, dass dem menschlichen Dasein etwas als Thema aufgegeben ist – oder es sich selbst etwas aufgibt –, erfährt es aber auch sich selbst als aufgegebenes. Aus einer Anmutung wird die Zumutung, dieses oder jenes zu erkennen, zu tun und schließlich als dieser oder jener zu sein. Ohne Frage können wir innerhalb gewisser Grenzen willkürlich entscheiden, ob und inwieweit etwas uns zur Aufgabe wird. Aber die Begrenztheit dieser Willkür wird sofort deutlich, wenn wir uns vor Augen halten, dass wir jedenfalls der *einen* Aufgabe, als welche die Welt uns – und in eins damit zugleich sich selbst – uns aufgibt, niemals ausweichen können.[8]

Es sei hier nur festgehalten, dass jedes Thematisieren von etwas – in engerem oder weiterem Umkreis – eingebettet erscheint in ein Thematisiertwerden. Das heißt jede Übernahme einer Aufgabe setzt deren Vorgabe voraus; jedes Ansprechen von etwas auf etwas hin korrespondiert einem Angesprochen-Werden, und dieses wiederum ist nur möglich aufgrund eines Sich-ansprechen-Lassens. In dieser dialektischen Einheit von Thematisieren und Thematisiertwerden, in dem Frage-und-Antwort-Spiel von Welt und Selbst konstituiert sich allererst das, was wir Situation nennen. (Für die Situation liegt dabei der Schwerpunkt allerdings auf dem Thematisiertwerden.) Nicht nur jede einzelne Situation im Lebensquerschnitt konstituiert sich auf diese Weise, sondern zugleich auch der geschichtliche Folgezusammenhang im menschlichen Daseinsgang, d.h. seine „Gangstruktur" (Szilasi). Dieser natürliche Folgezusammenhang erhält sich „im Fluss", im Fluss des Gesprächs zwischen Welt und Selbst. Die Art dieses „Gesprächs" und die Weise, wie es im Fluss bleibt oder auch nicht, ist ein wesentlicher Ausgangspunkt für das phänomenologische Studium psychiatrisch bedeutsamer Abwandlungen des Menschseins. – Das heißt *wie* wir in Situationen sind, Situationen sehen, erleben, bewältigen oder auch nicht, ist niemals aus einer starren Subjekt-Objekt-Relation einseitig festzulegen.[9] Sondern der Entwurf, in dem sich eine Situation jeweils mitkonstituiert, durch den wir sie erst als solche erfassen, „wahrnehmen" und „realisieren"[10], bestimmt sich aus der wechselseitigen Bezogenheit von Subjekt und Objekt, von Herkunft und Zukunft.

So sehr das Selbst-Welt-Verhältnis als eine grundgebende Einheit aufzufassen ist, so wenig darf das hindern, seine Momente gesondert ins Auge zu fassen. Darin liegt keine Willkür. Aus dem Strom lebenden Lebens, in welchem dieses Wechselverhältnis sich darlebt, lösen sich fortwährend einzelne Momente gleichsam als Sedimentationsprodukte heraus und scheinen den Fluss zu unterbrechen. Als eine solche Unterbrechung kann jedes isolierte Thematisieren angesehen werden. Darin konkretisiert sich jeweils ein bestimmter (kategorialer bzw. existentialer) Entwurf[11] des In-der-Welt-Seins.

Mit der Übernahme eines Themas durch uns bekommt es zugleich Werkzeugcharakter. Das Thema, das uns die Situation zuspricht oder auch zudiktiert, wird in der Übernahme zum Organ, mit dessen Hilfe wir der Situation entsprechen, d.h. sie irgendwie erkennend, fühlend, wollend, handelnd zu bewältigen suchen. In jeder Thematisierung, durch die wir das Begegnende theoretisch oder praktisch beherrschbar machen, kann man schon den ersten Keimpunkt einer Verselbständigung innerhalb des Dialogs von Welt und Selbst sehen.

Was mit dem Thema durch die Übernahme geschieht, lässt sich bis zu einem gewissen Grade am Modell des Aufsatzthemas verdeutlichen: Der Schüler, der das Thema gestellt bekam oder sich wählen durfte, stellt nun seinerseits mit Hilfe dieses Themas eine Ordnung in der Flut seiner aufsteigenden Einfälle her. Er benutzt das Thema – das Woraufhin des Betrachtens – als Organ für die Herstellung des Zusammenhanges in seinem Aufsatz. Je besser er sich vom Thema in Anspruch nehmen lässt, je weniger er nur *davor* steht („wie der Ochs vorm Berge"), umso mehr macht er es zum Organ der Bewältigung des Stoffes. – Nicht anders ergeht es dem menschlichen Dasein, wenn es ein Lebensthema – „geworfen-entwerfend", wie Heidegger sagen würde – übernimmt.

Die innere Bewegtheit im Angesprochenwerden, Sich-in-Anspruchnehmen-Lassen, um etwas auf etwas hin ansprechen und in Anspruch nehmen zu können, beschreiben wir als solche der „transzendentalen Organisation"[12].

Mit transzendentaler Organisation ist kein hypostasiertes, irgendwie erschlossenes oder gar metaphysisches Substrat, sondern ein deskriptiver Begriff gemeint. Sie bezeichnet den inneren eigengesetzlichen Strukturzusammenhang im Selbst-Welt-Verhältnis, soweit er einer phänomenologischen Beschreibung zugänglich ist. „Transzendental" wird sie genannt, weil sie die Bedingung der Möglichkeiten des In-der-Welt-Seins umfasst. Allerdings nicht des In-der-Welt-Seins im Allgemeinen – das wäre eine philosophische Aufgabe –, sondern des ganz bestimmten jeweiligen, faktischen In-der-Welt-Seins, z.B. unserer Kranken. Die Zugangsweise ist die eines „ontisch-ontologischen Sehens" (Heidegger). Husserl hätte von dieser transzendentalen Organisation als einem „kontingenten Apriori" gesprochen. Dem Psychiater begegnet sie in jenem komplizierten und schwer überschaubaren „Gefüge", „von dem jedes Wort, jeder Satz, jede Idee, jede Zeichnung, Handlung oder Geste" – auch die Physiognomie, aber nicht nur diese, sondern alles an der Leiblichkeit transzendental Interpretierbare (ein noch weithin offenes Feld für die künftige Forschung) – „ihr besonderes Gepräge erhält" (Binswanger).

Wenn Zutt davon spricht, dass der Leib „welthaft" sei, so wie das Auge „sonnenhaft" nach einer alten von Platon bis über Goethe hinaus reichenden Tradition, so hat er damit eine ehrwürdige Lehre in verwandelter Gestalt für die Psychiatrie fruchtbar gemacht und zu neuem Leben erweckt. Wie Zutt von der menschlichen Leiblichkeit, so kann der Phänomenologe – von einem anderen methodischen Ansatz her – von der transzendentalen Organisation in einer unmittelbareren Weise sagen, dass sie *welthaft* sei; er spricht damit sogar nur eine Tautologie aus. Jeder transzendentale Entwurf stellt ein „Weltorgan" im oben gekennzeichneten Sinne dar, durch das ich die Welt zur meinigen mache, durch das aber zugleich die Welt mich ihr zugehörig sein lässt; und jedes Thema ist im Spezielleren ein Organ, durch das sich mir bestimmte Situationen erschließen. So wie Goethe vom Auge sagte, es sei am Licht für das Licht gestaltet, so kann man vom Entwurf sagen, dass er an der Welt für die Welt, vom Thema, dass es an der Situation für die Situation zu bilden sei – ohne dass damit der oben charakterisierte grundlegendere Unterschied verwischt werden sollte. Die in sich fluktuierende Mannigfaltigkeit beweglicher „Weltorgane" in Form von Entwürfen und darin sich einbettenden Themenbildungen schließt sich zum beweglichen Ganzen der transzendentalen Organisation zusammen, demgegenüber der Leib als „Welthafter", wie ihn Zutt im Auge hat, nur eine Verdichtung und Verfestigung darstellt, die ihre eigenen Probleme mit sich bringen.

Grundsätzliches zu dieser „transzendentalen Organisation" soll an anderer Stelle gesagt werden. Hier geht es nur darum, an einem Beispiel der Abwandlung dieser Organisation bei der Verselbständigung eines Themas zum Wahn etwas näher zu kommen. Dazu soll eine einfache Krankengeschichte aus dem klinischen Alltag dienen:

Ein 34-jähriger Bahnbeamter O. S. aus Karlsruhe wurde 1959 von seiner Ehefrau zur stationären Aufnahme gebracht. Es hatte große Schwierigkeiten gekostet, den Patienten zu bewegen, in eine Klinikbehandlung einzuwilligen. Seine Dienststelle hatte pro forma sogar mit der Entlassung drohen müssen, bis es schließlich dem Bahnarzt gelang, den Transport zu bewerkstelligen.

Aus der Familienanamnese ging hervor, dass bereits der Vater des Patienten an einem Wahn gelitten hatte – dem Wahn, dass seine Ehefrau (die Mutter des Patienten) ein Verhältnis mit seinem Bruder hätte. Die Mutter soll dadurch und durch sonstige familiäre Sorgen „nervös" bzw. „nervenkrank" geworden sein. Verlässliche Angaben waren darüber hinaus nicht zu bekommen.

Aus der eigenen Entwicklung des Patienten ist bekannt, dass er schon als Kind eher still und zurückgezogen war. Er wuchs im Sudetenland auf und hatte – angeblich wegen seiner tschechischen Staatsangehörigkeit – allerhand Schwierigkeiten in der Schule. Er blieb zweimal sitzen und ging nach der 6. Klasse ab. Anschießend absolvierte er eine Schreinerlehre, die er mit der Gesellenprüfung abschloss. Wenig später meldete er sich, um einer Strafe wegen unerlaubten Fischens zu entgehen, freiwillig zum Militär. Nach einer kurzen Reichsarbeitsdienstzeit erhielt er seine militärische Ausbildung und wurde später bei Beginn der Invasion in Frankreich eingesetzt. In Belgien geriet er in Kriegsgefangenschaft und musste vorübergehend schwer hungern, ohne dass es zu irgendwelchen bleibenden Dystrophieschäden kam. Nur eine Neigung zu rheumatischen und ischiasartigen Beschwerden will er aus dieser Zeit zurückbehalten haben.

1946 kehrte er zu seinen Eltern zurück. Beruflich arbeitete er zunächst als Schreiner und Glaser, bis er 1947 zur Bahnpolizei ging. 1949 wechselte er in die Beamtenlaufbahn hinüber. Aus Ärger darüber, dass er nicht wie versprochen als Schreiner eingesetzt worden war, hatte er vorher gekündigt. Deshalb musste er dann als Beamter „noch einmal von ganz vorne" anfangen. – Nach der Rückkehr aus der Kriegsgefangenschaft soll S. zunächst sehr menschenscheu, still und zurückgezogen und in Gesellschaft unsicher gewesen sein. Es sind jedoch keine Anhaltspunkte dafür gegeben, dass er damals schon einen schizophrenen Schub durchgemacht hätte. Auffallend war nur, dass er sich wenig für Mädchen interessierte. Erst 1950 wurde er etwas aufgeschlossener. Er trat in den Naturfreundeverein ein, nachdem er zuvor schon Mitglied eines Ruderklubs geworden war und emsig am Bau eines Bootshauses mitgearbeitet hatte. S. fühlte sich dort allerdings nicht ganz wohl. Die anderen Mitglieder waren meist „vornehmere" Leute, mit denen er sich nicht richtig unterhalten konnte. Nur ein gewisser Dr. X. hätte sich etwas mehr mit ihm abgegeben. – Abends saß er meist mit einigen Bekannten in einer Wirtschaft und trank Bier. Trotz seiner Schüchternheit, über die er bei der Anamnesenerhebung ganz offen sprach, hat er dann einige flüchtige Mädchenbekanntschaften gemacht. 1954 lernte er seine jetzige Frau kennen, die er ein Dreivierteljahr später, d.h. 1955, heiratete. Es war eine zehn Jahre jüngere Arbeiterin, nebenberuflich Platzanweiserin in einem Kino.

Die Ehe scheint nach Angaben beider Ehepartner zunächst glücklich gewesen zu sein. Der Patient sagte noch bei seiner Aufnahme, eine bessere Frau könne er gar nicht haben. Sie selbst berichtete, dass ihr

Mann in der ersten Zeit fröhlich, munter, humorvoll und völlig „normal" gewesen sei. Irgend etwas Besonderes sei ihr nicht an ihm aufgefallen. Nur habe ihn die „Uhr-Geschichte" von vornherein belastet. Damit verhielt es sich nach ihrer Schilderung folgendermaßen: Kurze Zeit vor der Hochzeit habe ihr Mann eine Uhr gefunden. Gerade mit der Wohnungssuche beschäftigt, habe er sie nicht sofort zum Fundbüro bringen können. Ihr sei aber aufgefallen, dass er dieser Angelegenheit gleich anfangs eine außergewöhnliche Bedeutung beigemessen hätte. Er schien seltsam misstrauisch und begann bald zu argwöhnen, er könne wegen der Uhr belangt werden. Gröbere Formen nahm das in ihren Augen zunächst nicht an. Erst als er die schließlich doch noch abgegebene Uhr ein Jahr später vom Fundbüro zurückbekam, hätten sich seine Grübeleien verstärkt. Überall fühlte er sich von der Polizei bespitzelt. Freunden, die ihn beruhigen wollten, habe er nicht mehr getraut. Mehrfach soll er geäußert haben, seine Verwandtschaft wolle ihn gegen die Verfolger „nur decken". Schließlich sprach er sich auch seiner Frau gegenüber nicht mehr deutlich aus, gab lediglich zu verstehen, dass man hinter ihm her sei. Oft war er nahe am Weinen und konnte sich nur noch mit Mühe beherrschen. Dies alles habe sich im Laufe der Zeit, vor allem aber in den letzten Monaten vor der Aufnahme, deutlich verstärkt. Er schlief schlechter, aß nicht mehr richtig, wurde schließlich immer „nervöser", so dass allmählich die Situation unerträglich wurde. Schließlich sei er auch im Dienst trotz allen Bemühens um Selbstbeherrschung so auffällig geworden, dass man seine Einweisung mit Hilfe des Bahnarztes gegen seinen Willen erzwungen habe.

Gemäß der *eigenen Schilderung des Patienten* hatte er nach dem Finden der Uhr zunächst nur öfters angestrengt den Annoncenteil der Zeitung durchgelesen, ob sie gesucht würde. Das geschah – soweit man es aus seiner Schilderung entnehmen konnte – bereits in einer etwas übertriebenen, pedantischen Art. S. meinte dazu mit dem Ausdruck verzweifelter Selbstverteidigung, er hätte doch alles getan, um die Uhr wieder loszuwerden, d.h. sie ihrem Besitzer zurückzugeben. Er las dann bei dieser Gelegenheit eines Tages, dass es strafbar wäre, wenn man Fundsachen länger als drei Tage behielte. Aus Angst, er könne bestraft werden, mochte er nun die Uhr nicht mehr abgeben; zumindest wäre es ihm „peinlich" gewesen, meinte er. Wenig später heiratete er. Die Sache mit der Uhr ließ ihn aber nicht los. Er begann die anderen Leute daraufhin anzusehen, ob sie wohl etwas davon wüssten. Plötzlich merkte er im Kegelverein, dass das Verhalten der Kegelbrüder zu ihm sich änderte: Sie waren „so anders". Ein Freund ließ im Gespräch „ganz unauffällig" die Bemerkung fallen, ob er keine Uhr (dabei?) hätte. Sofort schöpfte er den Verdacht, dass dieser alles wisse. Später zog er dann auch von sich aus bei verschiedenen Leuten Erkundigungen darüber ein, ob sie etwas von der Uhrgeschichte wüssten. Schließlich brachte er nach vielem Hin und Her die Uhr doch noch aufs Fundbüro. Aber das gab ihm nur vorübergehende Erleichterung. Die Sache ließ ihm keine Ruhe. Er fühlte sich weiter in Form von scheinbar gleichgültig hingeworfenen Bemerkungen deswegen „gehänselt". Dies wurde wesentlich schlimmer, als er die Uhr – es hatte sich kein Eigentümer gemeldet – ein Jahr später vom Fundbüro zurückbekam. Er wollte sie nun einem Freund geben, von dem er meinte, dass er schon früher darauf angespielt hätte. Der aber nahm sie nicht an, sondern versuchte, ihm alle Sorgen und Skrupel auszureden. Seine Befürchtungen wurden stattdessen immer stärker; sie nahmen mehr und mehr überhand. Er fühlte sich in zunehmendem Maße beobachtet; Bald „hörte" er: „Der soll doch die Uhr herausgeben!", „da oben wohnt er ..." usw. Die Kinder auf der Straße hätten damit angefangen. Später „tuschelten" aber auch seine Kollegen im Dienst. Es wurde immer ärger. Um die Sache loszuwerden, hatte er die Uhr, die er sicher für wertvoller hielt, als sie es vermutlich war, völlig zerstört und dann vergraben. Trotzdem nahmen die Hetze und Verfolgungen gegen ihn weiter zu. Er hörte Stimmen, die sagten: „Der ist doch nicht ganz normal", „der spinnt"; oder in Bezug auf seine Wohnung: „Da gehört eine Sprengbombe hinein!" Auch wenn er die Fensterläden heruntergelassen hatte, drangen die Stimmen von der Straße herauf. (Es handelte sich dabei wohl zum Teil um echte Halluzinationen, zum Teil nur um illusionäre Verkennungen oder wahnhafte Fehldeutungen von tatsächlich Gesprochenem.) So hörte er z.B., wie draußen vor dem Fenster eine Frau in hannoverschem Dialekt zu einer Bekannten sagte: „Nee, abholen gibt's nicht; bringen soll er sie!" Natürlich sei die Uhr gemeint gewesen. Vor Angst wagte er nicht nachzusehen, wer die beiden Frauen gewesen waren. Immerhin half es etwas, wenn er sich die Ohren zustopfte, die Fenster schloss und die Rollläden herunterließ. Die Stimmen erschienen ihm dann zumindest leiser. Oft konnte er nur ein einziges Wort „aufschnappen", wie er sagte; er sann dann aber so lange darüber nach, bis er das Wort „zu irgendeinem Satz ergänzt" hatte, der sich auf ihn bezog.

Irgendeiner müsse wohl auch bei der Kriminalpolizei gewesen sein, meinte er. Er wäre sich dessen aber nicht sicher. Alles ginge eben „hintenherum". Es würde „nichts Offenes" unternommen. Er habe immer „hingehorcht", ob er nicht etwas Zuverlässiges erfahren könnte. Alle, die er fragte, meinten, er bilde sich etwas ein. So geriet er mehr und mehr in die Isolierung. Von keiner Seite sei ihm die Wahrheit gesagt worden, so dass er alles Vertrauen hätte verlieren müssen. Schließlich habe er – mit Ausnahme der Hausbewohner – niemanden mehr gegrüßt: „Weil ich mir einbildete, sie wüssten alle davon." – Die Verschwörung gegen ihn verdichtete sich in seinen Augen zusehends, gleichzeitig zog sie aber auch immer weitere Kreise: Auf einer Abendveranstaltung wurde ihm ein Mädchen vorgestellt, deren Name dieselben Anfangsbuchstaben hatte wie der seinige. Das hatte etwas zu bedeuten! Er stellte seinen Freund, der sie mit ihm bekannt gemacht hatte, deswegen zur Rede, wurde aber nur ausgelacht.

Das sei allmählich auf Kosten seiner Arbeitskraft gegangen. Anfangs habe er stärker gearbeitet als zuvor, aus Angst, er könne entlassen werden. Schließlich ging es nicht mehr. Er wollte kündigen. Eine Armverletzung kam dazwischen, so wurde er krank geschrieben. Die Verletzung heilte zwar rasch; mit der Entfernung vom Dienst wuchs aber seine Angst vor den Verfolgern. Er glaubte, man trachte ihm nach dem Leben. Auch seiner Frau traute er zeitweilig nicht mehr recht. Als er schließlich wieder zum Dienst gehen wollte, habe man ihn gezwungen, sich vom Bahnarzt und dem zugezogenen Nervenarzt in unsere Klinik einweisen zu lassen.

Bei der stationären Aufnahme im Mai 1959 bot der Patient das bereits geschilderte paranoide Syndrom. Er war völlig krankheitsuneinsichtig. Immer wieder protestierte er in stereotypen, halsstarrig vorgebrachten Redewendungen gegen jegliche Behandlung in der Klinik. Er sei nicht krank, lediglich durch die ständigen Verfolgungen wegen der Uhr nervlich überreizt. Man solle lieber die Polizei holen und ein Verfahren gegen ihn in die Wege leiten. Dann hätte er Klarheit. Er gehöre vielleicht ins Gefängnis. Die Verfolgungsvorstellungen bezogen bald auch die Klinik mit ein: Er sei wohl nur auf Betreiben der Polizei hier hereingekommen und solle nun „fertiggemacht" werden. Darüber geriet er in einen Zustand zunehmender Gespanntheit. Ein Unterbringungsverfahren ließ sich nicht umgehen. Auf der Station kam es zeitweilig zu größeren Schwierigkeiten. Vorübergehend trat sogar eine Episode mit diffuser Wahnstimmung und Halluzinationen auf, wofür er dann später allerdings weitgehende Krankheitseinsicht zeigte: Er hörte, wie ihn seine Verwandten laut vor dem Fenster riefen. Ein 200 Meter entferntes, zwischen den Bäumen hervorragendes Haus mit Schornsteinen hielt er für eine Kapelle. Von dort hörte er Orgelmusik und Chorgesang herübertönen. Man habe wohl eine Messe für ihn abgehalten. Er müsse sterben. Es ginge mit ihm zu Ende.

Abgesehen von seinem paranoiden Syndrom wirkte der Kranke weitgehend unauffällig. Er verhielt sich – mit Ausnahme der oben geschilderten flüchtigen florid-psychotischen Episode und einem raptusartig unternommenen nächtlichen Fluchtversuch – äußerlich durchweg geordnet. In den Augen der anderen Patienten erschien er als ein etwas beschränkter, eigensinniger Mann, der sich zu Unrecht eingesperrt glaubt. – Schizophrene Denkstörungen ließen sich nicht nachweisen. Affektiv war er jedoch kaum zugänglich, völlig unelastisch und hinsichtlich seines Selbstverhältnisses in einer solchen „grundsätzlichen Verstehensweigerung" (Bash) befangen, daß dies zum entscheidenden Kriterium für die Diagnose wurde.

Es handelte sich also bei S. um eine typische progrediente Wahnkrankheit, wie sie alltäglich in der psychiatrischen Klinik zu beobachten ist. Wir sehen sie nur nicht häufig in *dieser* schlichten Einfachheit und geradlinigen Konsequenz sich entfalten, ohne jedes Beiwerk. Auf den ersten Blick schien das ganze Bild noch in einer paranoischen Entwicklung im Sinne des *sensitiven* Beziehungswahns (Kretschmer) aufzugehen. Zweifellos zeigte der Patient einige sensitive Charakterzüge. Zwar nicht besonders gemütsweich, war er doch ausgesprochen schüchtern und zurückhaltend bei großer seelischer Verwundbarkeit und Verletzlichkeit. Dazu kamen, wie es Kretschmer für den sensitiven Paranoiker verlangt, ein selbstbezogener Ehrgeiz und vor allem Eigensinn. Beides hat unseren Patienten wohl schon von jeher ausgezeichnet und erhielt durch eine gewisse Beschränktheit, wenn auch nicht Debilität, eine besondere Note. Er zeigte in seinem ganzen Wesen die charakteristische Kopplung von asthenischen und sthenischen Zügen die – nebst dem dazugehörigen Mangel an seelischer Entladungsfähigkeit – nach Kretschmers klassischer Schilderung die sensitive Charakterstruktur kennzeichnet. Das auslösende Ereignis, die Verzögerung der Uhrrückgabe bei dem uneingestandenen Wunsch, sie zu behalten, war durchaus geeignet, in S. ein Gefühl „beschämender Insuffizienz" hervorzurufen. Man könnte demnach von einem „Schlüsselerlebnis" sprechen. Das ganze Bild wäre dann einzureihen gewesen unter die von Kretschmer beschriebene Gruppe der systematisierten paranoischen Entwicklungen, wobei später allerdings vorübergehend eine Zuspitzung zum „akuten sensitiven Wahnsinn" seiner Nomenklatur zu beobachten war. Auch die Familienanamnese mit einem Eifersuchtswahn des

Vaters stünde dieser Zuordnung nicht im Wege, betont doch Kretschmer die schwere erbliche Belastung bei den meisten dieser Krankheitsfälle.

Was uns bewog, doch von vornherein einen schizophrenen Prozess anzunehmen, war die mangelnde affektive Zugänglichkeit, der ausgeprägte Autismus und die ganze Erstarrung der Persönlichkeit, die jegliche Diskussionsfähigkeit ausschloss. Die Wahninhalte schienen ein bereits weitgehend vom Personenzentrum abgespaltenes Eigenleben zu führen. Das sind Kriterien, die auch Kretschmer selbst für die Unterscheidung des progredienten, paranoiden Prozesses gegenüber dem sensitiven Beziehungswahn geltend machte.

Der weitere Verlauf stützte die Schizophrenie-Diagnose. Nach einer sog. Defektheilung kam es im nächsten Jahr zu einem erneuten schwereren Schub, der im Psychiatrischen Landeskrankenhaus Emmendingen behandelt wurde. Der Patient hatte nun, wie wir einem längeren Bericht seiner Frau entnehmen, auch sie in den Wahn einbezogen: Er bezichtigte sie, ihn vergiften zu wollen und ein Verhältnis mit ihrem im selben Haus wohnenden leiblichen Bruder zu haben. Auch sonst hatte sich der Wahn ausgebreitet. Politik spielte hinein. In einem raptusartigen Erregungszustand verbrannte der Patient seine sämtlichen Papiere. Die Uhrangelegenheit war für ihn selbst nun nur noch der erste – allerdings entscheidende – Anstoß zur ganzen gegen ihn inszenierten Verfolgung. Er wurde drei Monate im PLK Emmendingen behandelt und musste im darauffolgenden Jahre noch einmal in einem anderen Landeskrankenhaus aufgenommen werden. Wie wir vor einiger Zeit von der Ehefrau erfuhren, lebt der Patient jetzt seit über zwei Jahren wieder daheim. Von der Bahn wurde er pensioniert; er geht einer Beschäftigung als Beifahrer in einem Möbelgeschäft nach, wo ihm seine Kenntnisse als Schreiner zugute kommen. Im Gegensatz zu früher scheint er einige Krankheitseinsicht zu besitzen. Jedenfalls berichtete seine Frau, dass er bei jeder „Aufregung" bereitwillig eine etwas höhere Dosis von Decentan nehme, wodurch sich sein Zustand einigermaßen im Gleichgewicht hielte.

Die Differentialdiagnose zwischen sensitivem Beziehungswahn und Schizophrenie wurde hier nur vollständigkeitshalber erörtert. Für unser Problem besitzt sie keine entscheidende Bedeutung. Der qualitative Sprung zwischen paranoischer Entwicklung und paranoidem Prozess wird nicht geleugnet. Dass er in vielen Fällen, wie auch bei S., in der Lebensgeschichte nicht ohne Willkür zeitlich festgelegt werden kann, gibt immer wieder zu grundsätzlichen Überlegungen Anlass. Von klinischen Gesichtspunkten aus begnügt man sich meist damit, eine durch die ganze Lebensgeschichte hindurch sich anbahnende, spezifische „Dekompensation“ auf dem Boden einer entsprechenden Anlage anzunehmen. – Was die Prognose angeht, so hat Mauz bereits 1930 für einen ungünstigen Verlauf folgende Kriterien am präpsychotischen Wesensbild der Kranken herausgearbeitet: Einseitigkeit, Starre, Armut und Einförmigkeit der Strebungen, eingeengte Lebensbasis, fehlende „Weite und Konzilianz des Wesens“ sowie „ein nicht Zurückkönnen im Denken und Handeln, also gewissermaßen bereits prämorbid etwas Irreversibles“. Diese Voraussetzungen trafen für S. in hohem Maße zu.

Selbstverständlich reizen den Kliniker an einem solchen Fall am meisten die ganze Reihe der immer wieder in neuen Versionen aufgeworfenen pathogenetischen Fragen:

1. Warum musste der Patient überhaupt erkranken? Stellte das Finden und verzögerte Abgeben der Uhr in *dem* Sinne ein „Schlüsselerlebnis“ (Kretschmer) dar, dass es ohne dasselbe nicht zur Psychose gekommen wäre? Verdichtete sich in dem – vielleicht nur scheinbar – banalen Konflikt symbolisch ein spezifisches lebensgeschichtliches Problem, dem der Patient zumindest zu diesem Zeitpunkt nicht gewachsen war? Oder war aufgrund endogenetischer, biographieunabhängiger Faktoren die Wahnbereitschaft dazumal so angewachsen, dasss jeder beliebige auch noch so banale Anstoß genügen konnte, den Prozess in Gang zu bringen?[13] Dies etwa hätte Conrad gegenüber der Frankfurter Schule vertreten
2. Damit ergibt sich auch die Frage nach der Notwendigkeit des weiteren Verlaufs: Hätte sich sogleich ein Eigentümer der Uhr gefunden, hätte sie ihm später wenigstens der Freund noch abgenommen, oder wäre von der Umgebung ein Psychodrama (Moreno) großen Stils inszeniert worden – hätte sich dadurch an dem Verlauf irgendetwas geändert? Dies alles muss hier unerörtert bleiben, ebenso wie die
3. Frage: Warum gerade jetzt? Sicher ist es kein Zufall, dass der Hehlerkonflikt um die gefundene Uhr gerade in der Verlobungszeit unmittelbar vor der Hochzeit seinen Anfang nahm. Die alte Bezeichnung „Verlobungskatatonie“ zeugt dafür, dass dieser lebensgeschichtliche Einschnitt schon lange als Krisenzeit für den Ausbruch einer schizophrenen Psychose bekannt ist. Bei der selbstunsicheren, kontaktscheuen Natur des S. bedeutete der Übergang in die Ehe mit einer lebenstüchtigeren, standfesteren Frau sicher ein „schwer assimilier-

bares Erlebnis", wie Wernicke sich ausgedrückt haben würde. In diesem Zusammenhang kann man weiter fragen:

4. Warum war es gerade dieses Thema der Uhr, das sich zum Wahn ausgestaltete? An die Stelle des durch die bevorstehende Heirat gestellten Liebes- und Eheproblems tritt das Besitzproblem. Psychodynamisch kann man darin den Hinweis auf unbewältigte retentive Tendenzen i. S. einer analen Fixierung sehen. Verdrängte Aggressionen wenden sich im Verfolgungswahn auf den Patienten zurück. Es ist interessant, dass die Wahnthematik die Ehefrau gegenüber allen anderen Mitmenschen fast am längsten aussparte. Sie wurde nicht einbezogen in die Welt der Verfolger. Erst ganz spät entwickelte sich sekundär ein Eifersuchtswahn.
   Im Gegensatz hierzu vergleiche man etwa folgenden typischen Fall: Ein 29-jähriger, aus Ungarn stammender Metzger – seiner ganzen Wesensart nach ängstlich, schwernehmend, gemütsweich, mit der ganzen leibnahen Melancholie eines östlichen Menschen beladen – hatte sich schon von früher Kindheit auf mit Insuffizienzgefühlen herumgequält. Er empfand sich als einen zu Recht vom Leben zurückgesetzten Menschen, war doch schon seine Schwester so viel tüchtiger und gescheiter als er. Als er nun von einer sehr resoluten, ihn in jeder Hinsicht überlegenen, etwas älteren Frau geheiratet wurde, begann es: Er bekam – man denke an die bekannte Auffassung v. Weizsäckers – eine Angina nach der anderen. „Angina – Angina – Angina!", stöhnte er bei der Exploration. Das konnte nicht mit rechten Dingen zugehen. So hatte er den Wahn entwickelt, von seiner Frau vergiftet zu werden. Abgesehen von einer geringen Ausbreitung seines Paranoids auf den Betrieb, wo er arbeitete, hielt er ebenso zäh und unbeirrbar an diesem einen Thema fest, wie S. an seinem Uhr-Thema.
5. Schließlich kann man fragen: Warum lebte sich die Nichtbewältigung dieses Konfliktes gerade in der Form eines Beziehungs- und später Verfolgungswahns dar? Warum entwickelte sich keine Zwangsneurose, zu der die Symptomatik gelegentlich einige Verwandtschaft zeigte? Warum entwickelte sich nicht ein schlichter depressiver Schuldwahn? Dazu ließe sich von der Charakter- und Persönlichkeitsstruktur des Patienten her einiges sagen. – Im Ganzen gesehen sind aber mangels biographischen und analytischen Materials zu all den hier aufgezählten Fragen nur vage Vermutungen möglich. Wenn in *ihrer* Erörterung das Ziel der Arbeit läge, wäre der Fall äußerst ungünstig gewählt.

Aber alle diese pathogenetisch orientierten Probleme seien für das Folgende dahingestellt. Nicht warum überhaupt, warum gerade zu diesem Zeitpunkt, warum mit *dieser* Thematik und warum gerade so (d.h. in der Form des Wahns) es hier zu einer Psychose kam, lautet die Frage. Es geht nicht um ein Warum, sondern um ein Wie: *Wie* vollzieht sich die Verselbständigung eines Themas, die wir dann psychopathologisch „Wahn" nennen? Welche Abwandlungen der Konstitution von Selbst und Welt zeigen sich in einer solchen Ablösung der Thematik von der konkreten Lebenssituation, in einer solchen „Ausscherung" aus dem natürlichen Daseinsgang? Was geschieht dabei innerhalb der transzendentalen Organisation? Es geht lediglich um eine Strukturbeschreibung und -analyse dessen, was wir als Psychiater in seiner äußeren empirischen Gestalt nur allzu gut kennen. Es geht nicht um die Erfahrung neuer Sachverhalte, sondern um neue Erfahrung *an* dem schon immer Erfahrenen.

Die ärgerniserregende Anspruchslosigkeit dieses Vorgehens gilt es zu ertragen. Sie ist *der* des Mathematikers verwandt. Auch dieser „erklärt" nichts, ergeht sich nicht in irgendwelchen „Konstruktionen", wenn er zu einer gegebenen Kurve die erste Abgeleitete sucht (z.B. in der angewandten Mathematik zur Kurve der Geschwindigkeitsgrößen diejenige der Beschleunigungsgrößen). Es wird lediglich in der Beschleunigungskurve etwas zur Darstellung gebracht, was an der Änderung der Geschwindigkeiten immer schon – nur unausdrücklich – miterfahren war. Dabei handelt es sich um ein rein deskriptives Verfahren, das im Grunde „nichts Neues" hinzu bringt. Es sei denn eine neue Beschreibungsmöglichkeit, die etwas zuvor nicht Gesehenes aufzudecken vermag. Selbstverständlich ist die zutage tretende Gesetzlichkeit der Beschleunigungskurve nicht die „Ursache" derjenigen der Geschwindigkeitskurve; sie kann höchstens als deren *Prinzip* bezeichnet werden. Die neue Kurve macht lediglich das zuvor verborgene Regelhafte der ersteren sichtbar. In komplizierteren Fällen bedarf es dazu ja bekanntlich mehrerer Ableitungen. Das Gegebene wird also nicht *er*klärt, sondern *ge*klärt, d.h. auf sein Wesen hin durchsichtig gemacht. – Keinen anderen Erkenntnissinn hat zunächst die *eidetisch* ausgerichtete psychopathologische Forschung, wenn sie mit phänomenologischer Methodik Konstitutionsverhältnisse und Gangstrukturen menschlicher Lebensvollzüge aufzudecken versucht.[14] Wie in dem angeführten mathematischen Beispiel ist lediglich die *Beschreibung* von Wesenszusammenhängen angestrebt; das Vorgehen trägt demnach einen deskriptiv-analytischen Charakter. Wenn von „apriorischer Erfahrung" gesprochen wird, so besagt „Erfahrung“ dabei, dass nichts an das Gegebene herangetragen, sondern nur durch eine besondere Methodik etwas an ihm abgelesen wird. Was wird, ist nun aber nicht eine beliebige Eigenschaft der Sache, sondern ihr Ermöglichungsgrund. In diesem eingeschränkten Sinne nennen wir das, worauf sich diese Erfahrung richtet, „apriorisch“. Das Neue, was zu Gesicht kommt, ist lediglich die Seinsweise des zuvor schon Erfahrenen. Am menschlichen Dasein ist dies für unseren Zusammenhang, wie anfangs dargetan, die transzendentale Organisation. – Der Vergleich mit der Mathematik sollte nur verdeutlichen, in welcher Weise es hier um Klärung, nicht aber um Erklärung geht. Zugleich ist gerade die Mathematik ein Beispiel dafür, dass solch ein analytisches Vorgehen nicht als müßige, theoretisierende Spielerei anzusehen ist, sondern im Dienst einer geistigen Durchdringung des Gegebenen weitreichende Konsequenzen haben kann.

Dieser – bewusst vereinfachende – Hinweis auf den *Erkenntnissinn* des folgenden Versuchs erschien sinnvoll, um von vornherein einigen Vorurteilen und möglichen Missverständnissen zu begegnen, die immer wieder gegenüber phänomenologischen Erkenntnisbemühungen in der Psychiatrie geltend gemacht werden. Solche Reflexionen sind aber auch für den Phänomenologen selbst stets von neuem erforderlich, damit er sich nicht Selbsttäuschungen über die Art der ausgearbeiteten Zusammenhänge hingibt. Es sind dies nicht *faktische*, sondern *Wesens*zusammenhänge. Das ist besonders zu beachten, wenn der mehrdeutige Terminus „verstehen“ für das phänomenologische Vorgehen angewandt wird.

Es geht im Folgenden darum, einzelne Stufen der Verselbständigung eines Themas näher zu betrachten. Dabei ist es die Weise, wie das Thema Thema ist, d.h. die Art der Weltlichung, die auf dem Weg vom Lebensthema[15] zum Wahnthema hin sich wandelt. Dieser Wandel soll als Strukturwandel der transzendentalen Organisation des Menschseins einsichtig werden. – Bei dem gegenwärtigen Stand der Forschung muss ein solcher Versuch noch mit allen Mängeln der Vorläufigkeit behaftet sein.

Die Dürftigkeit der anamnestischen Angaben zur Vorgeschichte ist in Anbetracht des beschränkten Untersuchungsziels kein entscheidender Nachteil. Wir können auf biographische Details, die für einen Einblick in die lebensgeschichtliche Verankerung der Wahnthematik unerlässlich wären, ohne weiteres verzichten. Es geht nicht um die Herkunft der Wahnthematik, sondern nur um den mit ihr verbundenen Strukturwandel. L. Binswanger hat dagegen bei seiner Darstellung der Verselbständigung eines Themas die Interpretation im Sinne einer Daseinshermeneutik soweit wie möglich auf den gesamten biographischen Zusammenhang ausgedehnt. Er kann auf diese Weise eine unvergleichlich größere Problembreite für sich in Anspruch nehmen. Auf der anderen Seite ist es dabei schwerer, die in ganz verschiedene Problemschichten führenden Leitfäden der Untersuchung dem Leser so übersichtlich zu repräsentieren, dass keine Missverständnisse entstehen. Ich glaube, dass die weitgehende Ausklammerung konkreter lebensgeschichtlicher Aspekte in der folgenden Erörterung nicht einen Rückschritt darstellt, sondern nur eine vorübergehend notwendige Beschränkung auf dem Weg zu einer differenzierteren Klärung.

Der für uns verfolgbare paranoide Prozess beginnt mit dem Finden der Uhr.[16] Ein alltägliches Ereignis. Doch so banal es auch erscheinen mag, es gehört zu denjenigen, die nicht freilassen, sondern eine Entscheidung herausfordern. Das Finden eines Wertgegenstandes steht in bestimmten Verweisungszusammenhängen, die sich zwar aus der aktuellen Situation je neu entwickeln lassen, aber im Allgemeinen immer schon in Sitten, Gebräuchen, Gewohnheiten, in dem, was „man" tut, und schließlich auch in gesetzlichen Bestimmungen sich niedergeschlagen haben. Diesen Verweisungs- und Bewandtniszusammenhängen – ob bereits verfestigt oder nicht – kann sich niemand entziehen. Sie verleihen der Situation einen fordernden Charakter und kennzeichnen ihren Ort im intersubjektiven Miteinandersein. Der Finder muss sich entscheiden, wie er im Abgeben, Behalten oder Liegenlassen des Fundes mit ihr „fertig" wird. Er bestimmt damit zugleich seine „Rolle", d.h. als wen er sich entwirft. Erst in der Übernahme einer Rolle werden wir zu Mitspielern in der Situation, sind wir überhaupt erst „in Situation". Das Konstatieren reiner Möglichkeiten hinsichtlich des eigenen Verhaltens schlägt um in das Wahrnehmen und Realisieren[17] *meiner* Möglichkeit. In dem Moment, wo aus der beliebigen Möglichkeit *meine* Möglichkeit wird, wandelt sie sich paradoxerweise aus einer solchen, die ich habe, in eine solche, die „mich hat". Ich bin „engagiert". Was mich engagiert, wird zum Thema – und als Thema zum Organ für die Bewältigung der Situation.

Zur Gesamtsituation gehört nun nicht nur das, was von der Außenwelt her Bewältigung fordert, sondern ebenso sehr, was aus der individuellen Lebensgeschichte in die Gegenwart herein mitgebracht wird. Der Entwurf, der erst bestimmt, was und wie etwas uns zum Thema wird, der damit zugleich eine bestimmte Situation als solche erschließt, entsteht nicht ohne Vorspiel, gleichsam ab ovo, sondern entwächst einer geschichtlichen Kontinuität von Entwürfen im menschlichen Daseinsgang, zu der sich lebendes Leben verdichtet hat. Und er bleibt umso mehr darin einbehalten, je weniger das Dasein sich selbst als einem geschichtlichen Wesen gegenüberzutreten vermag.

Bei S. lag nun offensichtlich – in der Vorgeschichte veranlagt – eine verhängnisvolle Zwiespältigkeit im Gesamtentwurf seines Daseins vor: *Einmal* ist es eine Welt von Geboten und Verboten, in der er vornehmlich lebte. Schon die Bedeutung, die z.B. in seiner Jugend dem verbotenen Fischfang zukam – um einer Strafe zu entgehen, hatte er sich freiwillig zur Wehrmacht gemeldet – erscheint in diesem Zusammenhang als symptomatisch. Es dominierte bei ihm seit eh und je ein Entwurf, der den Menschen alles Begegnende daraufhin anvisieren und abtasten lässt, ob es dabei auch rechtschaffen und wohlanständig zugeht. Das Auffassungsorgan, mit dem wir rechtliche Verhältnisse im Licht der öffentlichen Meinung wahrnehmen, werten, respektieren und schließlich für ihre Verwirklichung sorgen, weil wir uns und die Welt aus ihnen verstehen, war bei ihm „sensibilisiert" und – wenn man will – „hypertrophiert"[18].

Von daher hätte es für S. nahegelegen, die Uhr sofort nach dem Fund mit peinlichster Gewissenhaftigkeit zum Fundbüro zu bringen. Wenn er das nicht tat, so war daran vermutlich nicht nur die Zeitnot infolge Wohnungssuche schuld, sondern *zum andern* wesentlich mitbeteiligt der uneingestandene Wunsch, die Uhr zu behalten. Das heißt: In dem auf die Welt der Gebote eingeschränkten Daseinsentwurf waren zugleich übermächtige retentive Tendenzen verankert. Ein Hang[19] zum Behalten, zum Nicht-Abgebenkönnen des einmal in Besitz Genommenen gehört ebenso zu seiner festgeprägten Daseinsgestalt wie eine Reihe anankastischer, eigensinniger und pedantischer Züge, die seinem präpsychotischem Leben bereits eine gewisse Starre und Einengung verliehen hatten. Der innere Zusammenhang von sensibilisiertem Rechtsempfinden, anankastischen Wesenszügen und retentiven Tendenzen ist bekannt. *Freud*[20] bat erstmals die drei Eigenschaften Eigensinn, Ordentlichkeit und Sparsamkeit in ihrer genetischen Zusammengehörigkeit entdeckt und auf eine analerotische Fixierung zurückgeführt. In unserem Zusammenhang genügt es, darauf hinzuweisen, dass ein solch alltägliches Ereignis wie der Fund eines Wertgegenstandes bei einem in ganz spezifischer Weise unter der Übermacht der Geworfenheit stehenden Gesamtentwurf, den wir tiefenpsychologisch als „analen Charakter" kennen, eine spezifische Belastung darstellen kann, die geeignet ist, die Einheit dieses komplexen Gesamtentwurfes in verschieden gerichtete, miteinander konkurrierende Entwurfsrichtungen aufzusprengen.[21] Es handelt sich um einen typischen Ambitendenzkonflikt, wie er in dieser primitiven Form besonders häufig bei Kindern zu beobachten ist. Ob dem ganzen Ereignis und speziell der Uhr darüber hinaus noch ein bestimmter Symbolwert zukommt, dürfen wir hier offenlassen. Uns interessiert nicht, *warum* dieses Ereignis eine besondere Belastung für S. bedeutete, sondern allein *wie*. Es ist wichtig zu sehen, dass hier nicht das so oder so entworfene empirische Ich das Bedrohte ist. Dem Patienten war der Bagatellcharakter der ganzen Begebenheit durchaus bewusst. Es handelte sich nicht um eine „äußere" Belastung, nicht um eine Aufgabe, deren faktischem Inhalt S. nicht gewachsen gewesen wäre. Die spezifische Belastung liegt vielmehr in dem Aufgaben*charakter*. Das dem Patienten durch die Situation gestellte Thema bedeutete keine Zumutung für sein körperliches oder seelisches Leistungsvermögen, sondern eine Zumutung für sein „transzendentales Leisten". Bedroht war demnach nicht das empirische, sondern das transzendentale Ich. Die Situation konnte nur deshalb eine besondere Belastung darstellen, weil jede „Situation ist, was sie ist", wesentlich mit aufgrund der „geschehnis-apriorischen Verfassung" (Tellenbach) eines menschlichen Daseins. Nicht durch die Situation, sondern durch den Situations*charakter* war dieses in seiner Begegnungs- und Mitseinsstruktur gefährdet. Von einem „Schlüsselerlebnis" (Kretschmer) können wir sprechen, wenn wir uns bewusst sind, dass mit dem „Schloss", in den der „Schlüssel" passt, nicht ein bestimmter Erlebniszusammenhang gemeint ist; sondern was hier aufgeschlossen wird[22], ist die transzendentale Organisation als „Gefüge" des menschlichen Da-seins. Dieses kann allerdings nur dort in Gefahr geraten, in der Begegnung mit realen innerweltlichen Vorkommnissen aufgesprengt zu werden, wo es bereits in bestimmte Entwürfe hinein sich derart verloren hat, dass es – auf sie insistierend – sich selbst fast restlos aus ihnen versteht. Die Entwürfe dienen nicht mehr in erster Linie welterschließend der Konstitution des Begegnenden, sondern der Konstitution des konstituierenden Selbst, das sich daher notwendig auf sie „versteift". Diese „Insistenz"[23] stellt einen Keimpunkt für verschiedene Verselbständigungsmodi dar. Sie gründet offenbar in einem spezifischen „Standverlust" (Kulenkampff) bzw. in einer „Egopathie" (Kisker), für die die zugrunde liegende Abwandlung der Ich-Konstitution im Rahmen einer phänomenologischen Egologie noch weiter zu klären wäre.

S. hatte sich in seine Entwürfe derart verloren, es waren so weitgehend *geworfene* Entwürfe, dass er ihre Gegenstrebigkeit sich nicht mehr selbst thematisch machen konnte. Sie trat nicht für ihn als solche zutage, sondern lebte sich unmittelbar dar. Dies führte dazu, dass das Abgeben der Uhr von S. zwar intendiert (gemeint), aber nicht vollzogen, das Behalten dagegen zwar nicht gemeint, aber realiter vollzogen wurde. Damit beginnt die einheitliche „starre Konsequenz“[24] dieses Daseins auseinanderzubrechen. Die Welt der beflissenen Rechtschaffenheit und Ordnungsliebe, auf die hin S. sich seit je entworfen hatte, aus der er alles Begegnende und in erster Linie sich selbst verstand, begann mit dieser – zwar nicht *er*lebten, aber um so mehr *ge*lebten – Selbstwidersprochenheit „aus den Fugen zu geraten“ – d.h. aus der Gefügeordnung, die bislang sein In-der-Welt-Sein beherrscht hatte.

Man kann an diesem Vorgang eine bestimmte Stufe präpsychotischer Verselbständigung studieren. Selbstverständlich bedürfte der weite Begriff „Selbstwidersprochenheit“ einer differenzierteren phänomenologischen Analyse. Er ist sowohl gegen banale Unwahrhaftigkeit abzugrenzen, wie gegen eine Reihe anderer Bedeutungen, die man mit diesem Wort verbinden kann, darunter auch gegen diejenige „Selbstwidersprochenheit“, die Tellenlbach für die prädepressive Situation herausgearbeitet hat. Wichtig wäre ein Vergleich mit der „mauvaise foi“ Sartres.

Wenn S. nun – anstatt die Uhr sofort aufs Fundbüro zu bringen – zunächst einmal angestrengt in der Zeitung nach einer Annonce des unglücklichen Verlierers Ausschau hält, so bekundet sich darin bereits eine weitere Ablösung des ihm gestellten Themas aus der konkreten mitweltlichen Situation. Die Ungeschicklichkeit, ja Abwegigkeit, auf diese Weise seiner Abgabepflicht Genüge zu tun, ist bezeichnend. Dazu gehört auch, dass diese Suche nach einer Zeitungsannonce allem Anschein nach bereits einen *übertriebenen* Charakter trug.

Welche Abwandlung des intentionalen Lebens liegt einer solchen „*Übertrieben*heit“ zugrunde? Der Entwurf Rechtlichkeit i. S. einer Normhörigkeit und Rechtsversessenheit war das Lebenselement, aus dem heraus dieses Dasein sich verstand. Ihm drohte durch sein Verhalten der Boden entzogen zu werden, *der* Boden, der diesem Dasein seinen „Stand“ verbürgte. Dem drohenden „Standverlust“ (Kulenkampff) begegnet das Rechtlichkeit konstituierende Weltorgan mit einer verzweifelten überspannten Tätigkeit, um die Kohärenz eines einheitlichen Inderweltseins im alten Entwurfsstil aufrechtzuerhalten. Dabei ändert sich aber die Art der Weltlichung. Das auf Rechtlichkeit hin organisierte Organ der Weltbewältigung wendet sich nicht mehr innerweltlich Begegnendem zu, sondern versucht, „Rechtlichkeit an sich“ hervorzubringen. Je mehr S. der Rechtswelt, auf die hin er sich vornehmlich entworfen hat, de facto durch sein Verhalten untreu wird, desto mehr muss er sie in ihrer reinen Wesentlichkeit, in ihrem Ansichsein durch ein bestimmtes Agieren künstlich inszenieren oder „beschwören". Was beschworen wird, ist nicht ein bestimmtes Innerweltliches, sondern ein Stück Welt selbst. Es geht dabei nicht mehr um die Bewältigung einer konkreten Situation, sondern um das In-der-Welt-Sein als solches. Die Welt der Rechtschaffenheit und der Norm als Woheraus, Worinnen und Woraufhin eines normgemäßen Verhaltens ist der eigentliche Gegenstand dieses Agierens. – Nach landläufiger Auffassung würde man sagen, S. spiele mit seinem angestrengten Suchen nach einer Annonce sich selbst „Theater" vor. Der phänomenologische Grund für die Möglichkeit dieses Vergleichs liegt darin, dass auch beim Theaterspiel Begegnendes nicht einfach schlicht aus einer selbstverständlichen Welterfülltheit heraus um seiner selbst willen bewältigt wird, sondern alles Innerweltliche allein der Präsentation von Welt dient. Diese Umkehrung der Orientierung des In-der-Welt-Seins ist ein zwar allbekanntes, aber konstitutionsphänomenologisch noch bei weitem nicht genug durchdachtes Phänomen.

Den Stoff, aus dem in einer solchen „Surrogathandlung" Welt gewoben wird, kann man als „Schein" bezeichnen. Für ein phänomenologisches Verständnis ist es aber notwendig, dabei alles von vornherein Abwertende aus der Wortbedeutung zu verbannen. Dies ist möglich, wenn man sich klarmacht, dass das Wort „Schein" nicht nur das Trügerische bezeichnet, sondern zugleich die Bedingung der Möglichkeit alles Erscheinens. Dabei handelt es sich um eine – auch in anderen Sprachen zu beobachtende – Äquivokation. Sie ist nicht zufällig, sondern bringt eine innere Wesenszusammengehörigkeit zum Ausdruck. Dass die Bedingung der Möglichkeit alles Erscheinens zugleich die Möglichkeit des Trugs birgt, dass das Dasein, wie Heidegger sagt, als ek-sistentes zugleich insistent ist, eröffnet den Zugang zu einer transzendental-objektiven Begründung der Psychopathologie. Das Studium der Verselbständigung eines Themas führt zur Betrachtung verschiedener Modi, in denen der Schein aus seiner Funktion des Begegnen- und Erscheinenlassens von Innerweltlichem heraustritt und sich zu eigenem Leben entfaltet. Die Ablösung geschieht in diesem Stadium bei S. noch nicht in der Form einer „von außen" in die Erfahrungswelt hereinbrechenden andersartigen Welt, sondern in Form einer aktiv geleisteten Transitivität.[25] Das Thema bleibt *Handlungs*thema. Es hat sich aber bereits insoweit verselbständigt, als es nicht zur konkreten Erfassung und

Bewältigung der Situation führt (S. nicht zum Fundbüro gehen oder etwa die Uhr mit Freude in Besitz nehmen lässt), sondern um seiner selbst willen, d.h. um der Präsentation von Welt willen durchgespielt wird. Es geht nicht um Innerweltliches als einem konkreten Woraufhin, sondern um das allgemeine Worausher des Themas, um Rechtlichkeit überhaupt. Die Richtung der Organisation, die dem Thematisieren zugrunde liegt, hat sich umgekehrt. Die Bedingung der Möglichkeit eines bestimmten Verhaltens ist selbst Gegenstand geworden. Ein sonst der Weltbezogenheit dienendes Organ zeigt hier die erste Stufe eines Eigenlebens.

Eines Tages findet S. in der Zeitung statt der erwarteten Verlustanzeige die Notiz, dass es strafbar sei, einen Fundgegenstand länger als drei Tage zu behalten. Hatte bisher das Thema nur im Entwurfsbereich des Handelns begonnen sich zu verselbständigen, so tritt es dem Patienten nun als die Welt des Gerichts buchstäblich vor Augen. Es begegnet ihm visuell einprägsam von außen im faktischen Gegenüber einer gesetzlichen Bestimmung.

Man könnte diesen Moment mit der „Urszene" in Binswangers letzter Schizophreniestudie „Suzanne Urban" vergleichen. In beiden Fällen prägt sich das Thema in einer bestimmten Situation mit physiognomischer Gewalt unauslöschlich ein. Freilich ist das bei Suzanne Urban in der „furchtbar hoffnungslosen" Miene und Gebärde des Urologen – die ihr die Unheilbarkeit der Krankheit zu verstehen gab, ihr zugleich aber auch die Verheimlichung dieses Wissens gegenüber dem Ehemann zudiktierte – weit eindrucksvoller.

Damit wendet sich die latente Bedrohung – bei S. die nicht wahrgehabte Gewissensbelastung, bei Suzanne Urban alles das, was sie zum „Familienkultus" getrieben hatte – in eine *offene* Bedrohung, d.h. in ein drohendes Verfolgtwerden von außen. Das Lesen der Zeitung, durch die S. die Strafbarkeit seines Verhaltens vor Augen geführt bekam, ist eigentlich nicht mehr als ein Signal für diese Wendung zum prozesshaften Fortgang.[26] Der bereits invertierte Entwurf fand hier das „Kleid" für seine Verweltlichung. Die Verselbständigung des Themas, bisher nur in der Handlungswelt angedeutet, bekam den Anstoß, sich in die Erfahrungswelt hinein fortzusetzen. Im Erblicken dieser Zeitungsnotiz liegt also eine Art Keimpunkt oder Kristallisationspunkt für das sich vorbereitende wähnende Leben.

Dass S. auch jetzt die Uhr noch nicht zum Fundbüro brachte, zeige, wie stark einzelne Entwurfsrichtungen seines Daseins sich bereits verselbständigt hatten. Selbstverständnis und Situationsbewältigung ließen sich nicht mehr aus der Einheit eines Entwurfes vollziehen. S. sagte, es wäre ihm peinlich gewesen, die Uhr jetzt noch abzugeben (d.h. auch nur als passagerer Hehler bloßgestellt zu werden). Sein starrer Entwurf von Rechtlichkeit trat ihm aus der Welt her als Übermächtigkeit der öffentlichen Meinung entgegen und verriegelte ihm den Weg zur freien Selbstentfaltung. Das Versäumnis hatte in seinen Augen bereits so sehr den Charakter absoluter Unverzeihlichkeit angenommen, dass es ihm zum Abgeben der Uhr nun allemal „zu spät" erscheinen musste. Dass es diesen Charakter annehmen konnte, ist aber nur denkbar auf dem Boden einer bereits sehr weitgehenden „Annullierung des Miteinander" (Binswanger).

Wie so häufig, so versteht sich auch hier das Dasein des Schizophrenen vorzugsweise aus der Öffentlichkeit des „man". Dies ist jedoch u.E. ein sekundäres Phänomen. Es kann nicht als ausgemacht gelten, dass generell in der Vorgeschichte von Schizophrenen die Öffentlichkeit des „man" tatsächlich etwa eine größere Rolle spielt als in der Weltauslegung der Gesunden. Vielmehr spricht vieles dafür, dass sich der Schizophrene nur deshalb der Öffentlichkeit i. S. der „schizophrenen Wehrlosigkeit" (Burckhardt) mehr ausgesetzt erfährt, weil er sich nicht zu sehr, sondern *zu wenig* aus ihr heraus zu verstehen vermag. Diese wichtige Unterscheidung wäre – durch Berücksichtigung der Dialektik von Eigentlichkeit als aufgegebener und als realisierbarer – noch zu vertiefen.

Das Urthema war jetzt als Thema der Wirkwelt[27] (als der Welt, aus der heraus und in die hinein gehandelt wird) gleichsam lahmgelegt. Um so mehr fungiert es nunmehr als Organ der Auffassung. Alles Begegnende wird – in zunehmendem Maße *automatisch* daraufhin abgetastet, ob es mit der Uhrangelegenheit in irgendeinem Zusammenhang stehen könnte. Das nicht ausgehandelte Thema wächst zum vorherrschenden Perzeptionsorgan heran, wird gleichsam zu einem „Auswuchs" der kategorialen Organisation des Vernehmens. Es ist – nicht ohne eine innere Metamorphose durchzumachen – aus der Wirk- in die Merksphäre hinübergewechselt.

Zunächst bekundet sich das nur in einem „gesteigerten Interesse" (Wernicke) für die Uhrangelegenheit. D.h. die Empfänglichkeit des Vernehmens hat sich nach einer bestimmten Richtung hin intensiviert. Die Thematik hat sich versteift. Der Ausdruck „Versteifung"[28] will zum Ausdruck bringen, dass hier eine Verdichtung des Interesses in dem Sinne stattgefunden hat, dass das kategoriale Leben kontinuierlicher Einschläge aus der Welt verlustig gegangen ist. Im Thematisieren hat sich das Selbst-Welt-Verhältnis deutlich verschoben. Eine weitere Stufe der Insistenz ist erreicht. – Das geschieht in einer Weise, wie sie für ein von der Mitwelt als bedeutsamer und situationsadäquater beurteiltes Thema nicht einmal ohne weiteres pathologisch zu nennen wäre. Es ist zunächst nur die Wahl des Themas und das Gewicht, das ihm beigelegt wird, woran die Mitwelt Anstoß nimmt. Dass die Lebensthematik sich nicht mehr elastisch und lebendig in je neuem Erfahren am Begegnenden aus der Welt her entfaltet, dass sie nicht mehr dem Zuspruch aus dem Reich der gegenwärtigen Möglichkeiten ent-spricht, finden wir auch sonst, wo sich das Dasein „einseitig" auf einen bestimmten Entwurf festlegt. Es ist, als ob die Lebenskurve nicht mehr in lebendiger Bewegung fortläuft, sondern sich in Form einer gradlinig festgelegten Tangente fortsetzt, die die Entwurfsrichtung *eines* Momentes verabsolutierend festhält. Damit ist im mathematischen Bild ausgedrückt, was gegenüber der „natürlichen Konsequenz" das Wesen der innerhalb des Daseinsganges sich emanzipierenden „starren" (Häfner) bzw. „peinlichen" oder „überdrehten" Konsequenz (Szilasi, Binswanger) ausmacht.[29] Was innerhalb der transzendentalen Organisation einer solchen Versteifung auf ein Thema zugrunde liege, könnte man als Hypertrophie eines kategorialen Organs bezeichnen. Dieses hypertrophierte Organ vermag sich nicht mehr „weltgerecht" zu: entfalten – zunächst allerdings weniger seiner Organisationseigenart nach als hinsichtlich des Umfanges. Der Stil der Weltlichung ist erhalten. Im Bild gesprochen: In diesem Stadium der Verselbständigung liegt zwar bereits ein verdrängendes, aber noch kein desorganisierendes Wachstum vor.

In der Folgezeit verdichtet sich das gesteigerte Interesse für die Uhr bei S. bald mehr und mehr zur „fixen Idee", zum „Spleen"[30]. Worauf sich dieser Spleen bezieht, ist in den Augen der Mitwelt eine Bagatelle, kann keinerlei Weltbedeutung beanspruchen. Das weist zwar auf die beträchtliche Einengung dieses Daseins hin, bedeutet jedoch hinsichtlich der Konstitution keinen Unterschied. Zur genaueren Klärung bedürfte es eines Vergleichs mit dem Spleen eines nicht kranken Sonderlings, Sektierers oder Erfinders. Wo hier das Gesunde aufhört und das Pathologische beginnt, ist bekanntlich nicht immer leicht zu entscheiden. (Man denke etwa an die Idee der Ausgrabung von Troja bei Schliemann, die seinen Zeitgenossen bis zur glückhaften Realisierung recht „verquer" vorgekommen sein muss). – Die wesentlichen Unterschiede liegen im Weltbezug und im Stil der Weltlichung. Es ist zu berücksichtigen, dass das Verhältnis von „ἴδιος κόσμος" und „κοινὸς κόσμος" in bestimmten Grenzen ein dynamisches ist. Die Kommunikabilität bzw. Inkommunikabilität einer Idee hängt von mehreren Faktoren ab; dabei stehen die Ausgefallenheit einer Idee und die Fähigkeit, sie kommunikabel zu machen, in einem antinomischen Wechselverhältnis.

S. entwirft die Welt in immer stärkerem Maße als eine solche, in der sich alles um die Uhr dreht bzw. um ihn selbst als einen, der der Hehlerei verdächtig ist. Aber so sehr das Woraufhin der Erfahrung bereits fixiert erscheint, die Struktur der Erfahrung selbst ist nicht angetastet. Die Konstitution der Weltlichung ist noch nicht so weit abgewandelt und damit der „Sinn für Realität" nicht so weit verloren, dass er sich über den wahren Sachverhalt täuschte. Das auf ein Belangtwerden wegen der Uhr gestimmte kategoriale Auffassungsorgan ist zwar fortwährend in Aktion, findet aber zunächst keine rechte Nahrung für die angestrengten Vermutungen. Es erscheint dem Patienten alles unglaublich harmlos. Die überspannte Thematisierung findet keine Erfüllung. Noch kann S. die Menschen und Dinge seiner Umgebung in den ihnen zukommenden Verweisungs- und Bewandtniszusammenhängen, d.h. in ihrer Harmlosigkeit begegnen lassen, wenn auch mehr und mehr wider besseres Wissen (d.i. gegen seine aufkeimende Wahngewissheit). Bei jedem neuen Argwohn, man könne ihn wegen der Uhr hänseln, lässt er sich doch immer wieder überzeugen, dass dem nicht so sei. Anfangs vermag S. also die „innere Logik" der Dinge noch so weit sprechen zu lassen, dass er das „Nein" der faktischen Verweisungszusammenhänge entgegen seinen Vermutungen und Besorgnissen vernehmen kann. Das Sein-lassen-Können des Begegnenden gerät jedoch zunehmend in die Enge.

Das Entwerfen stimmt sich auf die Welt als unheimliche. Das Innerweltliche begegnet dagegen als harmlos. Diese Diskrepanz vermag das Dasein auf die Dauer nicht durchzuhalten. Die Beweglichkeit, den Entwurf zu ändern, ist verlorengegangen. Das Thema kann nicht mehr fallengelassen werden. So beginnt eine Konkurrenz, die sich gestaltanalytisch (Conrad) als eine Rivalität im Figur-Grund-Verhältnis von Gegenstandsintentionalität und Horizontintentionalität auffassen lässt. Von dem Hintergrund der auf Unheimlichkeit hin entworfenen Welt möglicher Verfolgung hebt sich die faktisch erfahrene Harmlosigkeit der Bemerkungen und Reden der Freunde als *Ver*harmlosung ab. Ihre Beruhigungsversuche werden als solche physiognomisch nicht verkannt, stellen sich aber in seinen Augen als Beschwichtigungsmanöver dar. Aus der vom Entwurf her bestimmten Bewegtheit des Erfahrungshorizontes wird eine solche des Erfahrens. Dieses bleibt inhaltlich fast unverändert[31]; das Harmlose ist noch nicht zum Bedrohlichen geworden, aber es erscheint als *ver*harmlost und schließlich sogar vorgespielt und bloß inszeniert. Am Ende wollen die Freunde ihn „nur decken“ – ein Ausspruch, der auf das Ausmaß der Blöße hinweist, in der sich der Kranke erfährt.

Das hier gekennzeichnete Stadium stellt ein für das Verständnis der ganzen Metamorphosenreihe wichtiges Zwischenglied dar. Die Verselbständigung des Themas bleibt jedoch nicht auf dieser Stufe stehen, sondern nimmt ihren Fortgang. Zugleich wandelt sich die ganze Struktur der transzendentalen Organisation. – Schon zuvor war jeder Mensch, der dem Patienten begegnete, für ihn nicht mehr einfach dieser oder jener, sondern in erster Linie Besitzer oder Nicht-Besitzer der Uhr, Wisser oder Nichtwisser um die für ihn peinliche Angelegenheit. Die *Zeit* hatte sich ihm eingeengt auf Abgabefrist. Sie währte nur noch als *die* Frist, die ihm von seinen Verfolgern gelassen war, die Sache in Ordnung zu bringen, eine Sache, die in seinen Augen bereits so über allen Aufschub hinaus aufgeschoben schien, dass es für sie allemal zu spät war. Dieses „zu spät“ bedeutete die Unabwendbarkeit seiner bevorstehenden Entlarvung als Hehler. – Alle *räumliche* Erstreckung schien damit zugleich auf Nähe oder Ferne von Nachforschungen und Ermittlungen zusammengeschrumpft. Und so wie Zeit und Raum waren die kategorialen Strukturen aller Anteilnahme an den Dingen, mehr noch an den Menschen seiner Umgebung, d.h. die gesamte Um- und Mitwelt auf dieses *eine* Thema hin eingeengt.

Jetzt aber geht dies weiter: Im Kegelverein wird das Verhalten der Kegelbrüder zu ihm plötzlich „so anders“. Er betrachtet sie nicht mehr nur daraufhin, *ob* sie etwa irgend etwas von der Uhrangelegenheit wüssten, er vermutet auch nicht mehr nur, dass sie etwas wüssten und ihm die Sache nur ausreden wollten, sondern sie *sind* anders zu ihm. Er sieht das. Es sind keine Hypothesen mehr, die er – obgleich immer wieder darauf zurückkommend – sich noch ausreden ließe. Aus der Hypothesis ist Thesis geworden, Realitätssetzung von Wahrnehmungscharakter. Was zuvor nur Woraufhin des Betrachtens war, wird nun selbst zur unmittelbaren Erfahrung.

Es ist interessant, dass bei schleichend einsetzenden paranoiden Prozessen zwischen dem übergewichtigen, aber noch seinlassenden und aktiv geleisteten Thematisieren (daraufhin betrachten, *ob* ...) und dem wahrnehmungsmäßigen Andrängen des Themas vom innerweltlich Begegnenden her (Sehen oder Hören, *dass* ...) ein Hiatus eingeschoben sein kann; d.h. ein Stadium, in dem die Wahrnehmungswelt bereits verändert erscheint, ohne dass die Bedeutung dieser Veränderung schon mitgegeben wäre. Dass dabei in jedem Falle eine Wahnstimmung vorliegen müsse, ist ein theoretisches Postulat, welches die Erfahrung keineswegs immer bestätigt. Es gibt z.B. die amüsierte Verwunderung über halluzinierte Phänomene oder auch ein trocken-nüchternes und zugleich verständnisloses Konstatieren der Veränderung in der Wahrnehmungswelt. Manche Kranke entdecken den Zusammenhang zwischen dem schon vorher aktuellen Thema und dem Halluzinierten erst nach geraumer Zeit.

Man kann versuchen, diesen Hiatus zwischen dem Betrachten, *ob* ... und dem Sehen, *dass* ... aus der Abwandlung der transzendentalen Organisation her verständlich zu machen: Das Woraufhin des Betrachtens wird selbst organisierend. Da, wo sich diese Metamorphose restlos vollzieht, resultiert lediglich die Abwandlung des Wahrgenommenen zum Halluzinierten, ohne dass dessen Bedeutung zugleich einsichtig wäre. Damit die (Wahn-)Bedeutung hervortreten kann, muss gleichsam ein überschüssiger Rest bleiben, der sich im halluzinatorischen Umorganisieren der Wahrnehmungswelt nicht ganz verausgabt. Dieser „Rest" macht gleichsam die Metamorphosen in den Wahrnehmungsbereich nicht mit, sondern bleibt im Vorstellungsleben organisierend tätig; er fördert dort den Wahn zutage, entweder unvermittelt in Form des reinen Wahn*einfalls* oder in kontinuierlicher Vermittlung aus den noch normalpsychologisch verständlichen Vermutungen und Befürchtungen heraus.

Durch diesen Umschlag einer anfangs nur hypothetisch an die Wirklichkeit herangetragenen, „überspannten" Idee in ein (Wahn-)Wissen, das sich mehr und mehr in (Wahn-)Wahrnehmungen und halluzinatorischen Erfahrungen konkretisiert, ist auf anderer Stufe eine relativ in sich geschlossene Weltlichung wieder gewährleistet. Die Leerintentionen haben eine Erfüllung durch innerweltlich Begegnendes gefunden. Die „Welt" ist – allerdings auf andere Weise, d.h. im Rahmen eines anderen Stils der Weltlichung – wieder „heil"[32], wenn es nun auch die eingeengte Welt der Verfolgung ist.

Selbstverständlich bekommt dabei das Wort „Welt" eine andere Bedeutung. „Welt" ist nicht nur der gemeinsame Nenner für real und irreal Begegnendes, sondern zugleich dasjenige, was beides unterscheidet. Letzteres ist nicht immer genügend gesehen worden. Und zwar deshalb, weil es in der ersten Etappe der daseinsanalytischen Forschung vor allem darauf ankam, im In-der-Welt-sein zunächst einmal die *eine* grundlegende Struktur herauszustellen, die gesunde und wahnkranke

Existenz zugleich umfasst und so einen angemessenen Vergleichsgrund abgibt. Da konnte es dann manchmal so scheinen, als ob zwischen der Weltlichung des Gesunden und der des Paranoiden gar kein Unterschied gemacht würde. Das hängt mit Schwierigkeiten im Verständnis Heideggers zusammen, die noch kürzlich H. Kunz zu einer Arbeit über „Die eine Welt und die Weisen des In-der-Welt-seins"[33] veranlasst haben. Nimmt man die „Welt" i.S. einer formalen Struktur äußerster Allgemeinheit, weist das In-der-Welt-sein des Gesunden und des Wahnkranken notwendig identische Grundkriterien auf. Es wäre sinnlos, von „verschiedenen Welten" zu sprechen; es sei denn als von ontischen Spezifikationen, die ontologisch irrelevant bleiben müssten.[34] – Fasst man dagegen die Weltlichung nicht als ein Abstrakt-Allgemeines, sondern als ein zwar transzendentales, aber zugleich konkretes Geschehen auf, zeigen sich die Differenzen nicht nur als vorkommende Besonderungen. Das In-der-Welt-sein tritt dann vielmehr als dasjenige in den Blick, was sich unmittelbar in die Verschiedenheit der mannigfaltigen Weltlichungen und Weltlichungsstile hinein auszeugt; – so wie die Urpflanze bei Goethe einerseits das einheitliche Modell darstellt, aufgrund dessen eine jede Pflanze Pflanze ist, andererseits sich in die vielen verschiedenen Pflanzenarten hinaus ausartet, indem sie sich gerade in deren Gegensätzlichkeiten erst eigentlich manifestiert. Ebenso ist nicht nur das Einheitsgebende, sondern auch das Unterscheidende zwischen realitätsgebundener und wähnender Existenz seiner Möglichkeit nach im In-der-Welt-sein selbst verankert und aus diesem zu entwickeln. Es ist das Verhältnis von Welt und Innerweltlich-Seiendem, welches ein bestimmtes In-Sein (Heidegger) charakterisiert. Was wir gewöhnlich als den Unterschied zwischen realer Welt und irrealer (Schein-)Welt bezeichnen, wird in seiner Struktur an dem Verhältnis von Erscheinendem und Worinnen des Erscheinens durchsichtig.

Im endgültig ausgestalteten Paranoid ist die Weltlichung wieder relativ in sich geschlossen und einheitlich. Dieser Endpunkt wird allerdings bei S. nicht völlig erreicht. Er macht immer wieder Versuche zur selbsttätigen Bewältigung des Themas. Hierher gehört, dass er die Uhr schließlich doch noch aufs Fundbüro bringt, dass er sie später, nachdem er sie von dort zurückbekommen hat, vernichtet; es gehört aber auch dazu, dass ihm in seinem Wähnen selbst bei aller Überwältigung durch das Thema immer noch ein Rest eigener Verfügungsgewalt bleibt, eine Verfügungsgewalt, die sich dann allerdings quasi freiwillig in den Dienst des Themas begibt. So berichtete der Patient, dass er manchmal über ein gehörtes Wort so lange nachsann, bis er es zu einem Satz ergänzt hatte, der sich auf ihn bezog. Lässt sich hierbei nun ein zuvor noch freier Anteil des Denkens hinterrücks von dem Thema gefangen nehmen oder handelt es sich um den Versuch, die Überwältigung durch das Thema mit einem Rest eigener Spontaneität aufzufangen? Jedenfalls sollte das Dialektische in diesem Verhältnis nicht übersehen werden.

Dass die Umstrukturierung der transzendentalen Organisation noch nicht an ein Ende gelangt ist, zeigt sich besonders deutlich daran, wie die Orientierungen immer wieder ins Gleiten geraten und der Patient fortwährend nach stützenden Anhaltspunkten sucht. Was jetzt nach einer Stütze verlangt, ist allerdings nicht mehr die Verankerung in der uns gemeinsamen Welt, sondern die Rechtfertigung der Wahnwelt. Wenn z.B. ein Freund ihn fragt, ob er nicht eine Uhr (dabei) habe, so ist ihm das eine wichtige Bestätigung für die Bedeutung der Blicke und Mienen der anderen, eine Bestätigung, die er anfangs durchaus noch *braucht*. So sehr er bei dieser Frage einerseits zutiefst erschrocken ist, dass die drohende Entlarvung bereits so nahegerückt ist, dass seine Freunde sogar schon Bescheid wissen, – so sehr bedeutet ihm diese Frage andererseits eine Beruhigung, insofern sie ihm zu bestätigen scheint, wie sehr seine Befürchtungen „stimmen". Die Stimmigkeit[35] ist neu bekräftigt. Sie bietet einen anderen Schutz als denjenigen, dessen er sich angesichts der vermeintlichen Nachstellungen verlustig weiß. In die Bestürzung über die vermeintliche Entlarvung mischt sich die Genugtuung über die Bestätigung seiner gewähnten Evidenz (man kann ihm nichts mehr vormachen, er weiß Bescheid usf.). Der Triumph trotzigen Besserwissens ist die Burg, hinter die sich hier das wähnende Ich verschanzt.

Damit hat sich dasjenige vollzogen, was Binswanger als Wendung von der Unheimlichkeit der Welt zur Heimlichkeit[36] der Verfolger eindringlich beschrieben hat. Eine Wendung, die mit einer Abwandlung nicht nur der Welt-, sondern ebenso der Selbstkonstitution wie auch der Evidenzstruktur verbunden ist. Alles steht fortan in dieser Zwielichtigkeit: Das, was für den Patienten *die* Katastrophe schlechthin bedeutet, die Verfolgung, die letzten Endes auf ein Fertiggemachtwerden hinausläuft, ist zugleich dasjenige, was seinem wähnenden Existieren Grund und Erfüllung gibt. Er ist aber dabei noch so sehr dem Stil der Weltlichung eines Gesunden verhaftet (d.h. noch so realitätsverbunden), dass er jeden auch noch so dürftigen Hinweis darauf, wie nahe ihm die Verfolger sind, „dankbar" aufnimmt. Während er sich anfangs noch gerne beschwichtigen und vorübergehend auch wohl überzeugen ließ, dass es mit der ganzen Sache nichts auf sich habe, setzt er dem später einen zunehmenden Widerstand entgegen. Sein Weltvertrauen verbindet sich immer stärker mit dem Thema und bezieht daraus die ihm selbst Stand verleihende Kraft. Vertrauen und Misstrauen zeigen eine eigentümliche Dialektik[37], derart, dass der Patient jetzt im Unheimischen heimisch wird, dass er im Misstrauen sein ihn tragendes Welt- und Selbstvertrauen findet; eben jenes, das den Gesunden im Vertrauen auf die Zuverlässigkeit der natürlichen Erfahrung erfüllt.

Je mehr der Patient beginnt, im Unheimischen heimisch zu werden, desto entschiedener muss er alle Versicherungen seiner Freunde, die für die Verlässlichkeit und harmlose Alltäglichkeit der ihm verdächtig erscheinenden Vorkommnisse bürgen wollen, mit Ungläubigkeit, Argwohn, Misstrauen, ja schließlich sogar mit Spott und Hohn von sich weisen. Mochte auch anfangs noch eine gewisse Ambivalenz in dieser Hinsicht bestehen, im Großen und Ganzen kann man sagen: Die Welt der Verfolgung, so sehr sie eine Welt der kaum mehr erträglichen Qual, des Fertiggemachtwerdens ist, so sehr wird sie auf der anderen Seite doch zu *seiner* Welt, aus der heraus er sich und alles Begegnende versteht. So wenig sie seinem natürlichen Menschsein (seinem empirischen Ich) irgendwelche Sicherheit oder gar Entfaltungsmöglichkeiten verspricht, so sehr gewährt sie Halt und Sicherheit seinem transzendentalen Welt- und Selbstentwurf, d.h. seiner wähnenden Existenz.

In unserem Zusammenhang kommt es in erster Linie auf die Abwandlung der Konstitutionsverhältnisse im Prozess der Verselbständigung an: Während das Thema anfangs nur übergewichtig und in zunehmendem Maße situationsunangemessen war, aber Menschen und Dinge als solche doch noch unverstellt begegnen ließ, verliert es nunmehr diesen Charakter der Durchlässigkeit für Begegnendes. Es wird opaque, d.h. in einem radikaleren Sinne nicht mehr welt*er*schließend, sondern welt*ver*schließend. Es hat sich aus der einheitlichen Organisation, die innerweltlich Wirkliches begegnen lässt, losgelöst. Eigenständig geworden, begegnet es nun selbst als ein quasi innerweltliches Konkretum – und zwar als ein solches mit eigenen Organisations- und Ausbreitungstendenzen. Dagegen erweist sich die zuvor erfahrene Realität in ihren mitweltlich fundierten Verweisungs- und Bewandtniszusammenhängen von jetzt an als plastisch verformbares Material in den Händen dieses zu eigener, selbsttätiger „Künstlerschaft" erwachsenen Themas.

Zuerst ist es nur die physiognomische Bedeutung der Blicke und Mienen, die zum Spielball des Themas wird. Sodann kleidet es sich in undeutlich Gesprochenes, in das „Getuschel" der Freunde und Kollegen, und schließlich sogar in laut Gesprochenes. Dabei zeigen sich fließende Übergänge zwischen dem, was wir psychopathologisch als die Folge von Bedeutungsverkennungen, Illusionen und Halluzinationen kennen. Sie lassen sich im Einzelnen oft gar nicht voneinander trennen. So ist es nicht ausgeschlossen, dass von Vorübergehenden tatsächlich so etwas wie „Nee, abholen gibt's nicht; *bringen* soll er sie!" geäußert wurde, wogegen die Worte „Da gehört eine Sprengbombe hinein" sich bereits ihrem Inhalte nach als reine „Erfindung" des verselbständigten Themas, d.h. als Halluzination zu erkennen geben. Dabei lockert sich der thematische Zusammenhang allmählich auf. Das Thema dehnt sich aus. In den Augen des Kranken zieht es „immer weitere Kreise". Für uns dagegen, die Betrachter, schiebt es sich zwischen sein Selbst und immer mehr Belange der uns gemeinsamen Welt.

Was bedeutet das? *Vom Standpunkt des Patienten* aus gesehen, hat sich die Welt erweitert: Wie der Stock für den Blinden nicht mehr betasteter Gegenstand ist, nicht mehr als solcher wahrgenommen wird, sondern – passé sous silence (Merleau-Ponty) – durchlässig wird für das Wahrnehmen der Hindernisse auf dem Weg, so nimmt hier der Wahnkranke das Begegnende nicht mehr als solches wahr; es wird ihm vielmehr durchsichtig, d.h. mehr und mehr Medium für die Wahrnehmung des vom Thema diktierten Gewähnten. Er nimmt das Begegnende in seinen durchaus noch gekannten alltäglichen Bewandtnis- und Verweisungszusammenhängen nicht mehr „ernst". Gefragt, von Interesse und schließlich auch allein erfahren ist das Thema, das sich überall zur Geltung bringt. – An dieser Stelle wird deutlich, dass Conrads Vergleich der paranoiden Weltumwandlung mit einem Rückfall aus dem kopernikanischen ins ptolemäische Weltsystem zwar bestechend ist, aber zu stark vereinfacht. Die Welterfahrung des Gesunden wird vom Wahnkranken nicht einfach ausgeklammert, sondern – wenigstens in den Anfangsstadien – *ein*geklammert. Wenn man vergleichen wollte, müsste man sich einen Weltbetrachter vorstellen, der recht wohl die heliozentrische Sicht kennt und versteht, aber dahinter noch einmal einen ganz anderen Weltzusammenhang zu entdecken glaubt. Die neue Einsicht wird vom Patienten gerade deshalb als die wahrere erlebt, weil sie die alte intersubjektiv konstituierte des Gesunden für ihn in toto mit zu enthalten scheint. Sie kann daher auch nicht ohne Gewaltsamkeit als schlichte Defizienz – d.h. lediglich als Verlust des Überstiegsvermögens (Conrad) – interpretiert werden.

Von unserem Standpunkt aus müssten wir den oben versuchten Vergleich allerdings abwandeln: Beim Gesunden kann das Thema in seiner Innerweltliches erschließenden Funktion dem Stock verglichen werden, der dem Blinden die Orientierung auf der Straße ermöglicht. Dazu darf der Stock sich aber nicht in seinen Eigenheiten allzu sehr geltend machen, er darf z.B. keine Eigenbeweglichkeit haben ... Damit er Organ der Begegnung sein kann, müssen seine Eigenschaften einerseits zwar genauestens bekannt sein, andererseits dürfen sie nicht Gegenständlichkeit erlangen, sondern müssen – bewusst in die eigene Organisation hineingenommen – für die begegnende Objektivität „durchlässig" werden. In dieser „Durchlässigkeit" beruht der Organcharakter und damit zugleich die Fähigkeit, etwas als etwas begegnen lassen zu können. Diese Durchlässigkeit geht dem Thema bei S. verloren, indem es sich schrittweise aus der kategorialen Organisation herauslöst. Bildlich gesprochen: Das Thema „erzählt nicht mehr von der Welt", es ist kein rechter Hermeneut mehr, sondern stellt sich selbst in den Vordergrund und beginnt „seine eigenen Geschichten zu erzählen", die Geschichten von Verdächtigungen, Nachstellungen und Verfolgung.

In der Wirkwelt von S. nicht „ausgehandelt", senkt sich das Thema als Keim in die weltkonstitutierende Organisation des Vernehmens und entfaltet hier ein wucherndes Eigenleben. „Und dies ist das Pathologische: Dieses Übermäßigwerden eines lebensgeschichtlich gegebenen Themas." Die Verselbstständigung läuft darauf hinaus, „dass die Subjektivität determiniert wird – so daß das Selbst sein Thema nicht mehr hat oder besitzt, sondern daß es davon *besessen* ist" (Tellenbach); ein Endpunkt, der, wie wir gesehen haben, bei S. allerdings nicht vollständig erreicht wird.

Die weitere Ausbreitung des Themas im Verfolgungswahn soll hier nicht im Einzelnen erörtert werden. Wesentliche Momente – so auch die Bedeutung, die der Wahnstimmung dabei zukommen kann – sind von Binswanger näher herausgearbeitet worden. Wichtig ist, dass nicht nur das Thema gemäß seinem ihm innewohnenden Absolutheitsanspruch sich zunehmend ausweitet, sondern dass die Verabsolutierungstendenzen selbst sich schließlich mehr und mehr vom Thema ablösen. Das zeigt sich dort, wo – jedenfalls für den ersten Blick – ganz neue Themen auftauchen. Wenn S. z.B. sich dadurch tief betroffen zeigt, dass sein Freund ihm ein Mädchen vorstellt, deren Namen dieselben Anfangsbuchstaben hat wie der seinige, so ist dabei ein Zusammenhang mit dem Urthema nicht mehr ohne weiteres ersichtlich. (Dass eine psychodynamische Betrachtung für alle Themen, die ein menschliches Dasein bewegen können, nach einem tieferen Zusammenhang suchen wird, steht auf einem anderen Blatt.) An dieser Stelle interessiert nur, dass die zunächst noch auf *ein* Thema beschränkte Abwandlung der transzendentalen Organisation eine Tendenz hat, um sich zu greifen. Was sich ausbreitet, ist jetzt nicht mehr das einzelne Thema, sondern der Abwandlungscharakter im Thematisieren. Er zeigt sich in der Umstrukturierung immer weiterer Bereiche des Welt- und Selbstverhältnisses i.S. einer Apophänie und Anastrophé (Conrad). Schließlich wird im Verfolgungswahn alles mehr oder weniger als Attrappe, als inszeniert und mit irgendwelchen Bedeutungen beladen erfahren, unabhängig davon, inwieweit noch eine Beziehung zu dem ursprünglichen Thema herstellbar ist. Bei S. wurde dieses Stadium allerdings erst sehr spät und nur vorübergehend erreicht. Man kann jedoch sagen, dass die Verabsolutierung eines Themas wesensgemäß in sich die Möglichkeit hegt, schließlich in die Ablösung der Verabsolutierungstendenz vom Thema hinüberzuleiten. Der paranoide Weltlichungsstil ist dann gleichsam „infektiös" geworden.

Streckenweise lässt sich der Vorgang, den wir unter dem Titel der Verselbständigung eines Themas zu erfassen versucht haben, bildhaft als ein Geschwulstwachstum innerhalb der transzendentalen Organisation beschreiben: Zunächst kommt es im „gesteigerten Interesse" nur zu einer Überfunktion, dann zu einer Hypertrophie eines bestimmten kategorialen Organs, das eine erhöhte Ansprechbarkeit zeigt. Auf einer weiteren Stufe können wir das übergewichtige, bereits mit einem Absolutheitsanspruch versehene, um sich greifende Thematisieren mit der Ausbreitung einer nicht-infiltrierend wachsenden, „gutartigen" Geschwulst vergleichen. Man beobachtet zunächst nur eine Verdrängung des übrigen Welt-Selbst-Dialoges. Doch bleibt es, wie wir gesehen haben, nicht dabei. Eingreifendere Abwandlungen machen sich bemerkbar. Das Thema rückt nicht nur quantitativ ganz in den Vordergrund, sondern bricht auch in den übrigen Welt-Selbst-Dialog ein. Es handelt sich dann gleichsam um ein infiltrierendes Wachstum bei maligner Entartung. Und erst dort, wo, wie zuletzt geschildert, die Verselbständigungstendenzen sich ganz vom Thema ablösen, die Verabsolutierung des einen Themas in völlig schrankenlose, thematisch ungebundene, frei flottierende Verabsolutierungen übergeht, könnte man schließlich von einer metastasierenden Ausbreitung der Geschwulst sprechen.[38]

Dieser Vergleich der Ausbreitung eines Paranoids mit einem Geschwulstwachstum ist nicht neu; er stellt aber auch keineswegs das Ziel unserer phänomenologischen Untersuchung dar. Es handelt sich nicht um eine Modellvorstellung, die, von außen herangetragen, irgend etwas erklären soll. Derartige Vergleiche wollen vielmehr nur als Hilfsmittel verstanden werden, die dazu dienen, das „unanschaulich Anschaubare" der transzendentalen Organisation darzustellen. Unanschaulich sind die gemeinten Sachverhalte nur für eine sinnenhaft gegenständliche Anschauung, nicht dagegen für eine kategoriale Anschauung.[39] Da sich unsere Sprache an ersterer herangebildet hat, kommen wir für letztere nicht ohne Bilder und Vergleiche aus. Bilder und Vergleiche sind für sie unentbehrliche und zugleich legitime Darstellungsmittel. Hier geht es darum, die allein einer solchen kategorialen Anschauung zugängliche Abwandlung der transzendentalen Organisation, d.h. die Abwandlung im Gefüge von Angesprochenwerden, sich in Anspruch nehmen lassen, Ansprechen auf ... und in Anspruch nehmen, ein Stück weit plastisch werden zu lassen. Bei genauerem Hinsehen ergibt sich, daß der Vergleich selbstverständlich nur sehr begrenzt möglich ist. Man darf ihn nicht pressen. Dennoch können durch ihn einige Momente der schwer zu vergegenwärtigenden Strukturabwandlungen anschaulicher und gegenständlicher beschrieben werden, als das ohne diese Hilfe möglich wäre.

Wenn es erlaubt ist, einen Moment aus der Beschreibung von Wesenszusammenhängen herauszutreten, so könnte man sogar noch weitergehen und versucht sein, das Bild der wuchernden Geschwulst – nun aber tatsächlich als Modellvorstellung – auch für eine genetische Betrachtung heranzuziehen. So wie es – offenbar selten – Geschwülste gibt, die sich in ihrem Wachstum durch chronisch exogene Reize induzieren lassen, etwa durch Überbeanspruchung von Regenerationsvorgängen, so könnte man auch paranoide Prozesse gelten lassen, die sich anfänglich situations- bzw. erlebnisbezogen i.S. paranoischer Entwicklungen entfalten, um dann mehr oder weniger rasch – über die als Verselbständigung eines Themas beschriebenen Stufen der Abwandlung der transzendentalen Organisation und ihrer Weltlichung – i.S. paranoider Prozesse um sich zu greifen und sich zu verselbständigen. Weitaus häufiger trägt die Ausbreitung – wie ja auch bei den Geschwülsten – von vornherein einen „infiltrierenden" und „metastasierenden" Charakter. Die Vergleiche ließen sich im Einzelnen noch sehr viel weiter treiben und bis in Einzelheiten verfolgen. Dabei würden sich dann auch von selbst die Grenzen der Vergleichbarkeit zeigen. Das eigentliche wissenschaftliche Problem liegt nicht in einem solchen Vergleichen selbst, das leicht ausarten kann, sondern in dem tertium comparationis. Ob der angestellte Vergleich darüber hinaus für die Aufklärung von faktischen Zusammenhängen der Wahngenese Bedeutung gewinnen kann, bleibt abzuwarten.

Die phänomenologische Untersuchung hat es allein mit Beschreibungen und Strukturabwandlungen zu tun. Sie kommt bereits an ihre Grenze mit der Fragestellung Binswangers[40] ob, weil das Thema „so viel Raum einnimmt", kein Raum mehr für etwas anderes bleibe, oder ob das Thema sich nur deshalb derart „einnisten" könne, weil eine Befreiung von den konstitutiven Bindungen der natürlichen Erfahrung stattgefunden habe. Mit dieser Alternative wird auf höherer Stufe die Gegenüberstellung von Inhalt und Form hinsichtlich ihrer Bedeutung für die Entstehung des Wahns neu aufgegriffen. Selbstverständlich wäre die Frage bei dem paranoiden Prozess mehr zugunsten der letzteren, bei paranoischen Entwicklungen mehr zugunsten der ersteren Möglichkeit zu entscheiden. Doch liegt die eigentliche Aufgabe phänomenologischer Untersuchungen darin, zunächst einmal hinter solche Alternativen zurückzuführen in einen Bereich, der gegenüber kausalen Fragen gänzlich neutral ist – gerade um sie auf diesem Boden einer differenzierteren Klärung zuführen zu können. So sagt ja auch die Phoronomie noch nichts über die bewegenden Kräfte aus, bietet aber die Grundlage für eine differenziertere Erforschung derselben. – Wir werden daher auch jetzt am Ende nicht der Versuchung nachgeben, die Grenze zwischen paranoischer Entwicklung und paranoidem Prozess neu bestimmen zu wollen. Der phänomenologische Aufweis von verschiedenen Metamorphosenstufen in der Verselbständigung eines Themas zum Wahn soll vielmehr nur dazu dienen, beide in ihrer wechselseitigen Beziehung differenzierter sehen zu lehren. Sowohl nach der Seite konstitutionsphänomenologischer Begründung wie auch nach der Seite der genetischen Forschung bleibt hier noch sehr viel zu tun übrig.

Zusammenfassung

Die Verselbständigung eines Themas zum Wahn wurde phänomenologisch in der Folge einzelner Metamorphosenstufen an einem speziellen Fall aus dem klinischen Alltag aufgezeigt. Dabei ging es um die Abwandlung der transzendentalen Organisation als der jeweilig konstitutiven Entsprechung von Selbst und Welt. Es wurde versucht, die verschiedenen Verselbständigungsmomente gegeneinander abzuheben. – Im Konkreten ergab sich eine Verschiebung des im Felde der Realität nicht ausgehandelten Themas in die noetische Sphäre. Dort eingewurzelt, entfaltet es in der weltkonstituierenden Organisation ein wucherndes Eigenleben, das sich in seinen einzelnen Stadien verfolgen und in roher Annäherung mit den Ausbreitungseigenarten einer Geschwulst vergleichen ließ. – Es bleibt die Aufgabe, von der Verselbständigung eines Themas phänomenologisch weiter vorzudringen zu der ganzen Vielfalt der übrigen psychotischen Verselbständigungsmöglichkeiten.

Anmerkungen

1 H. Häfner, Prozeß und Entwicklung als Grundbegriffe der Psychopathologie. Fortschr. Neurol. Psychiat. 31, 393 (1963).

2 Vergl. u.a. K. P. Kisker, Gedanken zur schizophrenen Wandlung als einer menschlichen Möglichkeit. In: „Werden und Handeln", Festschrift zum 80. Geburtstag von V. E. v. Gebsattel, Stuttgart 1963, S. 388ff.

3 L. Binswanger: „Der Fall Suzanne Urban", Schw. Arch. Neur. 69-71 (1952/1953); jetzt in „Schizophrenie", Pfullingen 1957.

4 H. Tellenbach, Melancholie. Berlin/Göttingen/Heidelberg 1961. S. 145ff.

5 Ihr Verhältnis zu dem Werk Husserls und Heideggers bedürfte einer gründlichen Erörterung und Rechtfertigung. Das ist im Rahmen dieser Arbeit nicht möglich. Zur neueren Diskussion der Beziehungen zwischen Phänomenologie und Psychiatrie vergl. u.a. J. M. Broekman und H. Müller-Suur Philos. Rundschau II, 161 (1964).

6 Auf die umfängliche Literatur zum Situationsbegriff kann hier nicht eingegangen werden. Kürzlich hat von Baeyer auf der 80. Wanderversammlung südwestdeutscher Neurologen und Psychiater (1964) in klinisch-psychiatrischer Sicht Wesentliches zu einer Situationsanalyse beigetragen, die dem hier Dargelegten in vielem verwandt ist.

7 Wie das Noema auf eine Noesis (Husserl) so verweist das Thema auf eine Thesis. „Thesis" ist in diesem Zusammenhang jedoch mehrdeutig. Sie meint nicht nur das Setzen eines transzendentalen Subjekts (etwa im Sinne Fichtes), sondern zugleich das Setzen der Welt, d.h. für uns ein „Vorgesetztbekommen" – nicht so sehr der faktischen Daten, wie des Woraufhin ihrer Auffassung, Verarbeitung und Bewältigung. Entwurf und Geworfenheit (Heidegger) des menschlichen Daseins zeigen sich im *Thema* auf eine ganz besondere Weise in ihrer innigen, unauflöslichen Verflechtung.
Hand in Hand damit vollzieht sich eine Umstrukturierung der Räumlichung und Zeitigung: Mit seinem Aufforderungscharakter rückt das Begegnende in den Vordergrund unseres Interesses; dem *Immer-schon* seines apriorischen Perfekts entkleidet kommt es aus der Zukunft auf uns zu. Kurz: im Thematisieren haben wir es mit einem eigenen Modus der Weltlichung zu tun.

8 Diesen Phänomenbereich hat Heidegger unter dem Titel „Geworfenheit" analysiert. Wir gehen hier absichtlich auf seine – vor allem in den Abschnitten „Befindlichkeit und Verstehen" in „Sein und Zeit" (1927) niedergelegten – Ausführungen nicht ein. Aus etwas anderer Sicht hat von Weizsäcker mit Hilfe der „pathischen Kategorien" Hierhergehöriges zu umreißen versucht.

9 Vergl. auch die Abschnitte über Situationspsychologie bei Tellenbach (1961). Er definiert Situation als „jenes Ursprüngliche, in welchem der einzelne und das ihn innerweltlich Umgebende noch vereint ist". In Abhebung gegen Interpretationen, die in der Situation nur einen Reiz sehen, auf den ein Subjekt „Mensch" reagiert, und zugleich im Hinblick auf seine pathogenetische

Fragestellung erhält der Situationsbegriff bei Tellenbach den Charakter vorgängiger Indifferenz. Hier wird dagegen in etwas anderer Nuancierung die Spannung und das Moment des Übergangs zwischen der ruhenden Totalität, in der sich der Mensch je schon in der Welt vorfindet, und der aufbrechenden Auseinandersetzung eines Subjekts mit einem Gegenüber als die Situation mitkonstituierend aufgefasst. Das dialektische Wesen des Situationsbegriffs erlaubt nicht, das Worausher gänzlich vom Woraufhin zu isolieren.

10 Auch diese beiden Worte sind in ihrer doppelten Bedeutung, die sie dem Genius der Umgangssprache verdanken, zu nehmen. So sprechen wir von der „Wahrnehmung" eines Lehrstuhls oder davon, dass jemand eine Gelegenheit (realiter) wahrnimmt; andererseits meint das „Realisieren" einer Situation lediglich deren realitätsangemessenes Erfassen, nicht aber schon ihre Verwirklichung. In diesen doppelten, sich in ihrer Gegensätzlichkeit durchdringenden Bedeutungen lebt die unmittelbare Erfahrung des Gestaltkreises (v. Weizsäcker) von Tun und Erleiden, von aktivischem und rezeptivem Weltverhältnis, damit aber auch von Realität und Idealität.

11 Das Verhältnis zwischen *Entwurf* und Thema ist genauer zu bestimmen: Man kann das Thema als aktualisierten Entwurf bezeichnen. Die transzendentalen Entwürfe bestimmen, ob und in welcher Weise etwas Thema werden kann. Das Thema gehört also einer niederen Stufe der Transzendentalität an; es ist spezieller und situationsbezogener. Ferner: Wenn schon jeder Entwurf i.S. von Heidegger *geworfener* Entwurf ist, so trifft dies auf das Thema (als „Vorwurf") in erhöhtem Maße zu. Es bewegt sich in einer sehr bezeichnenden Weise im Spannungsfeld zwischen Entworfenheit und Geworfenheit. Die Seite des Pathischen und Rezeptiven ist stärker betont. – Auf der anderen Seite unterscheidet sich das Thema durch seinen oben gekennzeichneten Aufgabencharakter von der Vorstellung. Mit der Vorstellung gemeinsam hat es jedoch die Janushaftigkeit, notwendig sowohl welterschließend wie auch weltverschließend sein zu können.

12 Vergl. W. Blankenburg „Aus dem phänomenologischen Erfahrungsfeld innerhalb der Psychiatrie" Schw. Arch. Neur. 90, 412 (1962).

13 Dem liegt als Voraussetzung zugrunde: Je banaler die in der Symptomatik zutage tretende lebensgeschichtliche Thematik, je weniger drängend die tiefenpsychologisch erfahrbare Dynamik, desto „endogener" die Psychose.

14 Überspitzt formuliert könnte man von dem Ziel einer reinen „Phoronomie" menschlicher Daseinsbewegungen sprechen. – Es bieten sich hier methodisch wie auch sonst eine Reihe von Vergleichspunkten mit dem „pschonomischen" Ansatz Kiskers. Dabei verdienen die zum Teil berechtigten Einwände von Broekman und Müller-Suur (1964) Beachtung.

15 Das Wort „Lebensthema" bekommt in diesem Zusammenhang einen speziellen Sinn. Es besagt, dass ein Thema einbehalten bleibt in dem Strom des „lebenden Lebens" des Selbst-Welt-Verhältnisses, d.h. in dem Ganzen des natürlichen Weltbezuges.

16 Alles Frühere müssen wir – darin bis zu einem gewissen Grade durchaus willkürlich verfahrend – in unserem Zusammenhang vernachlässigen.

17 „Wahrnehmen" und „Realisieren" sind dabei in der anfangs hervorgehobenen doppelten Bedeutung zu nehmen, in der sich der Gestaltkreis von Ver-

nehmen und Handeln im Selbst-Welt-Verhältnis sprachlich zum Ausdruck bringt.

18 Selbstverständlich handelt es sich um eine metaphorisch gemeinte Ausdrucksweise, wenn wir von „Sensibilisierung" und „Hypertrophie" sprechen. Diese Bilder sind jedoch nicht willkürlich gewählt, sondern versuchen, so gut es geht, die nur geistig anschaubaren Abwandlungen der Organisation des Menschseins fassbar zu machen.

19 Heidegger interpretiert Hang und Drang als Möglichkeiten, die in der Geworfenheit des Daseins wurzeln. Im Hang sei das Sein des Daseins immer schon gebunden, wogegen es im Drang noch nicht frei geworden sei („Sein und Zeit" 5. 196).

20 S. Freud: „Charakter und Analerotik" (1908) Ges. Werke VII, S.203 Imago/ London. Noch wichtiger für das Folgende: „Zur Einführung des Narzismus", Bd. X, 138 ff. Das Verhältnis der daseinsanalytischen Phänomenologie zur Charakterologie und Tiefenpsychologie birgt noch viele Probleme, die wir hier übergehen müssen.

21 „Geeignet aufzusprengen" meint hier lediglich eine Wesensmöglichkeit. Es ist damit noch nichts über kausale Beziehungen ausgesagt; daran muss immer wieder erinnert werden. – K. P. Kisker hat (z.T. im Anschluss an Winkler und Häfner) mit Hilfe des Inkompatibilitätsbegriffs die aus der Psychoanalyse bekannte Dynamik in Bezug auf den „Personenkern" als „Gliederungszentrum differenter Strebungsthematiken" zusammenfassend interpretiert. Er sieht in der Inkompatibilität nicht nur eine Unfähigkeit zum inneren Umgang mit peinlichen Gehalten oder Strebungen, sondern zugleich eine *verfehlte Selbstbegegnung* überhaupt. Diese findet ihren Ausdruck in einer misslingenden „Übereinstimmung mit dem je eigenen lebensgeschichtlichen Entwurf".

22 Übrigens hat schon L. Binswanger die Auslösung eines paranoiden Prozesses durch ein „Schlüsselerlebnis" als *Heraus*lösung eines Themas aus einer bestimmten Ausgangssituation interpretiert. Vergl. „Schizophrenie" Pfullingen 1957 S. 494.

23 Die Bedeutung des Ausdruckes deckt sich nicht mit dem, was Heidegger in „Vom Wesen der Wahrheit" mit Insistenz meint. Aber der dort explizierte Doppelcharakter des Daseins, ek-sitierend insistent zu sein, führt zu einem tieferen Verständnis der Bedingung der Möglichkeit dafür, dass sich unsere Kranken in der gekennzeichneten Weise in ihre Entwürfe hinein verlieren. – „Insistenz" in diesem Sinne bedeutet Reduktion der Begegnungsfähigkeit. Von hier aus lässt sich ein unmittelbarer Anschluss an Gedanken finden, die v. Baeyer (1955) aus klinisch-anthropologischer Sicht über den „Begriff der Begegnung in der Psychiatrie" entwickelt hat.

24 *Häfner* hat in seiner Monographie über die „Psychopathen" (1961), deren „starre Konsequenz" im Anschluss an Binswanger von der „natürlichen Konsequenz" der Gesunden abgegrenzt. Ob oder inwieweit die damit verbundene „Fassadenhaftigkeit" auf eine ursprünglich um so größere Offenheit und „Wehrlosigkeit" (Burckardt) zurückverweist, braucht hier nicht erörtert zu werden. Jedenfalls ist in der starren Konsequenz bereits ein erster präpsychologischer Ansatz zu einer Verselbständigung deutlich zu erkennen. Er zeigt sich in der Abwandlung des Entwurfscharakters, die wir als Insistenz bezeichnen.

25 Zum näheren Verständnis des in diesem und im vorhergehenden Absatz Gemeinten vergl. Schw, Arch. Neurol. 81, 62ff. (1958); 90, 412ff. (1962).

26 Selbstverständlich bleibt es ganz offen, ob nicht ebensogut ein anderes „Signal" den nun folgenden paranoiden Prozess hätte einleiten können.

27 Die, Ausdrücke Wirkwelt und Merkwelt (*v. Uexküll*) werden hier nur wegen ihrer Kürze übernommen; keinesfalls soll mit ihnen der Unterschied zwischen Welt und Umwelt verwischt werden.

28 Selbstverständlich handelt es sich um eine Metapher, und sie will als solche genommen sein. Metaphern sind ein unentbehrliches Werkzeug jeder phänomenologischen Beschreibung. Bewußt gehandhabt, vermögen sie den Zugang zu einer Objektivität zu öffnen, die sich wohl jeder anderen Darstellungsweise entzieht. – Es ist verlockend und vielleicht nicht nur spekulative Willkür, dieses Sich-Versteifen auf ein bestimmtes Thema mit jener „Versteifung" in Beziehung zu setzen, die für eine katatone Motorik charakteristisch ist, jedoch bedürfte es hierzu speziellerer Untersuchungen.

29 Vergl. L. Binswanger: „Drei Formen mißglückten Daseins", Tübingen 1956, S. 40 f.

30 Der Ausdruck Spleen, aus dem Englischen entlehnt, geht auf das Lateinische splen = Milz zurück. Er verweist somit auf die interessante organologische Psychologie früherer Jahrhunderte.

31 Das heißt, es kommt noch nicht zu Wahnwahrnehmungen oder Halluzinationen.

32 Auch diese Aussage ist hier lediglich beschreibend gemeint, nicht als Erklärungsversuch i. S. einer dynamisch-finalen Wahnbetrachtung (Kant, E. Kahn, R. Bak u. a.).

33 Psyche XVI, 1962/63.

34 Dies ist die Ansicht, die M. Boß gegenüber Binswanger vertritt. Er möchte den daseinsanalytischen Ansatz lediglich auf das In-der-Welt-Sein als Lichtung des Seins beschränken, ohne Abwandlungen gelten zu lassen.

35 Dabei ist es zweckmäßig, dieses Phänomen als solches zu betrachten und nicht sogleich darauf zu reflektieren, daß in unseren Augen hier nicht das Thema auf die Realität, sondern die Realität auf das Thema abgestimmt wird.

36 „Heimlichkeit der Verfolger" bedeutet hier, dass das Unheimliche zu etwas Innerweltlichem geworden ist, zugleich aber, dass damit das Weltvertrauen in gewissem Sinne wiederhergestellt ist.

37 Die Frage, ob der Wahn als eine bestimmte Form des ‚Glaubens' (für die gesamte ältere Tradition) aufzufassen sei oder auf einem eigentümlichen ‚Glaubens- und Vertrauensverlust' (Matussek in Zusammenfassung neuer Ansichten) basiere, ist nicht alternativ zu beantworten. Beides verschränkt sich im schizophrenen Wahn auf eine Weise, die trotz aller bisheriger Bemühungen nicht genügend durchsichtig geworden ist.

38 Das Ende wäre ein zerfahrener ‚Wortsalat'. Wo jedes Wort, ja jede Silbe absolut gesetzt wird, ist kein diskursiver – auch kein wahnhafter Zusammenhang mehr möglich. Die inhaltlich-paranoide Denkstörung müsste zwangsläufig in eine formale übergehen. Daß dieser Übergang nur verhältnismäßig selten zu beobachten ist, verweist auf dynamische Abstufungen, deren Gründe hier nicht erörtert werden können.

39 Dieser Terminus ist hier in einem weiteren Sinne als bei Husserl verstanden.

40 Vgl. „Die Philosophie Wilhelm Szilasis und die psychiatrische Forschung“ in: „Beiträge zur Philosophie und Wissenschaft“, Festschrift für W. Szilasi, Bern 1960, und „Melancholie und Manie“, Pfullingen 1960.– Dabei ist zu berücksichtigen, daß die entsprechenden Ausführungen Binswangers sich speziell auf Melancholie und Manie beziehen.

Literatur

Baeyer, W. v.: Der Begriff der Begegnung in der Psychiatrie. Nervenarzt 26. 369 (1955)

Baeyer, W. v.: Vortrag bei der 80. Wanderversammlung südwestdeutscher Psychiater in Baden-Baden 1964

Bak, R.: Über die dynamisch-strukturellen Bedingungen des primären Beziehungswahns. Z. ges. Neurol. Psychiat. 166, 313 (1939)

Binswanger, L.: Über Ideenflucht. Zürich 1933

Binswanger, L.: Drei Formen mißglückten Daseins. Tübingen 1956

Binswanger, L.: Schizophrenie. Pfullingen 1957

Binswanger, L.: Die Philosophie Wilhelm Szilasis und die psychiatrische Forschung. In: Beiträge zur Philosophie und Wissenschaft. Festschrift für Wilhelm Szilasi. München 1960

Binswanger, L.: Melancholie und Manie. Pfullingen 1960

Blankenburg, W.: Daseinsanalytische Studie über einen Fall paranoider Schizophrenie. Schw. Arch. Neur. 81, 9 (1958)

Blankenburg, W.: Aus dem phänomenologischen Erfahrungsfeld innerhalb der Psychiatrie. Schw. Arch. Neur. 90, 412 (1962)

Boß, M.: Psychoanalyse und Daseinsanalytik. Bern 1957

Broekman, I. M. und H. Müller-Suur: Psychiatrie und Phänomenologie. Philos. Rundschau 11, 161 (1964)

Burckhardt, H.: Die schizophrene Wehrlosigkeit. Nervenarzt 33, 306 (1962)

Conrad, K.: Die beginnende Schizophrenie. Stuttgart 1958

Conrad, K.: Bemerkungen zum psychopathologischen Problem des Beziehungswahns. Dtsch. Med. Wschr. 84, 303 (1959)

Freud, S.: Gesammelte Werke, Imago-London

Häfner, H.: Zur Psychopathologie der halluzinatorischen Schizophrenie. Arch. Psychiat. Nervenkr. 192, 241 (1954)

Häfner, H.: Psychopathen. Berlin/Göttingen/Heidelberg 1961

Häfner, H.: Prozeß und Entwicklung als Grundbegriffe der Psychopathologie. Fortschr. Neurol . Psychiat. 31, 393 (1963)

Heidegger, M.: Sein und Zeit. Halle 1927

Heidegger, M.: Vom Wesen der Wahrheit, IV. Aufl. Frankfurt/M. 1961

Husserl, E.: Logische Untersuchungen. Halle 1900 und 1901

Husserl, E: Formale und transzendentale Logik. Halle 1929

Janzarik, K.: Dynamische Grundkonstellationen in endogenen Psychosen. Ein Beitrag zur Differentialtypologie der Wahnphänomene. Berlin/Göttingen/Heidelberg 1959

Kahn, E.: Ober Wahnbildung. Arch. Psychiat. Nervenkr. 98, 435 (1929)

Kant, 0.: Phänomenologie und dynamische Wahnforschung. Z. ges. Neurol. Psychiat. 146, 599 (1933)

Kisker, K. P.: Der Erlebniswandel des Schizophrenen. Berlin/Göttingen/Heidelberg 1960

Kisker, K. P.: Gedanken zur schizophrenen Wandlung als einer menschlichen

Möglichkeit. In: Werden und Handeln. Festschrift z. 80..Geburastag von V. E. v. Gebsattel. Stuttgart 1963
Kretschmer, E.: Der sensitive Beziehungswahn. 3. Aufl. Berlin/Göttingen/Heidelberg 1950
Kunz, H.: Die eine Welt und die Weisen des In-der-Welt-Seins. Psyche XVI, 1962/63
Kulenkampff, C.: Entbeugung, Entgrenzung, Überwältigung als Weisen des Standverlustes. Nervenarzt 26, 89 (1955)
Matussek, P.: Psychopathologie II: Wahrnehmung, Halluzination und Wahn. In: Psychiatrie der Gegenwart, Bd. I/2. Berlin/Göttingen/Heidelberg 1963
Pauleikoff, B.: Über die seelische Struktur Wahnkranker. Arch. Psychiatr. Nervenkr. 196, 356 (1957)
Szilasi, W.: Philosophie und Naturwissenschaft. Bern 1961
Tellenbach, H.: Melancholie. Berlin/Göttingen/Heidelberg 1961
Uexküll, J. v. und G. Kriszat: Streifzüge durch die Umwelten von Tieren und Menschen. Berlin 1934
Weizsäcker, V. v.: Gestaltkreis. 3. Aufl. Stuttgart 1947.
Weizsäcker, V. v.: Pathosophie, Göttingen 1956
Werncke, C.: Grundriß der Psychiatrie. Leipzig 1894
Winkler, W. T.: Zum Begriff des ‚Ich-Anachorese' beim schizophrenen Erleben. Arch. Psychiat. Nervenkr. 192, 234 (1954)
Zutt, J.: Auf dem Weg zu einer anthropologischen Psychiatrie. Berlin/Göttingen/Heidelberg 1963

Die anthropologische und daseinsanalytische Sicht des Wahns

Eine Geschichte der anthropologischen und daseinsanalytischen Wahnforschung zu schreiben, ist in der gebotenen Kürze nicht möglich. Wir fragen daher ganz von der Sache her und beschränken uns auf die Erörterung einiger grundsätzlicher Probleme:

I. Wann kann man überhaupt eine Forschung „anthropologisch" nennen?

II. Wann kann man dementsprechend eine Wahnforschung „anthropologisch" nennen?

III. Warum stellt sich die anthropologische Wahnforschung – wenigstens in einigen ihrer Hauptvertreter – als daseinsanalytische dar?

IV. Welchen Gewinn zieht die anthropologische Wahnforschung aus dem Ansatz beim In-der-Welt-sein?

I.

Unter „Anthropologie" ist im Laufe der Geschichte Verschiedenes verstanden worden. Darauf wollen wir nicht näher eingehen. Es genügt, auf den Gegensatz hinzuweisen zwischen einer rein biologischen Anthropologie, die sich als untergeordneter Zweig der Naturwissenschaften etablierte, und einer philosophischen Anthropologie, die ihren Ursprung in einer vorwiegend pragmatisch orientierten Menschenkunde nahm. Erst in den vergangenen Jahrzehnten ist es durch Forscher wie Bolk, Buytendijk, Portmann einerseits, Scheler, Plessner, Gehlen andererseits zu einer intensiven Wechselwirkung zwischen diesen beiden Richtungen gekommen, welche die Kluft zwischen naturwissenschaftlicher und geisteswissenschaftlicher Fragestellung, darüber hinaus zwischen empirischem und eidetischem Vorgehen, heute nicht mehr so groß erscheinen lässt wie in der weiter zurückliegenden wissenschaftlichen Tradition.[1]

Damit eine Forschung den Namen „anthropologisch" zu Recht verdient, genügt es offenbar nicht, dass sie den Menschen (oder etwas am Menschen) zum Thema nimmt, sonst wären Medizin, Psychologie, Psychopathologie eo ipso anthropologische Wissenschaften. Es muss etwas hinzukommen. Aber was? Eine Meningitis oder eine Fraktur ist – vielleicht nicht überhaupt, wohl aber unter den gegenwärtigen Erkenntnisvoraussetzungen – kaum als ein anthropologisches Problem zu behandeln. Selbst wenn eine bestimmte Krankheit nur beim Menschen vorkäme, wäre eine Untersuchung, die sich mit ihr beschäftigte, deshalb noch keine anthropologische.

Das „Anthropologische" bezeichnet demnach offenbar nicht nur den Forschungs*gegenstand* „Mensch", sondern zugleich eine diesem Forschungsgegenstand angemessene *Methode*. Es geht darum, wie eine solche Wissenschaft zu ihrem Verstehenshorizont kommt, ob bzw. wie es ihr gelingt, sich in ihren (den empirischen Bestimmungen zugrunde liegenden) transzendenten Entwürfen vom Logos des Menschen leiten zu lassen. Ist dies aus einer ähnlichen Erfahrungsunmittelbarkeit heraus möglich wie derjenigen, aus der die empirischen Feststellungen stammen? Was eine Wissenschaft vom Menschen zu einer „anthropologischen" machte, wäre danach nicht allein ihr Thema, sondern zugleich ihr Wissenschaftscharakter.

Bei einem solchen Postulat taucht natürlich die Frage auf: Ist eine Wissenschaft, die ihre transzendentalen Entwürfe nicht einfach voraussetzt, sondern ebenso in Frage stellt wie die faktischen Tatbestände überhaupt noch empirische und nicht letztlich Wesenswissenschaft? Um es als These vorwegzunehmen: Die moderne anthropologische Forschung befindet sich auf dem Wege, diese Alternative als Alternative in Frage zu stellen, vielleicht sogar einmal ganz hinter sich zu lassen. Zwar handelt es sich bei der empirischen und eidetischen Blickrichtung um zwei einander diametral entgegengesetzte Einstellungen, die nicht zu gleicher Zeit zu verwirklichen sind. Doch ist ein *Oszillieren* zwischen ihnen denkbar und – wenn auch nur gegen erhebliche innere Widerstände – praktikabel.

Eine Forschung, bei der die Korrespondenz zwischen Sache und Methode (bzw. transzendentalem Entwurf) selbst zum Thema wird, lässt sich freilich nicht mehr als Wissenschaft im Sinne der klassischen Naturwissenschaft begreifen. Wenn man die neuzeitliche Wissenschaft mit Heidegger (1954, 45ff.) als „Theorie des Wirklichen" versteht, ist ein solcher Versuch schon per definitionem indiskutabel. Wissenschaft und Besinnung fallen – obgleich zueinander gehörig und aufeinander bezogen – notwendig auseinander. Für die Psychiatrie bleibt dann „das Dasein, worin der Mensch als Mensch ‚ek-sistiert'" zwar etwas Unumgängliches, aber zugleich auch Unzugängliches. Doch woher definiert sich, was Wissenschaft ist? Woher nimmt eine solche apriorische Bestimmung der Wissenschaft – will sie mehr sein als nur eine Wesensbestimmung des historisch Gewordenen – selber ihr Recht?

Heidegger (1927, 9) sagt: „Das Niveau einer Wissenschaft bestimmt sich daraus, wie weit sie einer Krisis ihrer Grundbegriffe fähig ist." Wie, wenn diese Krisis in der einen oder anderen Einzelwissenschaft so weit ginge, dass sie die Besinnung auf ihre jeweiligen Voraussetzungen, welche bislang Geschäft der Philosophie war, in den eigenen Gang hineinnähme? In einigen Wissenschaften, darunter der Psychopathologie, finden sich Ansätze in dieser Richtung. Damit ändert sich aber auch deren Verhältnis zu einer allgemeinen ontologisch fundierten Anthropologie. Kisker (1967) meint sogar, „die bio-psycho-soziologischen Partialwissenschaften vom Menschen seien während der letzten beiden Jahrzehnte ... *in sich selbst* hinreichend anthropologisch geworden"; Anthropologie sei heute „nur mehr als Synopsis der Resultate dieser Partialwissenschaften möglich und vonnöten". Wenn diese These der gegenwärtigen Entwicklung auch weit vorgreift und das Wort „hinreichend" zumindest übertrieben anmutet, so erscheint es doch andererseits auch veraltet, an der aus der Tradition überkommenen starren Alternative zwischen apriorischer und aposteriorischer, wesenswissenschaftlicher und tatsachenwissenschaftlicher Forschung festzuhalten, anstatt darin zwei sich wechselseitig fordernde Pole einer einzigen Auseinandersetzung mit der Sache zu sehen.

Anthropologisch wäre demnach eine Wissenschaft – und so auch die Psychopathologie – erst, wenn es ihr gelänge, jeglichen Gegenstand, mit dem sie es zu tun hat, auf das Wesen des Menschen zu beziehen bzw. aus ihm heraus zu verstehen. – Dabei sind zwei Stufen zu unterscheiden: Auf einer *ersten* Stufe geht es darum, zunächst einmal eine anthropologische Grundstruktur als allgemeinen Bezugsrahmen herauszuarbeiten. Diese Grundstruktur verführt dazu, sie als eine Art Norm oder sogar Idealnorm zu verwenden. Pathologische Abweichungen müssen sich dann notwendig als Defizienzen von dem so gewonnenen Urbild abheben. Die Defizienz steht dabei wie in jeder landläufigen psychopathologischen Betrachtung außer Frage; gefragt ist nur: Defizienz von was? „Anthropologisch" erfasst wird eigentlich nur das, von dem das vorliegende Abnorme abgewandelt, „abgefallen" erscheint, nicht aber dieses selbst bzw. der Vorgang der Abwandlung als solcher. Das konstatierte Minus oder „Nicht-" fällt aus der anthropologischen Betrachtung heraus. Dies hat zur Folge, dass zunächst nur Übersetzungen"[2] der geläufigen psychopathologischen Begriffe in eine andere Sprache zustande kommen. Statt schizophrener Versandung heißt es dann etwa „Daseinsschrumpfung", „Existenzeinbuße" o.ä. Wenn freilich nicht nur übersetzt, sondern auch wirklich übergesetzt wird in die andere Perspektive, aus der diese neuen Termini geschöpft wurden, ist auch damit schon viel gewonnen. Aber die Garantie, dass von Grund auf Neues gesehen wurde, fehlt. Die so gewonnene Begrifflichkeit droht sich rasch abzuschleifen und am Ende gar Mode zu werden. Das liegt daran, dass die jeweilige einzelne Erfahrung hier zwar an einem anthropologischen Maßstab gemessen wird, damit aber selbst noch nicht zu einer anthropologischen geworden ist.

Auf einer *zweiten* Stufe der anthropologischen Forschung muss demgegenüber das Bemühen dahin gehen, alles Einzelne nicht nur pauschal auf eine ontologisch konzipierte allgemeine Struktur zu beziehen, sondern dieses Allgemeine unmittelbar aus dem Einzelnen zu schöpfen. Das bedeutet für die Psychopathologie: Die pathologischen Abweichungen sind nicht nur allgemein am „Heilen" und „Ganzen" des Menschseins zu messen, sondern in den Bedingungen ihrer Möglichkeit[3] positiv aus dem Wesen des Menschen heraus zu verstehen. Diese Bedingungen müssen sich selbst als konstituierende Momente des menschlichen Daseins erweisen. Das ist nur möglich, wenn die phänomenologische – und als solche zunächst recht statische – Betrachtung dialektisch vertieft wird, d.h. wenn die negativen Bestimmungen ihre starre Eindeutigkeit verlieren und in Fluss geraten; in einen Fluss, der sich am Ende als das eigentliche anthropologische Geschehen erweist.

Diese zweite Stufe einer anthropologischen Forschung ist innerhalb der Psychiatrie bisher nur an wenigen Stellen erreicht, aber überall Ziel, auch da, wo dies auf den ersten Blick nicht ohne weiteres erkennbar ist. Das im Einzelnen aufzuzeigen, würde den Rahmen der vorliegenden Arbeit sprengen. Ebenso müssen wir es uns versagen, den hier entwickelten Begriff von „Anthropologie" – wie es eigentlich nötig wäre – an dem Selbstverständnis der verschiedenen anthropologischen Strömungen der gegenwärtigen Psychiatrie – etwa dem der „Verstehenden Anthropologie" von Zutt und Kulenkampff – zu messen und auf seine Berechtigung hin zu überprüfen.

II.

Gemäß den hier skizzierten Gesichtspunkten kann man auch eine Wahnforschung erst „anthropologisch" nennen, wenn es gelingt, im Wahn eine dem Menschsein wesensnotwendig innewohnende Abwandlungsmöglichkeit aufzudecken. Der Wahn müsste sich nicht nur als eine beliebige Defizienz, sondern als Verselbständigung einzelner – integrierender und beim Gesunden zugleich integrierter – Momente der menschlichen Wirklichkeit erweisen.

Bei diesem strengen Maßstab kann es keineswegs von vornherein als ausgemacht gelten, dass das Wahnproblem tatsächlich ein anthropologisches ist bzw. sich als ein solches behandeln lässt. Gerade von philosophischer Seite her bestanden immer gewisse – aus erkenntnistheoretischen Bedenken verständliche – Tendenzen, die Probleme, welche die sog. Geisteskrankheiten aufgeben, als peripher abzutun und damit im Wahn wie in allem sonstigen Psychopathologischen nur eine Verzerrung des Menschlichen unter akzidentellen, wesensfremden Bedingungen zu sehen, der keine prinzipielle Bedeutung zukomme. Das hat Kisker (1963) vor allem in Bezug auf Kant und Husserl hervorgehoben.[4]

Anders bei Hegel: Bei ihm hatte das Problem des Wahns (wie überhaupt die gesamte Psychopathologie) einen wohl umschriebenen Platz innerhalb einer dialektisch verstandenen Anthropologie. Diese nahm allerdings im Ganzen des Systems der Wissenschaften nur eine untergeordnete Stelle ein. Die psychopathologischen Probleme wurden im Rahmen dieser Anthropologie, d.h. interessanterweise *vor* der „Psychologie" – von Letzterer durch die „Phänomenologie des Geistes" getrennt – abgehandelt.

Welches ist die Region der menschlichen Wirklichkeit, die beim Paranoid betroffen ist? Der Austragungsort des Wahns – d.h. nicht etwa zugleich sein Ursprung – liegt offenkundig im Bereich der realitätssetzenden intentionalen Akte, die letztlich in Urteilen ihren Niederschlag finden. Zum Wahn gehört der Anspruch auf objektive Geltung, und zwar im Allgemeinen auf Realitätsgeltung.[5] Immer handelt es sich um Setzungen, Urteile oder Urteilsimplikationen: „Ich bin Christus", „von königlicher Abkunft", „nur zum Schein einfacher Bauernsohn". – „Diese Leute tarnen sich nur als harmlose Postbeamte, in Wahrheit sind es meine Verfolger, die mich abhören, nackt photographieren, mich mit elektrischen Schlägen traktieren, meine Gedanken, Gefühle und Willensimpulse steuern, mich zum Versuchsobjekt ihrer Experimente machen" usw. – „Dieser Mann liebt mich; wenn er so tut, als ob er nichts von mir wissen wollte, sind das nur Prüfungen, die er mir auferlegt ...", – „Meine Frau stellt sich lediglich treu, in Wirklichkeit hintergeht sie mich ständig ...". Damit sind einige Grundthemen des Wahns (Größen-, Verfolgungs-, Liebes- und Eifersuchtswahn) beispielhaft angeführt. Stets ist es eine dem Kranken allmählich oder plötzlich aufgehende „tiefere" Evidenz, welche die uns gemeinsame Wahrheit = Wirklichkeit des alltäglichen Daseins durchbricht, für ihn außer Kurs setzt, zum Schein oder Trug abstempelt (soweit er sie überhaupt noch als solche realisiert). Selbst die Wahnstimmung – der Kranke weiß nicht, *was*, sondern nur, *dass* etwas „los" ist – enthält, wie Jaspers ([7]1959, 82) formulierte, einen „Keim objektiver Geltung".

Soll eine Theorie des Wahns zu Recht „anthropologisch" genannt werden dürfen, müsste sie nachweisen, dass es im Wesen realitätsfundierender intentionaler Akte liegt, wahnhaft entgleisen zu können. Radikaler formuliert: die normale Vorstellungs-[6] und Urteilsbildung müsste sich darstellen lassen als eine fortwährend in statu nascendi aufgehobene Wahnbildung. Das ist nur möglich, wenn der Vorgang der Vorstellungs- und Urteilsbildung selbst in sich eine dialektische[7] Struktur aufweist, in der einzelne Momente sich verselbständigen können. Als *ein* solcher Verselbständigungsprozess wäre dann die Wahnbildung anzusehen. Auf diese Weise ließen sich die Bedingungen der Möglichkeit des abnormen Vollzugs – d.h. des „Wähnens" – im normalen Vollzug aufdecken. (Erst dann wäre eine Wahnforschung im Sinne des 1. Abschnitts „anthropologisch" zu nennen.)

Dass die Vorstellungsbildung ein dialektisches Geschehen ist, darauf werden wir schon durch die Sprache verwiesen. Vorstellung bedeutet sowohl: „*Ich* stelle mir etwas vor" als auch: „Die *Sache* stellt sich mir vor". Einerseits tendiert jede Vorstellung dahin, sich an die Stelle der Sache zu setzen, die sie vorstellen soll, womit zugleich die Möglichkeit gegeben ist, dass sie sie auch verstellen und entstellen kann. Andererseits ist sie der einzige Ort, an dem die Sache als die, die sie ist, sich zu zeigen vermag. Diese Ambiguität (Merleau-Ponty), entdeckend-verdeckend zu sein, gehört wesensnotwendig zur Struktur einer jeden Vorstellung. Es herrscht im Vorstellungsleben eine ständige Rivalität zwischen Selbstkonstitution und Sachkonstitution, wobei – solange der Mensch existenzfähig bleibt – die Selbstkonstitution immer ein wenig die Oberhand behält; es fragt sich nur mit welchen Mitteln – und speziell im Falle des Wahnkranken – um welchen Preis.

Es ist der Doppelcharakter des Scheinens, worauf das Janusgesicht einer jeden Vorstellung verweist. *Dass* etwas erscheint, ist nicht denkbar ohne die Möglichkeit des bloßen Scheins. Dieses eigentümliche dialektische Verhältnis zwischen Erscheinung und Schein spielt in der Philosophie schon lange eine bedeutende Rolle; z.B. bei Kant im Rahmen seines „kritischen Geschäfts“, ins Positive gewendet bei Hegel, in anderer Weise wieder bei Heidegger. In der Philosophie geht es freilich nicht um den empirischen oder gar psychopathologisch bedingten, sondern um den transzendentalen Schein. Das von Heidegger ([3]1954) in Zusammenhang mit der eksistent-insistenten Doppelnatur des menschlichen Da-seins gesehene Grundverhältnis von Entborgenheit und Verborgenheit bezieht sich nicht auf Seiendes, sondern auf das Sein. Ist es berechtigt, von der auf dieser Reflexionsstufe sich zeigenden Wesensbeziehung zwischen Wahrheit und Unwahrheit, Entborgenheit und Verborgenheit[8] eine Verbindungslinie zu ziehen zu dem Gegensatz von gesundem Wirklichkeitssinn bzw. -urteil und Wahn? Ontische und ontologische Problematik dürfen nicht durcheinandergeworfen werden. Es handelt sich um verschiedene Dimensionen, aber solche, die nicht beziehungslos nebeneinanderstehen. Zwar bedeutet Wahn nicht Unwahrheit schlechthin, sondern nur eine bestimmte abkünftige Form der Welt- und damit zugleich Selbstverborgenheit. Dennoch ist es vielleicht gerade auch hier fruchtbar und berechtigt, Wahrheit und Unwahrheit, Erschlossenheit und Verschlossenheit des menschlichen Daseins nicht einfach einander isoliert entgegenzusetzen[9], sondern im Wahn nur eine andersartige Verklammerung beider zu sehen gegenüber derjenigen, die wir in der Alltagserfahrung des Gesunden vor uns haben.[10]

Ansätze, positive Bedingungen der Möglichkeit des Wahns im Wesen gesunden Selbst- und Weltverhältnisses zu finden – d.h. Ansätze zu seinem anthropologischen Verständnis –, gibt es mehrere:

1. Jedes Thema, mit dem sich der Mensch beschäftigt, das ihn in Anspruch nimmt so, dass er selbst wiederum Begegnendes daraufhin anspricht (κατηγορεῖσθαι = auf den Kopf zusagen), trägt in sich die Möglichkeit, ja die Tendenz, sich zu verselbständigen. Die Verselbständigung eines Themas zum Wahn ist eines der Probleme, die Binswanger in seinen Schizophreniestudien besonders beschäftigten. Am deutlichsten findet es sich an dem Fall „Suzanne Urban“ herausgearbeitet. Eine eigene Arbeit (1965 c) versuchte diesen Gestaltwandel weiter zu differenzieren.

2. Jede Verselbständigung stellt eine Verabsolutierung dar. Hierher gehört auch jene Tendenz zur Verallgemeinerung oder Generali-

sierung, die schon E. Bleuler an seinen Schizophrenen beobachtete. Eine Kreissäge hört auf zu laufen; für den Schizophrenen verdichtet sich dieses Aufhören zu einem Aufhören *überhaupt*: die Anstalt oder – in einem weiteren Schritt – die Welt hört auf zu bestehen. Es resultiert ein Weltuntergangserlebnis, ein Weltuntergangswahn.

Dabei ist zu bedenken: Die Fähigkeit, vom Einzelnen zum Allgemeinen überzugehen, ist etwas, was den Menschen als Menschen auszeichnet. Man erinnere sich des Beispiels, an dem M. Scheler das Wesen der Ideation verdeutlichte: Der Prinz Gotamo, der spätere Buddha, sieht in seinem Park einen Armen und daran die Armut der Welt, einen Kranken und daran das Kranke der Welt, einen Toten und daran die Verweslichkeit alles Irdischen. Freilich bleibt das Vermögen, etwas absolut zu setzen, beim Gesunden einbehalten und aufgehoben (in der dreifachen Hegelschen Bedeutung des Wortes) im Ganzen eines zugleich relativierenden und differenzierenden Erkenntnisprozesses. Beim Wahnkranken findet diese dialektische Aufhebung nicht statt: „C'est la structure dialectique de son insertion dans le monde qui defende l'homme – ... contre le délire", schreibt J. Gabel (1962, 239). Man wird dabei nicht von dem vorgefassten Konzept einer bestimmten Dialektik ausgehen dürfen, sondern an der konkreten Erfahrung aufzuzeigen haben, wo und wie sich beim Wahn das Menschliche am Menschen abwandelt; abwandelt auf Grund von Wesensbedingungen, die nicht irgendwie „von außen" kommen, sondern in ihm selbst liegen.

3. Ebenso wie die Fähigkeit, vom Einzelnen zum Allgemeinen überzugehen, gehört auch die Fähigkeit, über die Wirklichkeit hinaus Möglichkeiten ergreifen zu können, zum Wesen des Menschen. Er löst sich dadurch in einer Weise von der vorgegebenen Wirklichkeit, wie es das Tier, in gewisser Weise auch der Debile, niemals vermag. Beim Wahnkranken verselbständigt sich diese Fähigkeit so weit, dass eine – aus (im Einzelnen zu erforschenden) psychodynamischen Gründen – für ihn „notwendige" Möglichkeit seine Wirklichkeit wird.

4. Angesichts der großen Bedeutung, die dem Problem der intersubjektiven Konstitution bzw. ihrer Abwandlungen für ein Verständnis des Wahns zukommt, ist hervorzuheben, dass auch der den Wahn kennzeichnende Autismus im Erkenntnisleben des Gesunden keimhaft veranlagt ist und ständig in statu nascendi überwunden werden muss. Einerseits ist die Wahrheit zwar das, was am meisten den

„κοινὸς κόσμος" verbürgt. (Nicht zufällig lebt die Wissenschaft von der wechselseitigen Verständigung der Forscher.) Insofern steht der den Wahn ausmachende „ἴδιος κόσμος" schon auf den ersten Blick im Widerstreit mit der einen uns gemeinsamen Wahrheit: „Die Welt wird ‚autistisch' und damit zum Gegenteil einer Welt" (H. Ey 1967, 198). Es ist dies ein Gesichtspunkt, den vor allem Binswanger immer wieder in den Vordergrund gerückt hat. Auf der anderen Seite heißt es aber auch: „Wer zur Wahrheit wandert, wandert allein ...". Seit Heraklit wendet sich das Pathos der Wahrheitssuchenden nicht nur gegen den „κοινὸς κόσμος", sondern zugleich auch gegen den consensus omnium, gegen das, was „alle" denken und meinen. Die Wahrheit ist nicht allein die stärkste gemeinschaftsstiftende Macht, sondern der Akt der Wahrheitsfindung zugleich derjenige, der den Menschen am meisten vereinzelt. Diesem dialektischen Widerspruch lohnt es sich im Hinblick auf den Wahn nachzugehen.[11] Ein Vergleich zwischen der zum Erfinderwahn verdichteten fixen Idee eines Sonderlings und der erst späteren Generationen in ihrer Wahrheit aufgehenden Idee des Genies kann hier weiterführen, und zwar gerade an jenen Fällen, bei denen der Unterschied nicht auf den ersten Blick ins Auge springt. Für ein anthropologisches Verständnis des Wahns ist es wichtig zu sehen, dass auch sein autistischer Charakter nicht „irgendwoandersher" stammt, sondern nur ein verselbständigtes und in der Verselbständigung pervertiertes Wesensmoment der Evidenzerfahrung darstellt. Bereits an dieser Stelle wird deutlich, wie sehr das Problem von Wahn und Nichtwahn ein solches der Mitweltlichkeit bzw. der Verwurzelung in der intersubjektiv konstituierten Lebenswelt ist.

III.

Wir kommen nun zu der Frage: Warum stellt sich die anthropologische Wahnforschung – jedenfalls in einigen ihrer Hauptvertreter[12] – als daseinsanalytische dar? Es liegt in der Konsequenz einer phänomenologischen Anthropologie, wie sie im 1. Abschnitt skizziert wurde, dass sie sich selbst transzendieren, d.h. nach einem Verstehenshorizont Ausschau halten muss, der sie übergreift. Binswanger glaubte einen solchen Verstehenshorizont „in dem apriorischen Entwurf des alles beherrschenden Seinsgefüges überhaupt und des Daseinsgefüges als In-der-Welt-sein im speziellen" (1958, 2) gefunden zu haben, wie er in „Sein und Zeit" ansatzweise ausgearbeitet vorliegt.[13] Die Daseinsanalytik Heideggers als Grundlage für eine psychiatrische Anthropologie zu verwenden, ist jedoch problematisch, und zwar aus zweierlei Gründen:

1. In „Sein und Zeit" selbst überwiegt die polemische Abgrenzung gegen jegliche Anthropologie. Das Verhältnis zu ihr[14] wird fast ausschließlich negativ bestimmt. Über der Abwehr biologistischer, psychologistischer und anthropologistischer Missverständnisse tritt die Erörterung sachlicher Zusammenhänge, die die Daseinsanalytik mit diesen Disziplinen verbinden, weitgehend zurück. Das ist bedauerlich, nicht nur weil dadurch der Verdacht einer unvollständig durchreflektierten Rückbindung an das Abgewehrte nicht restlos entkräftet ist, sondern vor allem auch aus rein sachlichen Gründen (s. u.). Die Radikalität der Frage nach dem Sinn von Sein wurde erkauft mit einer Vertiefung der Kluft zwischen Philosophie und einzelwissenschaftlicher Forschung. Jeder Versuch, diese Kluft zu schließen, setzt sich der Gefahr einer Verkennung der „ontologischen Differenz" aus.

   Immerhin konzedierte Heidegger, dass die Fahndung nach dem Sinn von Sein, gleichsam als Nebenprodukt, „einige, wenngleich nicht unwesentliche ‚Stücke'" abwerfe „in der Absicht auf eine mögliche Anthropologie bzw. deren ontologische Fundamentierung" (1927, 17). Es liegt im Wesen dieser Fundamentalontologie begründet, dass sich ihre Bestimmungen (Existenzialien) samt und sonders in Grundbegriffe einer phänomenologischen Anthropologie umprägen und als solche verwenden lassen. Diese Möglichkeit hat Binswanger gesehen und ergriffen. Insofern ist es nur bedingt richtig, wenn ihn Kunz (1949) und andere eines – wenn auch „produktiven" – anthropologischen Missverständnisses bezichtigten. Binswanger selbst hat diesen Vorwurf – noch zuletzt in der Einleitung zur 4. Auflage von „Grundformen und Erkenntnis menschlichen Daseins" – als zu Recht bestehend anerkannt; so sehr, dass er darüber manche fruchtbaren Ansätze dieses 1942 erstmals erschienenen Werkes nicht weiterverfolgte.[15]

2. Was den Versuch einer fundamentalontologischen Begründung der Psychopathologie mit Hilfe der Existenzialien Heideggers angeht, ist nicht nur wegen der Gefahr einer Vermengung von ontologischer und empirischer Problematik zurückhaltende Skepsis am Platz, sondern nicht zuletzt auch deswegen, weil „Sein und Zeit" (SuZ)

im Hinblick auf die Grundlegung einer phänomenologischen Anthropologie, „ein gewaltiger Torso“ (E .Straus) geblieben ist. Es fehlt die geforderte private Interpretation (SuZ, S. 50, 58, 194) der ontologischen Struktur des Lebens, der Natur usw., vor allem eine Behandlung des Leibproblems und der Frage der Genesis, des „Auf-die-Welt-kommens“ des Daseins sowie manches andere, was für eine psychiatrische Anthropologie unerlässlich ist.[16] In dieser Hinsicht sind die französischen Phänomenologen ergiebiger. Heidegger selbst hat diesbezüglich nie einen Anspruch auf Vollständigkeit erhoben (SuZ S. 17, 131, 183, 194, 301). Die schwierige Frage, ob die Unvollständigkeiten und z.T. auch Einseitigkeit von „Sein und Zeit“ mit dem Grundansatz zusammenhängen oder im Rahmen einer immanenten Kritik und Ergänzung behoben werden könnten, müssen wir hier offen lassen. Jedenfalls sind die Möglichkeiten zu Letzteren sicher noch bei weitem nicht ausgeschöpft.

Was spricht trotz dieser beiden gewichtigen Einwände dennoch für den Ansatz beim „Dasein“? Warum ist die durch Heidegger möglich gewordene Artikulierung des Seinsverständnisses die Quelle geblieben, aus der die Daseinsanalyse schöpft? Mag auch die wissenschaftstheoretische Begründung der Psychiatrie mittels „Anwendung“ einer ontologischen Systematik aus den genannten Gründen fragwürdig sein, es bleibt die Gewinnung einer *neuen Erfahrungsweise.* Eine Wissenschaft, die das *Wesen* des – gesunden oder kranken – Menschen nicht voraussetzen, sondern beschreibend erfassen will, bedarf einer „transanthropologischen“ Matrix, auf der es sich abzeichnet. Diese Matrix fand Binswanger in dem verbal verstandenen „Da-sein“. In diesem Sinne genommen ist „Sein und Zeit“ in erster Linie eine Schule der Erfahrung. Es besteht nicht nur die Möglichkeit, die dort auseinandergefaltete Systematik von Existenzialien auf psychopathologische Vorkommnisse wie den Wahn einfach normativ anzuwenden – das würde der 1. Stufe einer psychiatrischen Anthropologie entsprechen, auf deren Unzulänglichkeit schon im I. Abschnitt hingewiesen wurde –, sondern auch die andere Möglichkeit, in der Beschäftigung mit ihnen ein neues *Organ* der Erfahrung heranzubilden. Denn die von Heidegger in Bewegung gebrachte Seinsfrage beinhaltet nicht nur ein theoretisches Problem, sondern zugleich einen Appell zur Entfaltung einer neuen Erfahrungsweise. Sein, Wesen – und damit auch Da-sein – verbal zu verstehen, bedeutet keinen formalontologischen Kunstgriff, sondern führt, sofern es gelingt, zu einer Umwandlung der menschlichen Erfahrungsfähigkeit. Wir haben es mit einer jener Einsichten zu tun, deren rein gedanklicher Gehalt auf den ersten Blick ebenso abstrakt-allgemein[17], ja fast formalistisch anmutet, wie ihre Verwirklichung Sache mühsam zu erlernender Erfahrungspraxis ist. Ihre Tragweite lässt sich bis heute noch schwer abschätzen. Sie reicht jedenfalls sicher weit über den engeren Wirkungsumkreis der Heideggerschen Philosophie hinaus.

Zum Vergleich kann man die Blickwendung von der „natura naturata" zur „natura naturans" bei Schelling heranziehen. Wenn Schelling für die Naturphilosophie forderte, das Sein (nämlich i.S. eines statischen Vorhandenseins) zu eliminieren, besagt das nur dem Vokabular, nicht aber der Sache nach Entgegengesetztes. Der entscheidende Unterschied liegt nur darin, dass nach Schelling die Seinsart des jeweils Vorliegenden in ihrer Wesensnotwendigkeit konstruiert werden sollte, während es dem Phänomenologen und Daseinsanalytiker in einem strengen Sinne um Deskription zu tun ist.

Sein verbal *verstehen*, heißt also: Sein als Geschehen *erfahren*. Das gilt auch für das menschliche Da-sein, wie es uns im Kranken, speziell im Wahnkranken, begegnet. Die festen Bestimmungen (Eigenschaften, Merkmale, Symptome, alles kausalgenetisch Bedingte am Begegnenden) lösen sich auf, werden zu Wesensbewegungen. d.h. zu daseinshermeneutisch fassbaren Abwandlungen des anthropologischen Prozesses.

Es ist ein schwieriges Problem, wie dieses verbal verstandene Wesen des konkret begegnenden Da-seins (Mit-da-seins) zusammenhängt mit dem Wesen im (traditionellen) Sinne des Allgemeinen, dem die vielen Einzelnen zu subsummieren sind. Aber nur von diesem Problem her wird letztlich die besondere Bedeutung einsichtig, welche die Einzelfallinterpretation innerhalb der Daseinsanalyse beansprucht. Es handelt sich um den – auf den ersten Blick vielleicht vermessen anmutenden – Versuch, im Individuellen als Individuellem das Allgemeine aufzuspüren.[18] Die Individualität des einzelnen Da-seins wird nicht nivelliert, als „Fall" eingereiht, sondern in ihrer Unvergleichbarkeit womöglich gesteigert zur Darstellung gebracht. Deswegen finden wir – gemessen an der klinischen Erfahrung – auch so häufig Ausnahmen, „Sonderfälle" behandelt.

Zwar ist daseinsanalytisch auch eine reine Querschnittsbetrachtung möglich, die weitgehend von allem Individuellen absieht. Sie zielt dann ganz allgemein auf die „Eigenart des Transzendierens im Wahn"[19], ohne auf den Wahnkranken und seine individuelle Lebensgeschichte Rücksicht zu nehmen. Auf dieser Stufe steht die Daseinsanalyse der klinischen Psychopathologie relativ nahe und unterscheidet sich z.B. von Conrads „Gestaltanalyse“ im Wesentlichen nur noch durch ihre differenziertere und ontologisch fundierte Begrifflichkeit. Aber es gehört in die ihr eigene Konsequenz, nicht beim statischen Jetzt des Da-seins oder einer bestimmten Verlaufstypik stehenzubleiben, sondern darüber hinaus den Blick auf das Ganze des individuellen Daseins*ganges* (d.h. der daseinshermeneutisch verstandenen Lebensgeschichte) zu richten.

Damit wird der Zusammenhang zwischen wahnfreiem und wahnhaftem Dasein Thema. Diese Betrachtung ist *lebensgeschichtlich*, aber deshalb noch keineswegs kausalgenetisch orientiert. Die Daseinsanalyse verfolgt das Ziel, Verweisungszusammenhänge aufzudecken, die vorparanoides und wahngeprägtes Dasein übergreifen. Das hat – entgegen immer wieder auftauchenden Missverständnissen – nichts mit „Psychogenese“ zu tun. Die Genesis des Daseins qua In-der-Welt-sein ist nicht Genese im Sinne der psychodynamischen Forschung. Eine daseinsanalytische Betrachtung hält sich vielmehr ganz diesseits der Fragen nach den faktischen (lebensgeschichtlichen oder somatischen) Bedingungen, unter denen es zum Wahn kommt. Sie geht ihnen, wissenschaftssystematisch gesehen, *voraus* und kann zu ihrer Beantwortung nichts beitragen, es sei denn durch Klärung des Bodens, den diese voraussetzen. So hat sie wesentliche Vorarbeit geleistet zur psychotherapeutischen Erschließung der Welt der Wahnkranken (Benedetti). Aber ihre eigene „Problematik liegt, mit einem Wort von Jaspers, grundsätzlich ‚quer zur Zeit‘, und quer zur Zeit blickt die Warum-Frage selbst, die die Existenzstruktur, ja jedes Wesensbild aufwirft“ (Sonnemann 1959, 598); jedenfalls quer zu jener Zeitlichkeit, innerhalb welcher die naturwissenschaftlich oder psychoanalytisch erforschbaren Bedingungszusammenhänge zu begreifen sind. Dieser, nicht leicht einsichtige Sinn von „Lebensgeschichte“ ist gemeint, wenn Binswanger (1957 b, 30) schrieb: „Der Ausgangspunkt der daseinsanalytischen Erforschung des Wahns ist also nicht die Gestimmtheit, nicht die sprachliche Formulierung, nicht die Handlungsweise, sondern die ganze Lebensgeschichte.“

Eine solche „lebensgeschichtliche Betrachtung zeigt, dass weithin auch da von Sinnzusammenhängen, von einer Kontinuität des Sinnes, einem sinnhaften Ordnungsgefüge die Rede sein kann, wo der Psychiater nur Sinnfragmente oder Sinnchaos sieht“ (1957 a, 52). Eine Zerreißung der Sinnkontinuität – für die klassische Psychopathologie (K. Schneider) *das* Kennzeichen der Psychose und damit auch des sog.

„primären“ Wahns – wird nicht geleugnet, aber als Aspekt einer untergeordneten, nichtanthropologischen Erfahrungsdimension relativiert. Die Daseinsanalyse betrachtet es demgegenüber als Aufgabe, die Biographie als Ganze unter Einschluss dessen, was sie zu sprengen oder zu entleeren scheint, in den Blick zu bekommen. Dieses wird selbst zu einem Ereignis *innerhalb* des „Daseinsganges“, der damit einer anderen Erfahrungsdimension angehört als das, was man gewöhnlich unter „biographischen Zusammenhängen“ versteht. Daher kann im Hinblick auf den Wahn z.B. von einer „Resignation des Daseins in Form des Sichherausnehmens aus dem eigenen Entscheidungszusammenhang“ (Binswanger 1957b, 25) gesprochen werden oder von „Daseinsverweigerung“ (Storch).[20] Solche Redeweise mutet zunächst wie reine Mythologie an. Sie zeigt deutlich, dass „Dasein“ keineswegs ein Synonym für Mensch, Ich, Person o.a. darstellt. Denn auf das menschliche Subjekt bezogen, wären derartige Aussagen unzulässige Spekulation, bestenfalls Hypothesen einer mit dem Begriff des Unbewussten arbeitenden dynamischen Wahnforschung. Es ist gerade die „transpersonale“ Erfahrungsdimension, die solche Formulierungen erlaubt. In ihrer „Anonymität“ stößt sie uns in einer unvergleichlich viel radikaleren und ganz anderen Weise, als es eine mit einem festen Personenbegriff arbeitende Anthropologie vermöchte, auf die Frage nach dem „Wer“ dieses Dasein, das da „resigniert“, sich „zurückzieht“ usf. Diese Frage ist freilich keine, auf die es eine vernünftige theoretische Antwort gäbe, sondern sie gehört zu jenen, die lediglich eine *blicklenkende* Funktion haben. Aber gerade solche Fragen sind es, auf denen die Daseinsanalyse als eine besondere Erfahrungsweise basiert.

Damit ist allerdings erst einer der Gesichtspunkte akzentuiert, die es verständlich erscheinen lassen, warum eine anthropologische Wahnforschung sich vorzugsweise des daseinsanalytischen Ansatzes bedient. – Das Sein wird in der Daseinsanalyse nicht nur verbal, sondern darüber hinaus *transitiv* verstanden (in der grammatikalischen Bedeutung dieses Wortes).[21] Wie sehr das Da-sein als Ineinander entgegengerichteter Transitivitäten – z.B. als Entwerfend-Geworfen-Sein – aufzufassen ist, wird (in freilich karikierter Weise) erst da unmittelbar anschaulich, wo dieses Ineinander auf- und auseinanderbricht, wie es im Wahnerleben der Fall ist (Blankenburg 1962); dort, wo sich im Omnipotenzerleben die gesamte Welt letztlich als Emanation des eigenen Wesens darstellt oder umgekehrt – wesentlich häufiger – der Kranke sich als Opfer und im letzten Extrem als Gemächte bekannter oder unbekannter Mächte erfährt.

Im klinischen Alltag bekommen wir diese Polarität verdinglicht und zugleich abgeschwächt in dem Gegensatz von Größenwahn und Verfolgungswahn vor Augen geführt. Beides kann sich auch wechselseitig durchdringen, so etwa, wenn ein Kranker rückblickend schildert: „Die ganze Welt drehte sich um mich. Sie hatte sich in zwei feindliche Lager gespalten. Dabei strebte die eine Gruppe meinen Tod an, und die andere Gruppe verehrte mich. Ich glaubte ... erschossen zu werden. Das Gewehr stand in der Klinik schon bereit! Ich ‚hörte', dass der Papst erschossen worden sei und ich zu seinem Nachfolger gewählt wurde ..." Auf diese polare Struktur, die sich bis in das vorparanoide Erleben zurückverfolgen lässt, ist immer wieder aufmerksam gemacht worden, besonders eindrücklich von Storch, Conrad und Kisker. In Bezug auf sie kann man mit Weitbrecht (1965) sagen: Was wir im Wahn zu fassen glauben, sind Verzerrungen, mitunter aber auch „Enthüllungen von anthropologischen Ordnungen und Strukturen". Wir finden eine ähnliche Polarität auf einer ganz anderen Ebene im Geistesleben der Gesunden: einerseits in einem naiven absoluten Idealismus, für den (freilich nur in der Theorie) die Welt zu einem Gemächte des Ich wird, andererseits in der entsprechenden Gegenposition, für die das eigene Selbst (im Sinne eines übersteigerten Determinismus) zu einem Gemächte der „Welt" wird, sei es nun einer Welt mechanischer Gesetzmäßigkeiten oder magischer Einwirkungen.

Auf eine kurze These gebracht: Was der Philosoph als transzendental zu verstehende Struktur des Entwerfend-Geworfen-Seins für das menschliche Dasein ontologisch herausarbeitet, stellt sich dem Wahnkranken als ontisch erfahrene bzw. widerfahrende Erlebniswirklichkeit dar. Was im Wahnerleben (und in der daraus geronnenen Wahnfabel) sich ontisch präsentiert, ontologisch zu interpretieren, ist daher einer der Schlüssel, deren sich die Daseinsanalyse für ein Verstehen des Wahnkranken und seiner Welt bedient. Welche Einblicke auf diese Weise möglich sind, wurde dem Verf. (1958) an einem alten, abgebaut wirkenden Paranoiden zu einem eindrucksvollen Erlebnis.

Von diesem Gesichtspunkt aus erschließen sich unter anderem die „Entsprechungen zwischen dem thematischen Horizont und Denkmodus im Wahn und der Erlebnisstruktur des Schizophrenen" (Feldmann 1966), wobei von jeher den magisch-mythischen Wahngehalten besonderes Interesse entgegengebracht wurde (Storch, Tellenbach u.a.). Feldmann betrachtet sie als „Bewältigungsform des Unverständlichen im Ich-Erleben und (zugleich) adäquates ‚internes Modell' einer kognitiv veränderten Erfahrungswelt", der These von Müller-Suur folgend, wonach im Wahn Inkommensurables zu einem fiktiv Kommensurablen wird. Dieses Inkommensurable sehen wir in den transzendentalen Strukturen, die beim Kranken in verdringlichter Gestalt (Gabel) empirische Aufdringlichkeit erhalten. Von daher kann man z.B. sagen, dass – unabhängig von den faktischen Bedingungen des Erlebens und damit auch unabhängig von dem Unterschied zwischen, „gesund" und „krank" – überall da, wo das transzendental zu verstehende transitive Selbst-Welt-Verhältnis zu einer ontischen Erlebniswirklichkeit wird, „magische" Erlebnisqualitäten auftreten müssen. Ihr Verhältnis zu solchen „technischer" Art hat Kuhn (1952a) näher untersucht.

Mit der Verkehrung von Ontologischem in Ontisches, von transzendentalen Strukturen in empirische Erlebnistatbestände hängt zweifellos das Auseinanderbrechen von Struktureinheiten – wie der des Entwerfend-Geworfen-Seins des menschlichen Daseins – in starre Alternativen (Binswanger) zusammen. Dies ist besonders deutlich zu sehen an der Art und Weise, wie die Sartreschen Blickanalysen ihre volle *empirische* Gültigkeit eigentlich erst im Hinblick auf den schizophrenen Beachtungs- und Beeinträchtigungswahn erlangen; ein Aspekt, der im deutschen Schrifttum vor allem von Kulenkampff und Zutt prägnant herausgearbeitet worden ist. Wie der Blick des Andern so bekommt manchmal das gesamte Sein des Begegnenden (seltener auch: das eigene Sein) unvermittelt einen penetrierenden, letztlich transitiven Charakter.

Der Wahnkranke kann die Rivalität zwischen Blicken und Erblicktwerden (Sartre), Nehmen- und Genommenwerden-bei-etwas (Binswanger 1942), Verdinglichen und Verdinglichtwerden (Gabel) nicht aufgehoben sein lassen. Nur bei ihm zeigt sie sich im strengsten Sinne des Wortes als Alternative. Beim Gesunden findet sich dagegen anstelle der starren Alternative – die nach Binswanger stets in Zusammenhang mit einer Verschiebung der „anthropologischen Proportion" zu sehen ist – eine wechselseitige Bezogenheit. Es spricht manches dafür, dass ein (für das Bewusstsein unterschwellig bleibendes) feines Oszillieren zwischen diesen beiden Polen transzendentaler Selbstkonstitution und Selbsthingabe oder -aufgabe die Grundlage für die normale Wahrnehmung des Anderen, ein gröberes Pendeln zwischen ihnen die Grundlage für jede konkrete Auseinandersetzung mit ihm bildet – sei sie nun freundlicher oder feindlicher Art. Dabei ist – solange der Mensch gesund bleibt – die wechselseitige Bezogenheit beider Pole niemals ganz durchbrochen; auch behält sie, als Worinnen jeglicher konkreten Begegnung, ihren transzendentalen Charakter, ohne sich wie beim Wahnkranken in Form einer Alternative verdinglicht an deren Stelle zu setzen.

Von diesen schwierigen, noch einer näheren Aufklärung bedürftigen Problemen kehren wir zu einem elementaren Anliegen der Daseinsanalyse zurück, wenn wir festhalten, dass der Terminus „Da-sein" in der Bedeutung von „In-der-Welt-sein" in erster Linie die Aufmerksamkeit auf ein vorintentionales Weltverhältnis lenken will. Diesem muss das besondere Interesse der Wahnforschung gelten, wenn anders der Wahn in realitätssetzenden intentionalen Akten sich zwar austrägt (s.o. S. 73), nicht jedoch in ihnen gründet.

IV.

Ausschlaggebend für die Entschiedenheit, mit der sich die anthropologische Wahnforschung – nicht nur bei Binswanger – des daseinsanalytischen Ansatzes versicherte, war zweifellos der von Heidegger ausgearbeitete *Welt*begriff. Dass der Wahnkranke sich dadurch vom Gesunden unterscheidet, dass er in einer eigenen Welt lebt, ist schon lange gesehen worden. Dem dabei verwendeten vorwissenschaftlichen Weltbegriff fehlte aber jegliche theoretische Begründung. Diese versucht die Daseinsanalyse zu geben: Über die ganz verschiedene Beziehung zur Realität hinweg wurde im In-der-Welt-sein der gemeinsame Boden gefunden, auf dem die Wahnerfahrung des Kranken und die Wirklichkeitserfahrung des Gesunden wissenschaftlich vergleichbar werden.

Hatte auch schon früher die Überzeugung Platz gegriffen, dass die Nichtübereinstimmung mit „der" Realität nur eine relativ äußerliche und unzulängliche Bestimmung des Wahns darstellt, so fehlte es den darüber hinaus zielenden Versuchen doch an einer klaren Orientierung. In dieser Situation konnte es befreiend wirken, wenn bei Heidegger (1927, 211) zu lesen war: ‚Realitätsbewusstsein' ist selbst eine Weise des In-der-Welt-seins ... Realität hat weder innerhalb der Seinsmodi des innerweltlichen Seienden einen Vorrang, noch kann gar diese Seinsart so etwas wie Welt und Dasein ontologisch angemessen charakterisieren. – Realität ist ... auf das Phänomen der Sorge zurückverwiesen."[22] Dass das Phänomen, auf welches die Realitätserfahrung zurückweist, als „Sorge" ausgelegt wurde, kam erst in zweiter Linie in Betracht. Entscheidend für die Wahnforschung war die Tatsache einer solchen Rückverwiesenheit überhaupt. Dadurch wurden das Realitätsverhältnis des Gesunden und das Wähnen des Paranoiden als verschiedene Weisen, in einer Welt zu sein, auf einer gemeinsamen Basis gegeneinander abhebbar.

Demgemäß hatte die daseinsanalytische Wahnforschung zunächst einmal zu zeigen, dass und inwiefern der Wahnkranke *auch* in einer Welt lebt. Die angemessene Ebene der Vergleichbarkeit zu finden, war schwerer als sodann auf dieser Grundlage die ins Auge springenden Unterschiede neu zu präzisieren.[23] Nachdem diese Ebene gefunden war, stellte sich die Aufgabe, vorerst mehr „inhaltlich" die verschiedenen Wahnwelten in ihrer Weltlichkeit zu erfassen. So finden wir z.B. bei Binswanger die „ätherische", die „Gruftwelt", die „Welt des Schrecklichen" usf.[24] in ihrer je spezifischen Räumlichkeit und Zeitlichkeit beschrieben. Die mit Bezugnahme auf Bachelard unternommenen Analysen der „Materialität" und „Konsistenz" einer Welt des „Erdigen", „Wässrigen" usw. bedeuteten eine Wiederbelebung alter, aus der Antike stammender Überlieferungen in einem neuen theoretischen Gewand.

Boss hat in seiner Kritik an Binswanger die Berechtigung dieser Versuche bestritten. Es könne prinzipiell nur *ein* In-der-Welt-sein als allgemein verbindliche Struktur geben. Dem kann man jedoch mit Heidegger entgegenhalten: „Die Wirklichkeit ist modifikabel zu dem jeweiligen Strukturganzen besonderer ‚Welten'" (1927, 65), und allein auf die Herausarbeitung eines solchen „Strukturganzen" für die Welt jedes einzelnen Patienten kommt es hier an.

Doch konnte die Daseinsanalyse auf dieser Stufe einer Beschreibung einzelner Wahnwelten nicht stehenbleiben. Die Frage nach der Art der „Weltlichung" dieser Welten drängte sich auf. Wenn Binswanger z.B. die Weltlichkeit des Verfolgungswahns aus einer Verselbständigung des „Eidos des Schrecklichen" (des Phoberon der Griechen) heraus interpretierte, war leicht zu sehen, dass das für den schizophrenen Wahn Kennzeichnende dabei nicht so sehr in dem Wesen des „Schrecklichen" zu suchen war als vielmehr in dem eigentümlichen Modus der Verselbständigung einer solchen „Seinsmacht". Um welche „Seinsmacht" auch immer es sich handelt – die des Schrecklichen, des Anziehend-Verführerischen, des Heiligen usf. –, entscheidend ist in jedem Falle die Art und Weise, wie das menschliche Dasein sich von ihr „benommen" oder „eingenommen" erweist. Gerade da, wo das Studium zunächst ausschließlich bestimmten im Daseinsgang sich durchhaltenden Entwürfen galt, können die Abwandlungen im Entwurfs*charakter* dann um so deutlicher hervortreten. Die Beschreibung der „Verweltlichung" bedeutete einen ersten Schritt in dieser Richtung. Binswanger (1947, 195 und 1957 a) verstand darunter die „Unfreiheit des Überwältigtseins von einem bestimmten Weltentwurf" bzw. die „Eigenart des Überganges von der Freiheit der Transzendenz in ihre Unfreiheit". Der Begriff blieb jedoch unscharf und wurde in seinem Verhältnis zu dem, was Heidegger (1927, 65 ff., 75 ff.) mit Entweltlichung und Verweltlichung ins Auge fasste, zu wenig durchdifferenziert. Eine genaue Analyse zeigt, dass beides – gerade im Hinblick auf den Wahn – nicht gesondert voneinander betrachtet werden darf. Zur Verweltlichung kommt es im Allgemeinen nur auf dem Hintergrund einer zuvor stattgehabten Entweltlichung.[25] Solche Phänomene wie Verweltlichung und Entweltlichung sollten – gerade in Bezug auf psychopathologische Tatbestände nicht isoliert, sondern in ihrer wechselseitigen Bezogenheit bzw. strukturellen Verklammerung gesehen werden.

Mit der Frage nach der *Konstitution* des wahnhaft abgewandelten In-der-Welt-seins ist der Übergang zu einer dritten Stufe der daseinsanalytischen Behandlung des Wahnproblems gegeben. In dieser Fragestellung als solcher liegt aber bereits der Keim für die Rückwendung zum konstitutionsphänomenologischen Ansatz von Husserl; eine Wendung, die den letzten Schriften Binswangers (1959-1965) ihr Gepräge gibt.[26]

Bei genauerem Hinsehen zeigt sich, dass für sie nicht so sehr – wie Binswanger selber meinte – der Unterschied zwischen Analyse des Daseins und Analyse der Erfahrungsstruktur maßgebend war als vielmehr der zwischen fundamentalontologischer und konstitutionsphänomenologischer Begründung.[27] In beiden Fällen wird nach der Bedingung der Möglichkeit gefragt, aber auf verschiedenerlei Weise. In der Nachfolge von Husserl geht es um die Ermöglichung aus dem transzendental „leistenden Leben", d.h. um die Aufdeckung einer Leistungsstruktur, nicht wie in der Heideggers um das ontologische Worinnen einer jeden solchen Leistung. Die gesamten Einzelanalysen von „Sein und Zeit" lassen sich aber auf die konstitutionsphänomenologische Ebene zurücktransponieren[28], wenn man das In-der-Welt-sein nicht als ontologische Struktur, sondern als Leistungsgefüge eines transzendental „leistenden Lebens" i.S. von Husserl versteht. Das widerspricht zwar den Intentionen von „Sein und Zeit" – erscheint von ihnen her gesehen sogar paradox –, kommt aber der Fragestellung des Psychopathologen entgegen. Warum und wie: Das zu beantworten kann nicht mehr die Aufgabe dieses Aufsatzes sein.[29]

Anmerkungen

1 Aus Gründen, die hier im Einzelnen nicht erörtert werden sollen, hat die Psychopathologie bislang mehr Anregungen aus der philosophischen als aus der biologischen Anthropologie empfangen. Dass sich darin, nicht zuletzt durch die rasch vorandrängende Verhaltensforschung, in Zukunft manches ändern wird, ist wahrscheinlich. Hinter der Gegensätzlichkeit einer naturwissenschaftlich und einer philosophisch orientierten anthropologischen Psychopathologie steht letztlich die auch für die Psychiatrie wichtige Entscheidung: Ob wir bei dem beginnen, was – aristotelisch gesprochen – relativ durch sich selbst klar und aus sich selbst zu begründen ist, oder ob wir umgekehrt dies, wie es die neuzeitliche Naturwissenschaft tut, von dem her in den Griff zu bekommen suchen, was als nacktes Faktum zwar kaum durchsichtig, dafür aber um so leichter gegenständlich zu machen ist.

2 Szilasi ([2]1961), Kisker (1963), Blankenburg (1964).

3 Inwieweit sie auch in den Bedingungen ihrer Wirklichkeit, d.h. ihres faktischen Vorkommens, einmal aus dem Wesen des Menschen heraus zu verstehen sein werden, bleibt dabei vorerst ganz offen.

4 Dabei übersah Kisker keineswegs, dass dieselben Denker in anderen – nicht transzendentalen, sondern anthropologischen – Zusammenhängen durchaus auch andere Aspekte gelten ließen. Die gerade hieran deutlich werdende Kluft zwischen transzendentaler und anthropologischer Fragestellung birgt eine Fülle noch ungelöster Probleme [vgl. hierzu J. Broekmann (1963, 1965)].

5 Auf die interessante Frage, warum sich ein Wahn im Allgemeinen nicht auf ideale Geltungen (Wesenssachverhalte) bezieht, kann hier nicht eingegangen werden.

6 Wahnwahrnehmungen, Wahneinfälle, Wahnideen, Wahnsysteme lassen sich – ohne dass damit etwas prejudiziert wird – zwanglos als Wahn*vorstellungen* zusammenfassen. Freilich handelt es sich dabei niemals um „bloße" Vorstellungen. Schon das Vorstellungsleben des Gesunden impliziert ständig Urteile bzw. Realitätssetzungen: Kaum je verwenden wir im Alltagsleben unsere Vorstellungen als unverbindliche Arbeitshypothesen. Im Wahn entfaltet sich jedoch darüber hinaus eine andersartige Dynamik des Geltens, die jegliche Vorläufigkeit einer Annahme und damit jede Kritikmöglichkeit ausschließt. Im Bilde gesprochen: Die dem Vorstellungsleben innewohnenden Geltungskeime entfalten ein übermächtig wucherndes Wachstum, das sich über verschiedene Stufen (Blankenburg 1965c) fast nach Art einer Geschwulst ausbreitet.

7 Der hierbei vorausgesetzte Begriff von Dialektik lässt sich im Rahmen dieser Arbeit nicht erörtern.

8 Kulenkampff (1955, 90) hat in Übereinstimmung mit den daseinsanalytischen Untersuchungen von Binswanger, Storch u.a. auf den für das paranoide Syndrom grundlegenden Zusammenhang zwischen Verborgenheit und

Geborgenheit einerseits, Unverborgenheit und Ungeborgenheit andererseits hingewiesen (vgl. auch Blankenburg 1965a).

9 In diesem Sinne will vermutlich der Spruch verstanden sein, den sich der Psychoanalytiker und Psychopathologe P. Federn für seinen Grabstein wählte: „Er hat den Sinn geliebt und den Wahn begriffen ...". Ob zwischen Wahn und Sinn nicht ein tieferer Zusammenhang besteht als derjenige, auf Grund dessen einander Entgegengesetztes sich wechselseitig erhellt, ist eine noch offene Frage der anthropologischen Psychopathologie.

10 Das dialektische Moment zeigt sich darin, dass der Wahn hier nicht der Wahrheit oder Erschlossenheit des menschlichen Daseins als einer Idealnorm gegenübergestellt wird, sondern der Alltagserfahrung, in der eine nur andersartige – in manchem polar entgegengesetzt strukturierte – Defizienz der Selbst- und Welterschlossenheit sich zeigt. An dieser gemessen, kann das Eigenwesen des Wahns – die „Eigenart des Transzendierens im Wahn" – profilierter hervortreten als dort, wo es, wie zumeist bei Binswanger, ausschließlich von der „Freiheit der Transzendenz" als Seinlassen-Können abgehoben wird.

11 In seinem letzten Werk (1965, 85 ff., 122ff.) glaubte Binswanger, darin Szilasi folgend, die Eigenweltlichkeit des Wahns auf eine „Monotonie des Bildbildungsschemas" zurückführen zu können. Schon früher (1946, 196) hatte er dem Satz v. Uexkülls ([2]1928, 144), es seien „so viele Umwelten anzunehmen als es Tiere gibt", die These an die Seite gestellt, es gäbe ebenso viele Welten wie psychotische Menschen. Infolge dieser Parallele sprach er dem Wahnkranken eine „Art Zwischenexistenz zwischen Mensch und Tier" zu. Dies ist eine Vereinfachung, die das Bedürfnis der anthropologischen Betrachtungsweise nach dialektischer Beweglichkeit spürbar werden lässt. In Wahrheit kann man nicht dem einzelnen Tier eine eigene Umwelt zusprechen, sondern nur der jeweiligen Tierart. Die Tiere unterscheiden sich nicht nur dadurch vom Menschen, dass sie in einer artbestimmten Umwelt eingeschlossen leben, wogegen der Mensch „weltoffen" ist, sondern auch dadurch, dass jedes Tier für sich allein eben gerade nicht eine eigene persönliche Welt gegenüber seinen Artgenossen entwickeln kann. Die Gegenüberstellung von ἴδιος und κοινὸς κόσμος ist unvollständig. Das anthropologische Problem liegt darin, wie sich einerseits eine gemeinsame Welt in der Einsamkeit der Wahrheitsfindung konstituiert, wie andererseits das Persönlichste am Menschen sich aus dem Allgemeinen heraus individuiert; beides auf je verschiedenen Ebenen. – Beim Wahnkranken kommt es zu einer eigentümlichen Verschränkung: Wo er das allen Gemeinsame zur Erscheinung bringen sollte, ist er isoliert, Einzelner, von seinesgleichen durch einen Abgrund getrennt, wie es Tiere – von der Möglichkeit tierischer Psychosen einmal abgesehen – niemals sein können. Wo das Persönliche zur Geltung kommen sollte, beherrscht dagegen die den Wahnwelten eigene Stereotypie das Feld.

12 Außer den im engeren Sinne daseinsanalytischen Arbeiten von Binswanger, Storch, Kunz, Kuhn, Häfner, Sonnemann u.a. sind auch die vieler anderer anthropologisch orientierter Autoren wie Straus, v. Gebsattel, Zutt und Kulenkampff, v. Baeyer, Kisker, Matussek, Tellenbach u.a. ohne „Sein und Zeit" kaum denkbar. Dabei ist es sicher nicht nur historisch, sondern in erster Linie sachlich bedingt, dass vorwiegend an das Frühwerk Heideggers ange-

knüpft wurde. Eine Ausnahme bildet hierin Boss (mit seinen Schülern wie Condrau), der sich vor allem die schärfere Wissenschaftskritik des späten Heidegger zu eigen gemacht hat (vgl. Blankenburg 1965b).

13 Zur Geschichte: Ursprünglich bezeichnete Binswanger das, was er trieb, als „phänomenologische Anthropologie“. Die Bezeichnung „Daseinsanalyse“ übernahm er erst im Jahre 1943 auf Anregung des Schweizer Psychiaters J. Wyrsch (lt. pers. Mitt. von diesem u. R. Kuhn). Doch trugen seine Arbeiten bereits seit „Traum und Existenz“ (1930) und den Ideenfluchtstudien (1931-33) sachlich gesehen „daseinsanalytischen“ Charakter. In der Wahnforschung hatten schon vor ihm A. Storch (1930), H. Kunz (1931) und W. v. Baeyer (1932) Gedanken Heideggers für die Psychiatrie fruchtbar gemacht.

14 Vgl. Heidegger 1927, S. 16 f., 45ff., 131, 183, 194, 200, 247, 301; 1929, 185ff.; [3]1949. – Die Diskussion um das Verhältnis zwischen ontologischer und anthropologischer Fragestellung ist bis heute nicht verstummt. Vgl. R. Pflaumer: „Sein und Mensch im Denken Heideggers“ (1966).

15 Die Einsicht in die ganz andere Fragedimension von „Sein und Zeit“ hat Binswanger später bewogen, sich von der Wissenschaftssystematik Heideggers ab- und unter Anleitung von W. Szilasi wieder derjenigen Husserls mehr und mehr zuzuwenden. Immerhin beginnt noch sein letztes Werk über den „Wahn“ (1965) mit einem Kapitel über die „ontologisch-daseinsanalytische Grundlegung“. Bedeutender als die faktische Durchführung dieser Grundlegung scheint mir, dass Binswanger bis zu seinem Tode nicht nachgelassen hat, das Bedürfnis nach einer solchen Grundlegung und damit zugleich das wissenschaftstheoretische Gewissen der Psychiatrie wachzurütteln.

16 Vgl. E. Straus 1963, S. 927 ff.

17 Die Daseinsanalyse „hält dafür, daß gerade die streng theoretischen Antworten in diesem Bereich, die, mit denen der Routinier ‚gar nichts anfangen kann‘, die wahrhaft praktischen sind: denn auf Besinnung, ja allein auf diese, kommt im letzten Grund hier alles an“ (Sonnemann 1959, 611).

18 Was im Hochmittelalter (Duns Scotus) erstmals als ein rein logisches Problem auftauchte, wird in der Gegenwart zu einem Problem daseinshermeneutischer Empirie.

19 Binswanger 1965.

20 Der scheinbar „psychologisierende“ Charakter dieser Formulierungen weist auf ein methodologisches Problem, das hier thesenhaft formuliert sei: So wie es wesensnotwendig zur Naturwissenschaft bzw. zu jeder Konditionsanalyse gehört, dass sie ihren Gegenstand depotenziert (z.B. die Farbe auf Schwingungsvorgänge, menschliches Verhalten auf Triebkonstellationen usw. reduziert), so liegt es im Wesen jeder eidetisch orientierten Forschung wie der Daseinsanalyse, dass sie dahin tendiert, ihren Gegenstand zu potenzieren (wodurch psychopathologische Tatbestände wie der Wahn den Anstrich erhalten, als ob sie auf existenziellen Entscheidungen beruhten). In beiden Fällen sollte man darin nicht mehr als einen methodischen Kunstgriff sehen, der je Verschiedenes sichtbar macht. Je mehr er als solcher durchschaut wird, desto weniger vermag er weltanschauliche Positionen zu motivieren. – Es gehört zum Geist unseres Zeitalters, dass im Allgemeinen die Depotenzierung als weniger sachentstellend empfunden wird als die Potenzierung.

21 Der Rückstieg vom intentionalen zum vorintentionalen Selbst- und Welt-

verhältnis, d.h. der Rückgang hinter die Spaltung von Sein und Bewusstsein, ist nur möglich, wenn gleichzeitig der Seinsbegriff selbst Charakteristika der Intentionalität in sich aufnimmt.

22 Die Worte des ersten und letzten Satzes sind bei Heidegger gesperrt.

23 In Anlehnung an den Titel eines Buches von v. Uslar („Traum als Welt") könnte man über diese Versuche als Devise setzen: „Wahn als Welt". v. Uslar baut auf den Untersuchungen Binswangers auf, geht aber in der Begründung der Weltlichkeit des Traumes aus der transzendentalen Einbildungskraft über Binswanger hinaus. Da Traumwelt und Wahnwelt manche Struktureigentümlichkeiten gemeinsam sind, behalten viele Bemerkungen v. Uslars auch für die Wahnforschung ihre Gültigkeit.

24 Vgl. bei R. Kuhn etwa auch die Welt „der Straße", „des Waldes" (1946), des Technischen und Magischen (1952a) oder die Welt der unendlichen Begrenzungen (1952b); Welten, deren Strukturen in minutiöser Vergegenwärtigung der Aussagen der Kranken erhellt wurden.

25 Wir begegnen demselben Problem auf einer anderen anthropologischen Betrachtungsebene bei Matussek in der Erörterung, ob dem Wahn ein pathologischer „Glaube" oder aber ein pathologischer „Glaubensverlust" zugrunde liege.

26 Vgl. K. P. Kisker: „Die phänomenologische Wendung Ludwig Binswangers" (1962).

27 Beides deckt sich insofern nicht ganz, als Husserl in seinen letzten Schriften sich über die Beschäftigung mit der vorprädikativen Erfahrung einen Zugang zum vorintentionalen Weltverhältnis gebahnt hatte, ohne damit den Gedanken der transzendentalen Konstitution preiszugeben.

28 Dass dies bis zu einem gewissen Grade schon in den früheren „rein daseinsanalytischen" Arbeiten von Binswanger in latenter Weise der Fall war, macht verständlich, warum Boss in seiner Kritik Binswanger nicht nur ein anthropologisches, sondern auch ein subjektivistisches Missverständnis der Daseinsanalytik Heideggers vorwerfen konnte.

29 Es wäre das Thema für eine eigene Arbeit. Sie müsste die Verbindungsfäden zwischen der durch die Veröffentlichungen aus Husserls Nachlass neu in Gang gekommenen phänomenologischen Forschung und den psychiatrischen Grundlagenproblemen aufzeigen. Ansätze hierzu finden sich außer in den letzten Arbeiten von Binswanger – aus z.T. anderer Perspektive – bei Natanson, Straus, Kisker, Broekmann, Müller-Suur, Hofer, Blankenburg u.a. Entscheidend ist für die Psychopathologie, inwieweit es gelingt, die Beziehungen zwischen vorintentionalem und intentionalem Welt- und Selbstverhältnis konstitutionsphänomenologisch einer Klärung zuzuführen. In den Mittelpunkt des Interesses rückt dabei das Problem der intersubjektiven Konstitution der Lebenswelt bzw. der Intersubjektivität überhaupt. Dieses Problem ist speziell für die Wahnforschung von größter Bedeutung – wie auch umgekehrt seine Bearbeitung durch die phänomenologischen Erfahrungen an Wahnkranken wichtige neue Anstöße erfahren kann.

Literatur

Bachelard, G.: L'Air et les Songes. Paris 1930.

- L'Psychoanalyse du Feu. Paris 1939.
- L'Eau et les Rêves. Paris 1942.

v. Baeyer, W.: Über konformen Wahn. Z. ges. Psychiat. 140, 398 (1932).

- Zur Psychopathologie der endogenen Psychosen. Nervenarzt 24, 316 (1953).
- Der Begriff der Begegnung in der Psychiatrie. Nervenarzt 26, 369 (1955).
- Situation, Jetztsein, Psychose. In: Conditio Humana. Erwin W. Straus on his 75th birthday. Ed. W. v. Baeyer, R. M. Griffith. Berlin/Heidelberg/New York: Springer 1966, S. 14-34.

Benedetti, G.: Die Welt des Schizophrenen und deren psychotherapeutische Zugänglichkeit, Schweiz. med. Wsch. 84, 1029 (1954).

- Die Daseinsanalyse in der Sicht eines Psychiaters. Jb. Psychol, Psychother. med. Anthropol. 11, 272 (1964a).
- Wahnsinn als lebensgeschichtliches Phänomen. Confin. psychiat. 14, 186 (1964b).

Binswanger L.: Über Ideenflucht. Schweiz. Zürich 1933.

- Grundformen und Erkenntnis menschlichen Daseins. Zürich 1942. 4. Aufl. München 1964.
- Ausgewählte Vorträge und Aufsätze. Bd. I, Bern 1947.
- Ausgewählte Vorträge und Aufsätze. Bd. II. Bern 1955.
- Drei Formen mißglückten Daseins. Verstiegenheit, Verschrobenheit, Manieriertheit. Tübingen 1956.
- Schizophrenie. Pfullingen 1957a.
- Der Mensch in der Psychiatrie. Pfullingen 1957b.
- Über das Wahnproblem in rein phänomenologischer Sicht. Schw. Arch. Neurol. Psychiat. 91, 85 (1963).
- Wahn. Beiträge zu seiner phänomenologischen und daseinsanalytischen Erforschung. Pfullingen 1965.

Blankenburg, W.: Daseinsanalytische Studie über einen Fall paranoider Schizophrenie. Schw. Arch. Neurol. Psychiat. 81, 9 (1958).

- Aus dem phänomenologischen Erfahrungsfeld innerhalb der Psychiatrie. Schw. Arch. Neurol. Psychiat. 90, 412 (1962).
- Persönlichkeit, Dasein und Endogenität. Confin. psychiat. 7, 183 (1964).
- Zur Differentialphänomenologie der Wahnwahrnehmung. Nervenarzt 36, 285 (1965a).
- Psychotherapie und Wesenserkenntnis. Zur daseinsanalytischen Psychotherapie der Schule von Boss. Jb. Psychol., Psychother. u. med. Anthropol. 12, 294 (1965b).
- Die Verselbständigung eines Themas zum Wahn. Jb. Psychol. Psychother. u. med. Anthropol 13, 137 (1965c) [in diesem Band: 25 ff].

• Der Verlust der natürlichen Selbstverständlichkeit. Ein Beitrag zur Psychopathologie der schizophrenen Alienation. Stuttgart: Enke 1971.
Boss, M.: Psychoanalyse und Daseinsanalytik. Bern/Stuttgart 1957.
Bolk, L.: Das Problem der Menschwerdung. Jena 1926.
Broekmann, J. M.: Phänomenologie und Egologie. Den Haag 1963.
• Phänomenologisches Denken in Philosophie und Psychiatrie. Confin. psychiat. 8, 165 (1965).
Broekmannn, J. M. u. H. Müller-Suur: Psychiatrie und Phänomenologie. Philos. Rundschau 11, 161 (1964)
Buytendijk, F. J. J.: Das Menschliche. Stuttgart 1958.
• Mensch und Tier. Hamburg 1958.
Condrau, G.: Daseinsanalytische Psychotherapie. Bern/Stuttgart 1963.
Conrad, K.:, Die beginnende Schizophrenie. Stuttgart 1958.
• Die Gestaltanalyse in der psychiatrischen Forschung. Nervenarzt 31, 267 (1960).
Ey, H.: Das Bewußtsein. Übers. und eingeleitet v. K. P. Kisker. Berlin 1967.
Feldmann, H.: Die magisch-mythischen Wahngedanken Schizophrener. Confin. psychiat. 9, 20, 78 (1966).
Gabel, J.: La fausse conscience. Essai sur la réification. Paris 1962.
v. Gebsattel, V. E.: Prolegomena zu einer medizinischen Anthropologie. Berlin/Göttingen/Heidelberg: Springer 1954.
Gehlen, A.: Der Mensch. 6. Aufl. Bonn 1958.
Häfner, H.: Psychopathen. Daseinsanalytische Untersuchungen zur Struktur und Verlaufsgestalt von Psychopathien. Berlin/Göttingen/Heidelberg: Springer 1961.
• Neue psychopathologische Konzepte der endogenen Psychosen in ihrer Bedeutung für die Psychotherapie. Z. Psychother. u. med. Psychol. 13, 170 (1962).
Hegel, G. F. W.: Sämtliche Werke. Jubiläumsausgabe 3. Aufl. Stuttgart 1958.
Heidegger, M.: Sein und Zeit. Halle 1927.
• Kant und das Problem der Metaphysik. Tübingen 1929.
• Vom Wesen des Grundes. 3. Aufl. Frankfurt a.M. 1949.
• Vom Wesen der Wahrheit. Frankfurt a.M. 3. Aufl. 1954.
• Vorträge und Aufsätze. Pfullingen 1954.
Hofer, G.: Der Mensch im Wahn. Basel: Karger 1968.
Husserl, E.: Formale und transzendentale Logik. Halle 1929.
• Husserliana Bd. I-X. Den Haag 1950-1966.
Jaspers, K.: Allgemeine Psychopathologie. 7. Aufl. Berlin/Göttingen/Heidelberg: Springer 1959.
Kisker, K. P.: Der Erlebniswandel des Schizophrenen. Berlin/Göttingen/Heidelberg: Springer 1960.
• Die phänomenologische Wendung Ludwig Binswangers. Jb. Psychol. Psychother. u. med. Anthropol. 8, 142 (1962).
• Gedanken zur schizophrenen Wandlung als einer menschlichen Möglichkeit. In: Werden und Handeln, hrsg. von E. Wiesenhütter zum 80. Geburtstag von V. E. v. Gebsattel. Stuttgart 1963, S. 383-407.
• Einleitung zur Übersetzung von H. Ey: Das Bewußtsein. Berlin 1967.

Kuhn R.: Daseinsanalyse eines Falles von Schizophrenie. Mschr. Psychiat. Neurol. 112, 233 (1946).
• Über magische und technische Wahninhalte. Mschr. Psychiat. Neurol. 123, 73 (1952a).
• Daseinsanalytische Studie über die Bedeutung von Grenzen im Wahn. Mschr. Psychiat. Neurol. 124, 354 (1952b).
• Daseinsanalyse und Psychiatrie. In: Psychiatrie der Gegenwart Bd. 1/2, S. 853-902. Berlin/Göttingen/Heidelberg 1963.

Kulenkampff, C.: Entbergung, Entgrenzung, Überwältigung als Weisen des Standverlustes. Zur Anthropologie der paranoiden Psychosen. Nervenarzt 26, 89 (1955).
• Erblicken und Erblickt-werden. Das Für-Andere-sein (J.-P. Sartre) in seiner Bedeutung für die Anthropologie der paranoiden Psychosen. Nervenarzt 27, 2 (1956).

Kunz, H.: Die Grenze der psychopathologischen Wahninterpretation. Z. ges. Neurol. Psychiat. 135, 671 (1931).
• Die anthropologische Betrachtungsweise in der Psychopathologie. Z. ges. Neurol. Psychiat. 172, 145 (1941).
• Vitale und intentionale Bedeutungsgehalte. In: Conditio Humana. Erwin W. Straus on his 75th birthday. Ed. by W. v. Baeyer, R. M. Griffith. Berlin/Heidelberg/New York: Springer 1966.

Matussek, P.: Über abnormes Bedeutungserleben. Nervenarzt 19, 372 (1948).
• Untersuchungen über die Wahnwahrnehmung. Arch. Psychiat. Nervenkr. 189, 279 (1952) und Schweiz. Arch. Neurol. Psychiat. 71, 189 (1953).
• Psychopathologie II: Wahrnehmung, Halluzination und Wahn. In: Psychiatrie der Gegenwart. Forschung und Praxis Bd. 1/2, S. 23-76. Berlin/Göttingen/Heidelberg: Springer 1963.

Mölller-Suur, H.: Das Schizophrene als Ereignis. In: Psychopathologie heute. Festschrift für K. Schneider (Hrsg. H. Kranz) Stuttgart 1962.

Natanson, M.: Philosophische Grundfragen der Psychiatrie. I. Philosophie und Psychiatrie. In: Psychiatrie der Gegenwart. Forschg. und Praxis. Bd. 1/2, S. 903-925. Berlin/Göttingen/Heidelberg Springer 1963.

Pflaumer, R.: Sein und Mensch im Denken Heideggers. Philos. Rdsch. 13, 161 (1966).

Plessner, H.: Die Stufen des Organischen und der Mensch. Einleitung in die philosophische Anthropologie. Berlin 1928.
• Conditio humana. Pfullingen 1962.

Portmann, A.: Zoologie und das neue Bild vom Menschen. Biologische Fragmente zu einer Lehre vom Menschen. 2. Aufl. Hamburg 1956.

Sartre, J. P.: L'être et le néant. Paris 1943.

Scheler, M.: Die Stellung des Menschen im Kosmos. Darmstadt 1930.

Schelling, F. W.: Werke. Bd. II. München 1927.

Schneider, L: Klinische Psychopathologie. 5. Aufl. Stuttgart, 1959.

Sonnemann, U.: Existence and therapie. New York 1954.
• Die Daseinsanalyse in der Psychotherapie. In: Hb. der Neurosenlehre und Psychotherapie. Bd. III, München/Berlin 1959, S. 589-613.

Storch, A.: Wege zur Welt und Existenz des Geisteskranken. Hrsg. von W. v. Baeyer u. W. Bräutigam. Stuttgart 1965.

Straus, E.: Psychologie der menschlichen Welt. Ges. Schriften. Berlin/Göttingen/Heidelberg: Springer 1960.

- Norm and Pathology of J-World Relations. Dis. of the Nerv. System. Vol. 22, 1-12 (1961).
- Philosophische Grundfragen der Psychiatrie. II. Psychiatrie und Philosophie. In: Psychiatrie der Gegenwart. Bd. I/2, S. 926-994. Berlin/Göttingen/Heidelberg: Springer 1963.

Szilasi, W.: Die Erfahrungsgrundlage der Daseinsanalyse Binswangers. Schw. Arch. Neurol. Psychiat. 67, 74 (1951). 2. überarbeiteter Abdruck in: Philosophie und Naturwissenschaft. Bern/München 1961.

- Erfahrung und Erkenntnis. In: Festschrift zum 80. Geburtstag von G. Lukács. Hrsg. v. Benseler. Neuwied/Berlin 1965, S. 287-302.

Tellenbach H.: Zum Verständnis eines Wahnphänomens. (Ein Beitrag zur formalen Verwandtschaft magischer und schizophrener Äußerungsweisen.) Nervenarzt 30, 58 (1959).

- Schritte auf dem Wege in den Wahn. Jb. Psychol. Psychother. u. med. Anthropol. 11, 50 (1964).

v. Uexküll, J.: Theoretische Biologie. 2. Aufl. Berlin 1928.

Weitbrecht, H. J.: Realitätsbewußtsein und Wahnidee. Confin. psychiat. 7, 160 (1965).

Wyrsch, J.: Die Person des Schizophrenen. Bern 1949.

- Das Problem der schizophrenen Person. Psychiat. Neurol., Basel 151, 129 (1966).

Zutt, J.: Auf dem Weg zu einer anthropologischen Psychiatrie. Berlin/Göttingen/Heidelberg: Springer 1963a.

- Über verstehende Anthropologie. Versuch einer anthropologischen Grundlegung der psychiatrischen Erfahrung. In: Psychiatrie der Gegenwart. Bd. 1/2, S. 763-852. Berlin/Göttingen/Heidelberg: Springer 1963b.

Zutt, J., mit C. Kulenkampff (Hrsg.): Das paranoide Syndrom in anthropologischer Sicht. Berlin/Göttingen/Heidelberg: Springer 1958.

Ansätze zu einer Psychopathologie des ‚Common sense'*[1]

Der Titel „Psychopathologie des *common sense*" mag ein wenig befremden. Welche Bedeutung kann der Störung einer scheinbar so banalen Fähigkeit zukommen? Aber, wie oft im menschlichen Leben, so stecken auch hier hinter dem für uns nur allzu Selbstverständlichen die schwierigsten Probleme.

Der Ausdruck *common sense* ist mit *gesunder Menschenverstand* nur unzulänglich übersetzt. Was meint man damit? Ein bekanntes Dictionary[2] definiert folgendermaßen: „Practical understanding; capacity to see and take things in their right light; sound judgement. Ordinary mental capacity." Also ein praxisbezogenes Verstehen, die Fähigkeit, die Dinge im rechten Licht zu sehen, wird als das Wesentliche angesehen, wobei gesundes Urteilsvermögen für Normalität schlechthin steht.

Im Allgemeinen hält man die Bezeichnung *common sense* für eine typisch angelsächsische Prägung. Sie ist aber lediglich eine Übersetzung des lateinischen *sensus communis*. Der Begriff hat zwar in der angloamerikanischen Welt eine ganz besondere Akzentuierung erfahren, aber auch nicht mehr. Seine Geschichte reicht bis weit in die Antike zurück. In der uns geläufigen Bedeutung wurde er vor allem durch die Stoa geprägt. Die aristotelische Bedeutung, wonach der *sensus communis* – die κοινὴ αιδησῖς – das alle Sinnesempfindungen zusammenfassende und ordnende Organ ist[3], muss hier außer Betracht bleiben, wenngleich zweifellos Beziehungen zwischen diesen beiden Bedeutungskreisen bestehen.

Viele Denker der Neuzeit haben sich mit dem Problem des *common sense* beschäftigt: Descartes, Vico, Shafetsbury, die schottische Schule um Thomas Reid, Kant – um nur einige zu nennen. Eine Auseinandersetzung mit der philosophischen Tradition ist hier umso weniger notwendig, als wir u.a. Gadamer eine subtile Analyse derselben verdanken. Von den älteren Denkern spannt sich ein weiter Bogen zur Lebensphilosophie, zu Bergson, zu Husserls Ansatz bei der Lebenswelt[4], zu Heideggers Analysen der Alltäglichkeit des Daseins, aber auch zur Konzeption der Praxis im Marxismus[5], zum Pragmatismus, zu

Moore und zu verschiedenen soziologischen und anthropologischen Strömungen unserer Zeit.

Man kann festhalten, dass die mit dem Begriff des *common sense* zusammenhängenden Probleme vor allem da aktuell werden, wo

1. die Tragfähigkeit und Reichweite eines rein erkennenden Verhältnisses zur Welt kritisch beleuchtet wird, wo hinter das Erkenntnissubjekt und in eins damit hinter jegliche Kluft zwischen Theorie und Praxis zurückgefragt wird; zurückgefragt nach einer Praxis im weiteren Sinne, die nicht mehr im Gegensatz zum Erkennen steht, sondern dieses – lediglich als eine besondere Form der Weltbewältigung – miteinbegreift, wobei gleichzeitig die weltauslegende Funktion der Praxis erst eigens ans Licht tritt, wo
2. das Verhältnis von Mittelbarkeit und Unmittelbarkeit im Hinblick auf das Urteilsvermögen fragwürdig wird, wo
3. die Aufmerksamkeit von den Spitzenproblemen der Menschheit zurückgewendet wird zu den basalen, nur scheinbar banalen Selbstverständlichkeiten des alltäglichen Daseins; Selbstverständlichkeiten, die nichts von ihrem basalen Charakter dadurch verlieren, dass wir im Allgemeinen bestrebt sind, uns über sie zu erheben; und wo schließlich
4. – das ist vielleicht die wichtigste Vorbedingung – die Frage nach den sozialen Grundlagen unseres Erkennens, die Frage nach dem Zusammenhang zwischen Erkenntniswelt und Sozialwelt aufgeworfen wird[6]. Spricht man von *common sense*, Gemeinsinn, weil es sich um einen „Sinn" handelt, der allen gemeinsam ist, d.h. *aus* einer Gemeinsamkeit seinen Ursprung nimmt, oder weil er *auf* eine Gemeinsamkeit hin ausgerichtet für diese verbindlich ist[7]? Eine besondere Zuspitzung und zugleich wissenschaftliche Fundierung hat diese Problematik in Husserls Frage nach der intersubjektiven Konstitution der Lebenswelt gefunden, eine Frage, die zugleich über Husserl weit hinausführt.

Also

1. das Verhältnis zwischen Erkennen und Handeln;
2. das Verhältnis zwischen Mittelbarkeit und Unmittelbarkeit;
3. die Fragwürdigkeit der Selbstverständlichkeit des Selbstverständlichen und
4. die intersubjektive Konstitution der Welt

stehen zur Diskussion, wo es um Wesen, Bedeutung, Stellenwert dieses eigentümlichen Phänomens geht.

Ist damit auch der *common sense* als ein philosophisches Problem legitimiert – nach Natanson [1963, S. 909] ist er sogar das „potentiell ergiebigste Objekt philosophischer Untersuchungen" –, so müssen wir doch fragen: Wie steht es um die *empirische* Erforschung desselben?

In psychologischen Handbüchern finden wir den Begriff kaum erwähnt. Er spielt in der gegenwärtigen Psychologie offenbar keine wesentliche Rolle. Das besagt aber nicht, dass er kein psychologisch relevantes Problem anzeigt, sondern nur, dass es bislang noch an geeigneten Methoden fehlt, die mit ihm aufgegebenen Probleme systematisch in Angriff zu nehmen. Im Zuge der immer stärker werdenden Durchdringung der Psychologie mit soziologischen Fragen wird sich das vermutlich ändern.

Freilich bedürfte es dazu einer schärferen Fassung dieses eigentümlichen und in seiner Geschichte sehr verschieden akzentuierten Begriffs. Ist es doch noch gar nicht ausgemacht, ob es sich beim *common sense* überhaupt um eine einheitliche „Funktion" handelt. Zumindest müssen wir offenlassen, ob nicht ganz heterogene Faktoren seine Intaktheit gewährleisten.

Das eigentümlich Schillernde und Konturlose des Begriffs dürfen wir auf der anderen Seite aber auch nicht von vornherein als etwas Negatives auslegen, das sich bei schärferer begrifflicher Klärung, die natürlich wünschenswert ist, einfach in nichts auflösen ließe. Das „Schwammige" des Begriffs hängt mit seiner anthropologischen Reichhaltigkeit und Lebendigkeit zusammen. Das bedeutet: Das Vage charakterisiert nicht nur unsere Unklarheiten, sondern zugleich auch die Eigenart der Sache, die einer eindeutigen Vergegenständlichung widerstrebt. Nicht, dass wir diesem Widerstreben einfach nachgeben dürften. Aber indem wir es zu überwinden trachten, müssen wir es doch registrieren und als Hinweis auf die *Seinsweise* des mit diesem Begriff Angezielten ernst nehmen.

Zur empirischen Erforschung einer Funktion hat es sich bis jetzt noch immer am besten bewährt, von einem Studium der entsprechenden *Ausfallerscheinungen* auszugehen. Und damit betreten wir den Bereich der Psychopathologie.

Wenn Descartes[8] meinte, nichts auf der Welt sei so gut verteilt wie der *gesunde Menschenverstand*, so können wir dem nicht ganz zustimmen. Schon unter den Gesunden gibt es Unterschiede. Zum Beispiel ließe sich fragen, welche psychosoziale Bedeutung einer so aufdringlich vom *common sense* durchtränkten Mentalität wie etwa derjenigen der Berliner Bevölkerung zukomme. Feinere Unterschiede im Normbereich entziehen sich zwar weitgehend der Objektivierung. Auch kann man sie allenfalls noch mit Descartes als akzidentell abwerten. Bei den *Neurosen* und *psychopathischen Entwicklungen* ist das aber schon nicht mehr möglich. Verunsicherungen in Bezug auf den *common sense* sind hier oft gar nicht zu übersehen. Speziell für die Zwangsneurosen haben v. Gebsattel und Göppert gezeigt, dass die Dinge, die von diesen Kranken in Frage gestellt, bezweifelt, gezählt, unendlich häufig kontrolliert und wiederholt werden, gerade nicht solche problematischer Art sind, sondern vorzugsweise die kleinen Dinge des Alltags, die sich eigentlich „von selbst verstehen" sollten, d.h. alles das, was sonst der *gesunde Menschenverstand* erledigt, um es dann auf sich beruhen zu lassen. Straus [1960, S. 208] beschrieb schon früher, wie bei den Zwangskranken an die Stelle des „In-den-Tag-hineinleben-Könnens" häufig ein „ohnmächtiges Fragen (-Müssen)" tritt und „in einem Bezirk, den die blosse Meinung (δοξα)" beherrschen sollte, Gewissheit gefordert wird. Doch stößt die Herausarbeitung des Spezifischen der Funktion des *common sense* auch hier noch auf Schwierigkeiten. Es empfiehlt sich daher, von noch gröberen Ausfallserscheinungen auszugehen.

Wie sieht es diesbezüglich bei den *endogenen Psychosen* aus? Bezeichnenderweise finden wir bei *Zyklothymen* keinerlei Störungen des *gesunden Menschenverstandes*. Wohl kommt es zu einem einschneidenden Verlust der affektiven Beziehungen zur Welt, aber das ist etwas anderes. Im Gegenteil, man kann sogar fragen, ob Depressive in ihrer prämorbiden Persönlichkeitsstruktur[9] nicht eher zu stark dem *common sense* verhaftet seien[109a]. Auch ältere psychoanalytische Untersuchungen, u. a. die von Cohen, Baker, Fromm-Reichmann und Weigert, sprechen dafür. Jedenfalls ist das Erhaltenbleiben dieser Fähigkeit bei Zyklothymien ein wichtiges Differentialdiagnostikum gegenüber der Schizophrenie. Besonders bei manischen Patienten erleichtert der *common sense* ihres Witzes, die (ohne diese Fähigkeit gar nicht mögliche) Treffsicherheit, mit der sie ihre Mitmenschen aufreizen oder auch verletzen, die ganze Art, wie sie ihnen „zu nahe" treten, die Abgrenzung gegenüber maniformen Hebephrenien.

Somit werden wir auf die andere Gruppe der endogenen Psychosen verwiesen, auf die *Schizophrenie*. Sie ist die eigentliche Domäne der Psychopathologie des *common sense*[11]. Wenn Strindberg schreibt: „Denn es ist nicht die Logik der Begebenheiten, die hier spielt" (Inferno, S. 423), oder an einer anderen Stelle: „Das geht nicht mit rechten Dingen zu, das ist *nicht natürlich*, nicht die Logik der Ereignisse ..."

(Entzweit, Einsam, S. 85), so wird deutlich, dass der *common sense* hier nichts mehr zu schaffen hat, gleichsam abdankt.[12]

Aber nicht nur bei Paranoiden, sondern vor allem auch an den schleichenden Verläufen der Hebephrenie und der Schizophrenia simplex können wir den Verlust dieser Fähigkeit studieren. Ein kaum merklich einsetzender Schwund des Vermögens, die Dinge im rechten Lichte zu sehen, geht hier oft allen anderen Symptomen um lange Zeit voraus. Ein allmählicher Verlust an Takt, an Gefühl für das, was sich ziemt, fällt auf.

Einen Verlust an Takt und Scham finden wir auch bei Manikern. Aber das zeigt nur, dass solche Ausdrücke verschiedenes decken.[13] Auch Maniker und auf andere Weise Psychopathen, ebenso wie Gesunde, können taktlos und schamlos sein. Sie können sich über jegliche Rücksichten hinwegsetzen, die andere Menschen von ihnen erwarten. Aber sie *haben* noch etwas, über das sie sich hinwegsetzen. Daher ist ihr Darüberhinwegsehen oder -gleiten etwas von Grund auf anderes als das „*Daneben*greifen“ der Hebephrenen.

Nicht nur das Gefühl für das, was sich ziemt, geht Schizophrenen verloren, auch für das, was ein anderer meint, was eine Situation verlangt, der Sinn für das jeweils Näherliegende und Fernerliegende[14], für das, was sich von selbst versteht usf. Dies alles ist Sache des *common sense*. Bei Vielen ist das Herausfallen aus den „Spielregeln“ mitmenschlichen Verhaltens das Erste. Conrad hat dies eindringlich für das von ihm als „Trema“ bezeichnete Vorstadium der Schizophrenie beschrieben. Die Urteile, Emotionen, Reaktionen und daraus erwachsenden Handlungen gehen an der sozialen Wirklichkeit vorbei. Nach Lukács[15] wäre es in erster Linie das Signalsystem 1´, das hier betroffen ist.

Gelegentlich kann sich das bis in die Sinnessphäre hinein auswirken: So berichtete ein junger Handwerker, „es“ (die Erkrankung) habe damit begonnen, dass ihm sein Augenmaß verlorengegangen sei, ein junges Mädchen konnte die Speisen nicht mehr abschmecken. Hier wäre – unter Heranziehung der sinnespsychologischen Überlegungen von Tellenabch [1968] – vielleicht eine Verbindung zur sensualistischen (aristotelischen) Bedeutung des *senses communis* herzustellen, wie sie etwa in der charakteristischen Doppeldeutigkeit des Wortes „Geschmack“ zum Ausdruck kommt.

Was das Urteilsvermögen angeht, so ist zunächst weniger die Unterscheidungsfähigkeit zwischen Wahrem und Falschem betroffen als die zwischen dem Wahrscheinlichen und Unwahrscheinlichen. Schon Vico hatte betont, so wie die Wissenschaft auf das Wahre, so sei der *sen-*

sus communis auf das Wahrscheinliche (verisimile) ausgerichtet. Gerade die Fehlleistungen und Entgleisungen im Beginn hebephrener Psychosen machen uns deutlich, dass der Sinn für das Wahrscheinliche keineswegs nur ein defizienter Modus der Erkenntnis des Wahren ist, sondern als das Umgreifendere den Boden bereitet, auf dem das Wahre i.S. des Richtigen, Beweisbaren seinen Platz findet. Vico[16] sprach von den *infima vera*, deren Tragweite nicht unterschätzt werden dürfe. Was im Leben zu tun sei, sei nach dem Gewicht der Dinge und Umstände zu beurteilen und als solches Sache des *sensus communis*. Dieser müsse bei den jungen Leuten so früh wie möglich ausgebildet werden, damit sie nicht später im Leben auf Absonderlichkeiten und Torheiten verfielen. Der *sensus communis* ist demnach die Fähigkeit, das Richtige an den rechten Platz zu rücken. Ohne ihn hängen die Richtigkeiten in der Luft. Wir werden auf die alte Unterscheidung zwischen Logik und Topik verwiesen. Diesen Unterschied kann man an den verstiegenen Schulaufsätzen Hebephrener studieren, die sich bereits in den Topoi vergreifen, obwohl die Logik noch stimmen oder sogar überstrapaziert sein kann. Im Sinne von Husserl muss man sagen: Die formale Logik ist eingebettet in eine „Welt-Logik", wobei die Frage nach dem Wie dieser Einbettung auch psychopathologisch größtes Interesse beansprucht. Es ist die Logik der „Lebenswelt"[17], welcher der *common sense* gehorcht. Genauer: Die Lebenswelt ist zu einem wesentlichen Teil nichts anderes als intentionales Korrelat des *common sense*.

Nicht selten berichten die Angehörigen, die Krankheit habe damit begonnen, dass der Patient angefangen habe, „nach den gewöhnlichsten Sachen" zu fragen, eben nach solchen, die für den gesunden Menschenverstand die selbstverständlichsten von der Welt sind. Schwierige, intellektuell besonders hohe Anforderungen stellende Aufgaben werden dagegen zu diesem Zeitpunkt oft noch ohne große Mühe bewältigt, vor allem solche Aufgaben, deren Aufgabencharakter festliegt, die keiner Interpretation bedürfen. Gelegentlich ziehen sich Kranke in diesem Frühstadium sogar auf das Studium der Mathematik oder Physik zurück. Die vom *common sense* behütete „natürliche Konsequenz"[18] versuchen sie durch mehr oder weniger raffinierte logische Ableitungen zu ersetzen. Doch gelingt das meist nur vorübergehend. In der Folge resultiert daraus eine „starre" oder „peinliche Konsequenz", die zu Verstiegenheiten und Verschrobenheiten führt, wie das Binswanger [1956] gezeigt hat.

Man sollte meinen, all das ließe sich *testpsychologisch* leicht objektivieren. Das ist aber nicht der Fall. Der Hamburg-Wechsler-Intelligenztest sagt hinsichtlich der Funktion des *common sense* wenig aus: Wir sahen schizophrene Kranke mit einem grotesken Versagen des *common sense*, deren IQ noch über 130 lag. Das Testprofil gibt gewisse Hinweise, aber auch nicht immer. Aufschlussreicher ist der Rorschach-Test, doch mangelt auch ihm die Spezifität. Bislang noch wenig praktisch verwendbar, aber von großem theoretischen Interesse sind neuere Bemühungen der klinischen Psychologie, die um die Overinclusive-thinking-Hypothese kreisen[19]. „Overinclusion“ bezeichnet einen Konturverlust des Denkens, genauer: einen Mangel an Trennschärfe für Relevantes und Irrelevantes. Relevanz ist ein eigentümlich griffiger Begriff, über den gerade wegen seiner Griffigkeit wenig reflektiert wird. Was erlaubt uns, etwas als relevant oder irrelevant zu erkennen? Zweifellos nicht die formale Logik, kein empirisches Kriterium, aber andererseits auch nicht etwas schlechthin Irrationales, irgendetwas rein Gefühlsmäßiges. Wir werden vielmehr wiederum auf das verwiesen, was eine ältere Tradition im engeren Sinne als „Urteilskraft“ bezeichnete, von der der *common sense* lediglich einen besonderen Exponenten darstellt.

Bislang haben sich relativ einfache klinische Untersuchungsmethoden noch immer am besten bewährt. Die Patienten müssen Fabeln nacherzählen, Sprichwörter und Redensarten erklären, Bildgeschichten deuten usw. Was prüfen wir eigentlich damit? Ich meine, es ist ganz wesentlich – wenn auch nicht ausschließlich – der *common sense*. Gewöhnlich spricht man von einer Fahndung nach latenten schizophrenen Denkstörungen. Aber jeder Psychiater weiß aus Erfahrung, dass es sich eigentlich nur bei den gröber beeinträchtigten Kranken um Denkstörungen i. e. S. handelt, etwa im Sinne der von Beringer beschriebenen Verkürzung der „Spannweite des intentionalen Bogens“. Kühn sprach in einer heute noch lesenswerten Analyse des Vater-und-Sohn-Bilder-Tests von einer „Schädigung der kognitiven Sympathiefunktionen“. Trotz des Bezuges auf Max Scheler blieb dabei allerdings die entscheidende Frage, wie so etwas wie Sympathie „kognitiv“ sein könne, undiskutiert. Faktisch ist es so, dass sich häufig gar nicht entscheiden lässt, ob entweder eine Denkstörung oder eine affektive Störung (etwa der sogenannten Einfühlung) vorliegt. Diese Alternative wird fragwürdig; sie erweist sich als eine jener, die auf das Vorliegen einer echten Zirkelstruktur verweisen. Man könnte sagen: Im Urteilsvermögen sei das Fühlen zum Organ des Erkennens geworden. Aber das genügt nicht. Affektivität und Urteilsvermögen im Sinne des *common sense* verweisen zurück auf eine ursprüngliche Einheit von Denken, Fühlen und Wollen im menschlichen Dasein, die primär *mitwelt-bezogen* ist.

Infolge der genannten Schwierigkeiten, die vorliegenden Strukturabwandlungen zu objektivieren, ist gegenwärtig noch immer die phänomenologische Analyse introspektiver Schilderungen dazu befähigter Kranker *die* Methode der Wahl. Als besonders geeignet erweisen sich Patienten vom Typus der reflektierten Schizophrenia simplex. Es handelt sich um eine Erkrankungsform, die erstmals von Wyrsch [1940] beschrieben und in ihrer theoretischen Bedeutung herausgestellt wurde. Sie ist – zumindest klinisch – selten. Unter 455 daraufhin durchgemusterten Schizophrenen des eigenen Erfahrungsumkreises waren nur 27, deren Zustandsbild über längere Zeit durch eine besondere Reflektiertheit geprägt war; unter diesen befanden sich wiederum nur 5, die man der Schizophrenia simplex zuordnen könnte.

Die folgenden, ausschnittsweise wiedergegebenen Aussagen stammen von einer 20jährigen Patientin, die nach einem ernsthaften Suizidversuch in der Freiburger Psychiatrischen Klinik aufgenommen wurde:

> „Was fehlt mir eigentlich? So etwas Kleines, so komisch, etwas Wichtiges, ohne das man aber nicht leben kann ... Ich finde einfach, dass ich noch Halt brauche. Bei den allereinfachsten alltäglichen Sachen brauche ich Halt... Das ist wohl die natürliche Selbstverständlichkeit, die mir fehlt."
> (Was sie darunter verstehe?) „Jeder Mensch muss wissen, wie er sich verhält – hat eine Bahn, eine Denkweise. Sein Handeln, seine Menschlichkeit, seine Gesellschaftlichkeit, alle diese Spielregeln, die er ausführt: ich konnte sie bis jetzt noch nicht so klar erkennen. Mir haben die Grundlagen gefehlt, da ging es nicht, denn alles baut eins aufs andere auf... Ich weiß nicht, wie ich das benennen soll ... Das ist kein Wissen ... Das weiß ja jedes Kind! Das kriegt man doch sonst so selbstverständlich mit..."
> „Gucken Sie mal, wie schwer das war: Ich kam hier in die Klinik 'rein, und jeder Tag – wie sich das abgespielt hat hier im Raum – musste ich das einfach aufnehmen, so wie die anderen sich verhalten haben, so die Menschen. Und sich immer so verdrücken wie ein Kind – das ist ja kein normaler Zustand. Die Seele ist krank – oder was?"

Was in diesen mehr gestammelten als gesprochenen Aussagen zu Wort kommt, führt in einen jener Bereiche, in denen die Psychiatrie nach Kisker [1960, S. 10] an sich selbst die Nötigung erfährt, philosophisch zu werden. Dazu bedarf es keiner metaphysischen Deutungen. Das, was

Kranke wie diese berichten, enthüllt unmittelbar durch sich selbst Bedingungen der Möglichkeit unseres Daseins, die beim Gesunden verdeckt bleiben. Die Patientin sagt, was ihr fehle, sei „so etwas Kleines ... so etwas Wichtiges, ohne das man aber nicht leben kann". Sie findet es selber „komisch", dass etwas so Kleines, d.h. Unscheinbares, sich als so wichtig und lebensnotwendig erweisen soll. Von diesem – einer verzweifelten Ratlosigkeit entsprungenen – Staunen gehen wir aus. Wir müssen uns selbst in dieses Staunen hineinziehen lassen, wenn wir den Gehalt solcher Aussagen ausschöpfen wollen. Das stammelnde Ringen um Worte muss nicht allein Ausdruck einer Denkstörung sein. Es kann auch daher rühren, dass es der Umgangssprache an Möglichkeiten gebricht, dasjenige, worauf sie selbst basiert – jenes vorprädikative, namenlose Verstehen und Verständigtsein –, ins Wort zu bannen. Dieses Kleine, Wichtige, was ihr fehle, meint die Patientin, sei nicht *nur* das Wissen um die Selbstverständlichkeiten des alltäglichen Lebens, sondern zugleich, dass sie das, was sie wisse, auch „so selbstverständlich und so" wisse. Was und Wie dieses Wissens sind also unmittelbar aufeinander bezogen.

Etwas Ähnliches hatte offenbar ein anderer, 24jähriger Schizophrener im Auge, wenn er in einem Brief „an eine Unbekannte" schrieb:

> „Ich weiß nicht, ob Sie glücklich sind. Nehmen wir es einmal an. Wem verdanken Sie dieses – na, sagen wir einmal – Unbeschwertsein? Ihrer Kindheit, Ihrer Jugend, Ihren Freunden und Bekannten? Ihrer Familie? Vielleicht! Sie verdanken Ihre Geborgenheit, Ihr Unbeschwertsein oder Glücklichsein einem ‚Etwas', dessen Sie sich kaum bewusst sind. Dieses ‚Etwas' ermöglicht erst das Unbeschwertsein usw. Es bildet die erste Grundlage."

Was wir von anderen Patienten, wie der zuerst zitierten, unbeholfener und deshalb auf den ersten Blick auch überzeugender zum Ausdruck gebracht finden, bekommen wir hier durchreflektiert und mit nicht geringem Selbstbewusstsein vorgetragen. Der Sache nach ist es dasselbe. Mit der bewusst herablassenden Umschreibung „Na, sagen wir einmal ..." deutet der Kranke an, dass er etwas sehr Spezifisches im Auge hat. Er setzte sogar noch hinzu: „Dieses geheimnisvolle ‚Etwas' scheint sich gegen das Bewusstsein hartnäckig zu wehren, ihm großen Widerstand zu leisten – und das hat seinen guten Grund!" Hier gelangt also ein Kranker in der Reflexion über das, was ihm fehlt, zu wesentlichen anthropologischen Einsichten.

Wenn die obengenannte Patientin von „so etwas Kleinem“ spricht, lebt sie offenbar in dem Glauben, dass es etwas ganz Unscheinbares und im Grunde Verächtliches sei, was ihr fehlt. Sie kann es nicht fassen, dass dem eine solch große Bedeutung zukommen soll: „Das ist so wenig“, sagt sie, „das hat man so nebenbei. Da ist doch überhaupt nicht viel dabei. Das ist doch eigentlich selbstverständlich. Andere Dinge sind doch eigentlich viel wichtiger“; und etwas abfällig: „Das sind so gefühlsmäßige Sachen; das hat *man* von Natur aus“, d.h. man sollte es „von Natur aus“ haben, um darüber stillschweigend zur Tagesordnung übergehen zu können.

Es ist die Maske des Banalen, Verächtlichen, hinter der sich die Selbstverständlichkeit des Selbstverständlichen der Beachtung des Gesunden entzieht. Auf dieser Selbstverständlichkeit basiert der gesunde Menschenverstand. „Der *gemeine Menschenverstand*, den man als bloß gesunden ... Verstand für das Geringste ansieht ..., hat daher auch die kränkende Ehre, mit dem Namen des Gemeinsinnes (sensus communis) belegt zu werden: und zwar so, dass man unter dem Wort *gemein* ... soviel als das Vulgäre, was man allenthalben antrifft, versteht, welches zu besitzen schlechterdings kein Verdienst oder Vorzug ist“, schreibt Kant[20]. Das ist es, was unsere Patientin zum Ausdruck bringen will. Betont sie doch immer wieder, es sei das Allerbanalste, was ihr fehle. Auf der anderen Seite muss sie es notgedrungen für das Allerwichtigste, Grundlegendste, Lebensnotwendigste halten.

„Das ist doch ein ganz komisches Gefühl, wenn man nicht einmal die *einfachsten* Sachen weiß“, sagt sie. Und es waren tatsächlich – auch objektiv gesehen – die einfachsten Dinge, die ihr abhanden gekommen waren: wie man sich in bestimmten Situationen benimmt, wie man sich anzieht, wie man die Dinge des Alltags anpackt, wie man begegnende Menschen anspricht, beurteilt und so weiter. Abstrakte, theoretische Fragen, die sich auf ihren Zustand bezogen, konnte man dagegen ohne Schwierigkeiten mit ihr diskutieren.

Nehmen wir ein konkretes Beispiel: Wenn eine solche Patientin sich mit der Frage herumquält, welches Kleid aus welchem Stoff zu welcher Gelegenheit sich schickt, so versucht sie sich aufs genaueste klarzumachen, warum diese Stoffqualität und diese Farbe gerade zu diesem oder jenem Anlass passt oder warum nicht. Es ist leicht verständlich, dass das ein uferloses Unterfangen ist. Die verschiedenen Anmutungsqualitäten, die für uns einem Kleiderstoff anhaften, sind immer schon durch sehr komplexe, von der Gesellschaft mitgeprägte Urteilsprozesse gegangen. Wir sind kaum je in der Lage, sie restlos in ihre einzelnen Faktoren – bürgerliche Konvention, modische Strömungen, künstlerische Qualitäten, persönliche Reminiszenzen, eigener Stilwille usw. – zu zerlegen. Gerade solche Dinge werden zum Problem, die sich rational nicht eindeutig bestimmen lassen, die ihre Voraussetzungen im Zwischenmenschlichen haben, Sache des „Fingerspitzengefühls" sind.

Diesbezüglich ist interessant, bei Kant[21] zu lesen, „dass der Geschmack mit mehrerem Recht *sensus communis*" zu nennen sei „als der gesunde Verstand, dass die ästhetische Urteilskraft eher als die intellektuelle den Namen eines gemeinschaftlichen Sinnes führen" könne. Vico, Shaftesbury u.a. hatten bereits in diese Richtung gewiesen. Zu Beginn unseres Jahrhunderts hat Simmel [1909, S. 26] speziell am Phänomen der Mode die Bedeutung der – wie er es nannte – „Nachahmung"[22] für den „Übergang des Gruppenlebens in das individuelle Leben" aufgezeigt. Sie gäbe im Praktischen die eigenartige Beruhigung, die es uns im Theoretischen gewähre, wenn wir eine Einzelerscheinung einem Allgemeinbegriff eingeordnet hätten. Auf dieser Beruhigung können die hier gemeinten Kranken nicht aufbauen. Doch beruht gerade auf ihr das Wohnen in der gesunden Gewöhnlichkeit (Wyrsch [1949]), in welcher gesunden Gewöhnlichkeit wiederum die Gesundheit des *gesunden Menschenverstandes* wurzelt. Aus ihr nährt sich zugleich die Selbstverständlichkeit des alltäglichen Daseins.

Wir stoßen damit auf wesentliche Beziehungen zwischen der logischen und der sozialen Bedeutung des „Allgemeinen" (bzw. des „Allen Gemeinen"). Eine wichtige Frage lautet: Wie kann das (innerhalb eines bestimmten Kulturkreises) für alle Gültige *so* in die eigene Spontaneität eingebaut werden, dass es – in die Persönlichkeit integriert – dann in metamorphosierter Form als etwas relativ Eigenes ganz selbstverständlich wieder in die Mitwelt hinausgestellt zu werden vermag? Diese Frage – wie wir aus dem Selbstverständlichen heraus zum Selbst-Stand kommen – beantwortet sich im Reifungsprozess des gesunden Menschen von selbst. Für manche Kranke scheint sie dagegen nur schwer oder gar nicht lösbar zu sein. Sie bewegen sich dementsprechend ständig in der Alternative zwischen schablonenhafter Übernahme der Maximen ihrer Umwelt und autistischem Rückzug auf sich selbst.[23]

Es wäre sicher ein Irrtum, zu meinen, es handle sich bei solchen Patienten nur um eine krankhafte Selbstbezogenheit, um einen „Reflexionskrampf" [Conrad]. Sie brauchten nur weniger zu reflektieren, und alles wäre gut. Bei einem darauf zielenden Vorhalt widersprach die obengenannte Patientin denn auch ganz energisch:

„Man misst sich doch immer an anderen... Das tut jeder andere auch. Bei denen (d.h. bei den Gesunden) geht das nur *unbemerkter* ... Das, was ich meine, macht jeder, oder *hat* jeder getan. Das ist, was man ein ausgebildetes *Feingefühl*[24] nennt; das braucht doch jeder!"

Das Vergleichenmüssen, auf das wir hier verwiesen werden, hat der Gesunde i. S. eines „apriorischen Perfekts" [Heidegger] immer schon hinter sich. Die Kranke macht das sehr deutlich, wenn sie stets von neuem betont, wie „komisch" das sei, was ihr fehle:

„Das ist ja das Komische", sagt sie, „das liegt bei mir immer *vor* dem (was den anderen fehlt). Viele Leute verstehen sich nicht anzuziehen. Auch wenn sie wissen, dass sie keinen Geschmack haben, stören sie sich nicht weiter daran. Das liegt bei mir *vor* dem, was denen fehlt ... Das ist ungefähr so, dass man nur überhaupt diese Notwendigkeit im Leben spürt! Dann *hat* man das einfach. Dann kann man sich das zusammenreimen. Dann kommt alles nicht mehr so darauf an. Dann kann man die Verbindung zu den anderen schaffen und einen Bereich, wo alles von selbst geht! Dann kann man sich hineinfinden. Dann ist das natürlich und selbstverständlich! – Man ist wirklich lebensunfähig, wenn das fehlt (Verzweifelt:) Man kommt wirklich nicht durch!"

Kant schrieb[25]: „Unter dem ‚*sensus* communis' aber muss man die Idee eines *gemeinschaftlichen* Sinnes, d.h. eines Beurteilungsvermögens, verstehen, welches in seiner Reflexion auf die Vorstellungsart jedes anderen in Gedanken (a priori) Rücksicht nimmt, um gleichsam an die gesamte Menschenvernunft sein Urteil zu halten ..." Unsere Patientin klagt demgegenüber: „Ich habe keinen inneren Maßstab, an dem ich sehe, ob ich etwas schon *mit*fühlen kann." Was also beim Gesunden – nach Kant – apriorischen Charakter trägt und als innerer bzw. internalisierter Maßstab, d.h. als immer schon vollzogene Transzendenz, die unerlässliche Basis darstellt für jedes Hier und Jetzt erfolgende Sichversetzen in den anderen Menschen und die allen gemeinen Urteilsvoraussetzungen, das muss von solchen Patienten Tag für Tag unter größten Anstrengungen je neu geleistet werden; so sehr, dass es darüber zu einer eigentlichen Zuwendung zu den Mitmenschen und Dingen des Alltags – der diese Basis ja dienen sollte – gar nicht mehr kommt.

Der Psychiater ist verständlicherweise geneigt, ein solches Apriori, um das es hier geht, nicht einfach als transzendentale Bedingung der

Möglichkeit formal zu beschreiben, sondern in seiner lebensgeschichtlichen Entfaltung zu verfolgen. Wenn das eigentümliche Vermögen des *common sense* – transzendentalphänomenologisch gesehen – in der intersubjektiven Konstitution der Lebenswelt begründet ist, so fragt der Psychiater nach den faktischen Bedingungen der Verankerung in einer solchen intersubjektiv konstituierten Lebenswelt. Wir werden auf die frühe Kindheit verwiesen[26]. Erikson spricht bekanntlich von „basic trust" als einer ersten Grundlage jeglichen menschlichen Weltverhältnisses überhaupt.

Nach einer These von Portmann liegt die Bedeutung der „physiologischen Frühgeburt" des Menschen unter anderem darin, dass dadurch das Reifungsgeschehen bei ihm bereits zu einem Zeitpunkt durch soziale Faktoren mitgeprägt wird, zu dem dies bei den Tieren nicht der Fall ist. Allerdings fällt wohl nur die erste Veranlagung des *common sense* in die Zeit der frühesten Kindheit. Seine eigentliche Entfaltung findet erst später in enger Koppelung an die *Sprach*entwicklung statt.

Auf die große Bedeutung der Beziehungen zwischen Sprachentwicklung und Entwicklung des *common sense* kann hier nicht näher eingegangen werden. Doch sind im Hinblick auf die Störbarkeit der lebensgeschichtlichen Entfaltungen des *common sense* die Hypothesen von L. Wynne und seinem Arbeitskreis interessant, wonach enge Beziehungen zwischen den in einer Familie herrschenden Kommunikationsformen einerseits und den Formen der Persönlichkeitsorganisation (einschließlich Denkstile) bei den in diesen Familien heranwachsenden Kindern andererseits bestehen sollen. Speziell da seien diese Zusammenhänge eklatant, wo die Kinder später an einer Schizophrenie erkranken. Kommunikationsstile – also das, was *zwischen* den Angehörigen einer Familie vorgeht oder nicht vorgeht – würden demnach internalisiert und die Denk- und Urteilsvoraussetzungen sowie die Begegnungsfähigkeit der Kinder prägen. Begegnungsfähigkeit (v. Baeyer [1955]) ist aber einer der wesentlichen Prüfsteine, an denen wir die Schizophreniegefährdung eines Menschen abzuschätzen pflegen.

Sollten diese Arbeitshypothesen auch nur partiell durch die weitere Forschung bestätigt werden, so bekämen wir hier etwas von der lebensgeschichtlichen Genese des *common sense* und seiner Störungen zu fassen. In Anlehnung an eine bekannte Formulierung Goethes könnte man dann sagen: Der *common sense* sei ein *an* der Kommunikation *für* die Kommunikation, *an* der Gemeinschaft *für* die Gemeinschaft herangebildetes Organ. Bei dem gegenwärtigen Stand der Forschung muss man allerdings noch offenlassen, inwieweit tatsächlich das Milieu –

insbesondere das kommunikative Milieu –, in dem das Kleinkind heranwächst, den Grund und Boden vorgibt, auf dem sich so etwas wie der *common sense* entfaltet, inwieweit ein genetisch determiniertes Reifungsgeschehen bzw. Reifungsversagen den Ausschlag gibt.

Eine weitere Frage ist die: Warum manifestiert sich ein solcher Mangel des *common sense*, wenn er so früh veranlagt sein soll, meist erst nach der Pubertät? Es wäre denkbar, dass diese Fähigkeit erst auf dem Weg zur Mündigkeit, zur „Verselbständigung“[27] ihre eigentliche Belastungsprobe bestehen muss. Diesbezüglich bedarf es jedoch noch einer tiefer gehenden Erforschung der Reifungs- und Entwicklungspsychopathologie[28].

Schließlich muss ein Einwand zum Schluss wenigstens noch kurz berührt werden: Ist der *common sense* überhaupt ein ubiquitäres Phänomen? Handelt es sich dabei am Ende vielleicht nur um ein Produkt der Gesellschaft oder sogar nur einer bestimmten Gesellschaftsstruktur? Gibt es nicht zumindest in verschiedenen soziokulturellen Zusammenhängen sehr unterschiedliche Ausgestaltungen desselben? Dazu nur soviel: Welche Common-sense-Urteile vorherrschen, wechselt offensichtlich von Gesellschaft zu Gesellschaft. Aber *dass* es überhaupt so etwas wie *common sense* bei den verschiedensten Völkern und auf unterschiedlichsten sozio-kulturellen Entwicklungsstufen gibt, daran kann kaum gezweifelt werden[29]. Allerdings bestehen wohl nicht nur inhaltliche, sondern auch formale und intensitätsmäßige Unterschiede. Das heißt, die Arten und Grade einer Common-sense-Bezogenheit überhaupt können differieren[30]. Sie entsprechen verschiedenen Formen der intersubjektiven Konstitution einer Lebenswelt bzw. verschiedenen Stufen der Verankerung in ihr. Beobachtungen im Fernen Osten[31] weisen in diese Richtung. Diesbezüglich sind von der vergleichenden transkulturellen Psychiatrie noch wichtige Aufschlüsse zu erwarten.

Am Ende erhebt sich noch einmal die Frage nach dem Wesen des *common sense*: Gibt es ihn überhaupt im Sinne einer statischen, auf Anlage und frühkindlicher Prägung beruhenden „Funktion“? Als eine Funktion, die einfach vorhanden und bis zu einem gewissen Grade intakt sein muss, auch da, oder gerade da, wo sich ein Mensch in gesunder Weise über die durch sie vermittelten Wahrheiten erheben will? Oder ist die isolierende Herauspräparierung eines „Gemeinsinnes“, der in verschiedener Weise beeinträchtigt oder gestört sein kann, fragwürdig? Leitet dieser Ansatz nicht letztlich zurück in Stadien der Psycho(patho)logie, die eigentlich überwunden sein sollten? Ist die Entfaltung des menschlichen Daseins am Ende so weit ein dialektischer Prozess, dass die mehr oder weniger große Fragilität, Verunsicherung oder sogar faktische Störung einer hypothetischen, basalen Common-sense-Funktion gerade den Anstoß gibt für die Entwicklung eines geschärften Selbstbewusstseins, das, auf je höherer Stufe der Vermittlung, die Begegnung mit den Welten der andern und die Integrierung derselben in die eine, uns gemeinsame Welt zu leisten hat? Freilich so, dass diese dialektische Bewegung auch überspannt und darüber zunichte werden kann? Das heißt, handelt es sich bei der Brüchigkeit des Gemeinsinnes um eine reine Defizienz oder um ein das Wesen des Menschen mitkonstituierendes Risiko? Letzteres entspräche einer Konzeption, welche zwanglos die Tradition anthropologischer Modellvorstellungen von Herder bis Gehlen fortsetzen würde. Den Gemeinsinn gäbe es dann auf sehr verschiedenen Stufen einer dialektischen Entfaltung. Er wäre, wie das menschliche Dasein überhaupt, nichts Statisches, sondern in ein dialektisches Werden einbezogen. Die im Hinblick auf die Persönlichkeitskonstitution Depressiver erwähnte Möglichkeit eines „Zuviels" an Common-sense-Verhaftung wies bereits in die Richtung einer solchen Dialektik.

Ob bzw. inwieweit die in dieser Studie besprochenen „Störungen" des *common sense* Dekompensationen im Rahmen einer dialektischen Entfaltung des Menschenwesens darstellen, oder inwieweit sie auf einer sehr basalen Insuffizienz beruhen, die selbst nicht *in* diesen dialektischen Prozess hineinfällt, weil sie die Voraussetzungen betrifft, unter denen er in Gang bzw. nicht in der rechten Weise in Gang kommt und in Gang gehalten wird: Diese Frage soll hier offen bleiben. Sie könnte bei dem gegenwärtigen Stand unserer Kenntnisse wohl kaum anders als aufgrund weltanschaulicher Vorentscheidungen beantwortet werden. Demgegenüber gilt es Methoden zu entwickeln, die es in der Zukunft ermöglichen, den Geltungsbereich einer auf statische Defizienzen hin ausgerichteten und den einer dialektischen Betrachtung empirisch gegeneinander abzugrenzen.

Zusammenfassung

Es wird gezeigt, inwiefern das ursprünglich in der Philosophie beheimatete Problem des *common sense* (sensus communis, bon sens, gesunder Menschenverstand) auch psychopathologisch größtes Interesse verdient. Schwierigkeiten bestehen darin, dass es bis heute nicht gelungen ist, dieses Phänomen empirisch exakt zu fassen oder gar messbar zu machen. Um an Wesen, Bedeutung, Stellenwert desselben heranzukommen, bietet sich das Studium der Ausfallserscheinungen an. Sie lassen sich am deutlichsten in der beginnenden Schizophrenie erfassen. Das wird im Einzelnen belegt. Charakteristisch ist unter anderem, dass die Topik bei diesen Kranken früher und grundlegender gestört ist als die Logik.

Transzendentalphänomenologische Gesichtspunkte (intersubjektive Konstitution der Lebenswelt) und empirische Probleme der faktischen Genese des *common sense* werden erörtert und hinsichtlich letzterer statische (auf ein Konstatieren von Defizienzen ausgerichtete) und dialektische Betrachtungsmöglichkeiten einander gegenübergestellt.

Anmerkungen

* Herrn Prof. Dr. W. von Baeyer zum 65. Geburtstag.

1 Nach der Antrittsvorlesung vom 17. Februar 1969 anlässlich der Umhabilitation von Freiburg i. Br. nach Heidelberg. Es handelt sich um eine Weiterentwicklung einzelner Gedankengänge aus „Der Verlust der natürlichen Selbstverständlichkeit. Ein Beitrag zur Psychopathologie symptomarmer Schizophrenien" (erscheint demnächst im Enke-Verlag, Stuttgart). [erschienen 1972; Anm. d. Hg.]

2 Funk and Wagnalls Standard dictionary (Int. Ed., New York 1964).

3 Aristoteles: De anima III, 425 a. Genauer müsste man sagen: Die κοινὴ αιδησῖς gewährleistet als das eigentliche Wahrnehmen überhaupt erst den Selbst- und Weltbezug der Sinnesempfindungen.

4 Vgl. das gesamte Spätwerk Husserls, insbesondere: Die Krisis der europäischen Wissenschaften und die transzendentale Phänomenologie. Husserliana, Bd. VI, Den Haag 1954.

5 Vgl. unter anderen K. Kosík [1967].

6 Wie alle aufgeführten Punkte, so gehören auch 3 und 4 eng zusammen: „Das Geheimnis der Alltäglichkeit ... erweist sich zuletzt als das Geheimnis der sozialen Wirklichkeit überhaupt. Die dem Alltagsbegriff immanente Dialektik aber äußert sich... darin, dass der Alltag die soziale Wirklichkeit ebenso offenbart wie verdeckt", schrieb schon G. Lehmann (Arch. f. angewandte Soziologie, Berlin 1932/33, S. 37). Vgl. unter anderen M. Theunissen: Der Andere. Studien zur Sozialontologie der Gegenwart. Berlin 1965.

7 Man könnte im Hinblick auf den *common sense* weiterfragen: Welche Bedeutung hat das Zwischenmenschliche für das Offenbarwerdenkönnen der Welt? Und umgekehrt: Welche Bedeutung hat das Offenbarwerdenkönnen der Welt (und damit unser Seinkönnen bei Demselben) für die Entfaltung des Zwischenmenschlichen? Inwieweit beruht Verstehen auf Verständigung, inwieweit Verständigung auf Verstehen? Beides greift offenbar im Sinne einer eigentümlichen Zirkelstruktur ineinander. Wichtig ist, dass es in diesem Zusammenhang nicht auf die je aktuellen interpersonalen Beziehungen ankommt, sondern auf das, was aus ihnen abfließt, sedimentiert und sodann konstitutive Bedeutung erlangt, d.h. künftighin alles Selbst- und Weltverständnis mitkonstituiert.

8 Vgl. die ersten Sätze aus: Discours de la méthode (1637).

9 Neuerdings hat A. Kraus den Versuch unternommen, das Gemeinsame in den Beschreibungen der prämorbiden Persönlichkeitsstruktur, wie sie unabhängig voneinander Shimoda, Tellenabch, Becker u.a. gegeben haben, herauszuarbeiten und anthropologisch zu begründen.

10 Eine ganz andersartige (relative) Hypertrophie des *common sense* finden wir auffallend häufig bei Schwachsinnigen. Inwieweit es sich dabei um ein primäres, inwieweit um ein rein kompensatorisches Phänomen handelt, ist ein interessantes, noch wenig untersuchtes Problem.

11 Das hat bereits Kant klar gesehen: „Das einzige allgemeine Merkmal der

Verrücktheit ist der Verlust des *Gemeinsinnes* (sensus communis) und der dagegen eintretende *logische Eigensinn* (sensus privatus)" (Anthropologie A. u. B., S. 151). Vgl. hierzu K. P. Kisker [1957] und W. v. Baeyer-Katte [1966].

12 Vgl. L. Binswanger [1963 und 1965]; ferner G. Hofer [1968 a,b].

13 Wiederum etwas ganz anderes ist der Taktverlust, den wir bei bestimmten hirnatrophischen Prozessen beobachten. Verschieden ist jeweils die Struktur dieses „Verlustes", so sehr auch mitunter die daraus resultierenden Entgleisungen einander ähneln können.

14 Schon E. Bleuler [1911, 5. 64] schrieb: „Die Ideen werden in ganz unregelmäßigen Bruchstücken gedacht, die manchmal das Fernerliegende enthalten, das Nächste vermissen lassen."

15 Allerdings glaubt Lukács fälschlicherweise, dass das Signalsystem 1´ bei Geisteskranken gerade intakt bliebe.

16 A. a. O. Darmstadt 1963, S. 27.

17 Die „Lebenswelt" ist nach E. Husserl die „vorgegebene Welt ... im Horizont unserer Mitmenschlichkeit" und, als „der ständige Geltungsboden, eine stets bereite Quelle von Selbstverständlichkeiten" (Husserliana, Bd. VI, S. 124).

18 Der von Binswanger im Anschluss an Szilasi geprägte Begriff „natürliche Konsequenz" ist sowohl im Hinblick auf die in ihm anvisierte „Natürlichkeit" als auch im Hinblick darauf, was in diesem Zusammenhang „Konsequenz" besagt, noch nicht hinreichend geklärt. Was der *common sense* behütet, ist im Grunde die Wohlproportioniertheit der „anthropologischen Proportion", freilich in einseitiger Frontstellung gegen ein Überhandnehmen der Vertikalität und d.h. zugleich verbunden mit den Gefahren eines Aufgehens in der Horizontalität des Daseins. (Hieraus erklärt sich die ambivalente Einstellung, wie sie etwa Goethe und Hegel gegenüber dem *common sense* einnahmen.) Doch bedürften auch diese Modellvorstellungen noch einer genaueren Klärung.

19 Zusammenfassende Überblicke über die bisherige Forschung gaben R. W. Payne [1966] und Fish [1966].

20 Kritik der Urteilskraft C (KdU), S. 156/157.

21 KdU, S. 160.

22 Dieser Begriff „Nachahmung" trifft allerdings nur ungenau das, um was es hier geht.

23 Im äußersten Extrem bedeutet das: Echolalie, Echopraxie einerseits, Negativismus bzw. stuporöse Unansprechbarkeit andererseits.

24 Wenn die Kranke von „Feingefühl" oder auch „so einem Weltgefühl" sprach, hatte sie von dem, was sich uns bei diesen Worten, als die Tradition des „esprit de finesse" (Pascal) aufdrängt, keine Ahnung. Und dennoch beschrieb sie genau dies. „Esprit de finesse" und „esprit de coeur" sind möglicherweise nichts anderes als sublimere, aller defizienten Modi entkleidete Entfaltungsstufen des *common sense.*

25 KdU, S. 157.

26 Das war schon der Fall, als wir mit Simmel auf die „Bedeutung der Nachahmung für den Übergang des Gruppenlebens in das individuelle Leben" hinwiesen. Denn die Lebensphase, in der die Nachahmung ihren größten Stellenwert besitzt, ist zweifellos die frühe Kindheit.

27 Kulenkampff [1964], ferner W. Kretschmer [1957], W. Bräutigam [1965] u. a.

28 Vgl. Häfner [1963], v. Baeyer [1968].

29 Vgl. M. Natnason [1963, S. 912 ff.].

30 Der *common sense* hebt sich als solcher um so deutlicher ab, je weiter die Individuation innerhalb einer Gesellschaft vorangeschritten ist, je mehr auch gewisse Denk- und Verhaltensstile im Begriffe sind, sich zu emanzipieren. Der „Strukturwandel der Öffentlichkeit“ (Habermas) im allerweitesten Sinne ist für seine Ausprägung von entscheidender Bedeutung. Darauf hat W. v. Baeyer-Katte [1966] besonders hingewiesen. Nicht zufällig erfuhr die Frage nach dem *common sense* gerade im 18. Jahrhundert eine besondere Akzentuierung. Dennoch gehört es davon unabhängig anscheinend zum Wesen des Menschen überhaupt, dass *sensus communis* und *sensus privatus* bei ihm stets mehr oder weniger in einem (solange der Mensch gesund sich entfaltet: produktiven) dialektischen Spannungsverhältnis aufeinander bezogen bleiben.

31 Vgl. z. B. „Beiträge zur vergleichenden Psychiatrie“, ed. N. Petrilowitsch, Akt. Fragen Psychiat. Neurol., Vol. 5, Karger, Basel/New York 1967; vor allem die dort (S. 59 ff.) von Wulff beschriebene eigentümliche „Relativität“ im Bewusstsein der Vietnamesen ist im Hinblick auf unser Thema interessant.

Literatur

Baeyer, W. v.: Jugendliche Problematik und Reifung in ihrer Bedeutung für die Psychiatrie. Ruperto-Carola 45: 167-174 (1968). – Der Begriff der Begegnung in der Psychiatrie. Nervenarzt 26: 369-376 (1955).

Baeyer-Katte, W. v.: Immanuel Kant über das Problem der abnormen Persönlichkeit; in: W.v. Baeyer and R. M. Griffith, Conditio humana. Erwin W. Straus on his 75th birthday, pp. 35-54 (Springer, Berlin/Heidelberg/New York 1966).

Bergson, H.: Ecrits et paroles, T. I, p. 84 ff. (RM Mossé Bastide); Zit. n. Gadamer.

Beringer, K.: Beitrag zur Analyse schizophrener Denkstörungen. Z. ges. Neurol. Psychiat. 93: 55-61 (1924). – Denkstörungen und Sprache bei Schizophrenen. Z. ges. Neurol. Psychiat. 103: 185-197 (1926).

Binswanger, L.: Drei Formen missglückten Daseins. Verstiegenheit, Verschrobenheit, Manieriertheit (Niemeyer, Tübingen 1956). – Über das Wahnproblem in rein phänomenologischer Sicht. Schweiz. Arch. Neurol. Neurochir. Psychiat. 91: 85-88 (1963). – Wahn (Neske, Pfullingen 1965).

Bleuler, E.: Dementia praecox oder die Gruppe der Schizophrenien; in Aschaffenburg, Hb. der Psychiatrie, Vol. IV (Deuticke, Leipzig u. Wien 1911).

Bräutigam, W.: Erlebnisvorfeld und Anlässe schizophrener Psychosen. 7. Psychiatertagung des Landschaftsverbandes Rheinland, Süchteln 1965.

Cohen, M. B.; Baker, G.; Cohen, R. A.; Fromm-Reichmann, F. and Weigert, E.: An intensive study of twelve cases of manic-depressive psychosis. Psychiatry 17: 103-137 (1954).

Conrad, K.: Die beginnende Schizophrenie (Thieme, Stuttgart 1958).

Descartes, R.: Oeuvres et lettres (Gallimard, Paris 1953).

Erikson, E. H.: Kindheit und Gesellschaft (Childhood and Society [New York 1950]) (Klett, Stuttgart/Zürich 1957).

Fish, F.: Experimentelle Untersuchung der formalen Denkstörung bei der Schizophrenie. Fortschr. Neurol. Psychiat. 34: 427-445 (1966).

Funk and Wagnall: Standard dictionary (Int. Ed., New York 1964).

Gadamer, H. G.: Wahrheit und Methode. Grundzüge einer philosophischen Hermeneutik; 2. Aufl. (Mohr, Tübingen 1965).

Gebsattel, V. v.: Prolegomena zu einer medizinischen Anthropologie (Springer, Berlin/Heidelberg/New York 1954).

Göppert, H.: Zwangskrankheit und Depersonalisation (Karger, Basel/New York 1960).

Häfner, H.: Prozess und Entwicklung als Grundbegriffe der Psychopathologie. Fortschr. Neurol. Psychiat. 31: 393-438 (1963).

Heidegger, M.: Sein und Zeit (Niemeyer, Halle 1927).

Hofer, G.: Der Mensch im Wahn (Karger, Basel/New York 1968a). – Der Wähnende als Mitmensch. Psychiat. clin. 1: 253-262 (1968b).

Husserl, E.: Die Krisis der europäischen Wissenschaften und die transzendentale Phänomenologie. Husserliana, Bd. VI (Nijhoff, Den Haag 1954).

Kant, I.: Kritik der Urteilskraft; 3. Aufl. (C) (Königsberg 1799). – Anthropologie in pragmatischer Hinsicht; 2. Aufl. (B) (Königsberg 1800).

Kisker, K. P.: Kants psychiatrische Systematik. Psychiat. Neurol., Basel 133: 17-28 (1957). – Der Erlebniswandel des Schizophrenen (Springer, Berlin/Göttingen/Heidelberg 1960).

Kosík, K.: Die Dialektik des Konkreten (Suhrkamp, Frankfurt a.M. 1967).

Kraus, A.: Melancholiker und Rollenidentität; in: W. Schulte, Melancholie (Thieme, Stuttgart 1969).

Kretschmer, W.: Die entwicklungspsychologischen Zusammenhänge im Aufbau der Hebephrenie. II. Int. Kongr. f. Psychiatrie. Congress Report, Vol. 1, p. 215-218 Orell & Füssli, Zürich (1959).

Kühn, H.: Über Störungen des Sympathiefühlens bei Schizophrenen. Ein Beitrag zur Psychologie des schizophrenen Autismus und der Defektsymptome. Z. ges. Neurol. Psychiat. 174: 418-459 (1943).

Kulenkampff, C.: Psychotische Adoleszenzkrisen. Nervenarzt 30: 530-536 (1964).

Lukács, G.: Die Eigenart des Ästhetischen; Bd. II, Ges. Werke Ed. 12 (Luchterhand, Berlin/Neuwied 1964).

Moore, G. E.: Die Verteidigung des Common Sense. Fünf Aufsätze. Einl. von H. Delius (Suhrkamp, Frankfurt a. M. 1969).

Natanson, M.: Philosophische Grundfragen der Psychiatrie. I. Philosophie und Psychiatrie; in: Psychiatrie der Gegenwart, Bd. 1/2, pp. 903-925 (Springer, Berlin/Göttingen/Heidelberg 1963).

Payne, R. W.: The measurement and significance of overinclusive thinking and retardation in schizophrenic patients; in P. H. Hoch and J. Zubin, Psychopathology of schizophrenia, pp. 77-97 (Grune and Stratton, New York/London 1966).

Petrilowitsch, N. (Hg.): Beiträge zur vergleichenden Psychiatrie. Akt. Fragen Psychiat. Neurol., Vol. 5 (Karger, Basel/New York 1967).

Portmann, A.: Biologische Fragmente zu einer Lehre vom Menschen; 2. Aufl. (Karger, Basel 1951).

Reid, TH.: The philosophical works; Bd. II. Ed. Hamilton (Edinburgh 1846).

Shaftesbury, A. Earl of: Characteristics of men, manners, opinions, times; Bd.I-III (London 1711). Treatise II (Dtsch. Ausg.: Philosophische Werke, Bd. I-III[Leipzig 1776-1779]).

Simmel, E.: Die Mode. Philosophische Kultur; 2. Aufl. (Leipzig 1909).

Straus, E.: Psychologie der menschlichen Welt; p. 208 ff. (Springer, Berlin/Göttingen/Heidelberg 1960).

Tellenbach, H.: Geschmack und Atmosphäre. Medien menschlichen Elementarkontakts (Müller, Salzburg 1968).

Theunissen, M.: Der Andere. Studien zur Sozialontologie der Gegenwart (de Gruyter, Berlin 1965).

Vico, G.: De nostri temporis studiorum ratione (Neapel 1708) (Lat.-dtsch. Ausg.: Vom Wesen und Weg der geistigen Bildung [Wiss. Buchgesellsch., Darmstadt 1963]). – La Scienza Nuova (1725/1744) (Dtsch. Übers. von E. Auerbach: Die neue Wissenschaft über die gemeinschaftliche Natur der Völker [de Gruyter, Berlin/Leipzig 1924; Rowohlt, Reinbek 1966]).

Wyrsch, J.: Über die Psychopathologie einfacher Schizophrenien. Mschr. Psychiat. Neurol. 102: 75-106 (1940). – Die Person des Schizophrenen (Haupt, Bern 1949).

Grundsätzliches zur Konzeption einer ‚anthropologischen Proportion'*

Der Psychiater hat es als Arzt immer mit dem Ganzen einer menschlichen Existenz zu tun. Dieses Ganze – dasjenige, was uns in der unmittelbaren Begegnung mit dem Patienten beeindruckt, aber auch dasjenige, woraufhin wir therapieren – ist außerordentlich komplex und daher wissenschaftlich nur schwer angehbar. Das Bedürfnis nach einem wissenschaftlichen Zugang lässt sich aber nicht abweisen. „Wissenschaftlich" vorgehen heißt ja letztlich nichts anderes, als an einer Begegnung auch das Denken teilhaben zu lassen, und zwar so, dass methodisch abgesicherte Erkenntnis, d.h. Wissen, möglich wird. Dabei befinden wir uns immer in dem Dilemma, entweder die Unverkürztheit der Erfahrung der Wissenschaftlichkeit des Zugangs oder die Wissenschaftlichkeit des Zugangs der Totalität der Erfahrung zu opfern. Welche Wege gibt es angesichts dieses Dilemmas?

1. Wir beginnen bei dem, was sich von den traditionellen naturwissenschaftlichen Methoden her wissenschaftlich bearbeiten lässt. Diesen Weg gehend verzichten wir zunächst darauf, dem komplexen Wesen des Gegebenen gerecht zu werden, beschränken uns vielmehr auf das, was gegenständlich, messbar, berechenbar zu machen ist, und lassen das Übrige auf sich beruhen in dem Vertrauen, es irgendwann im allmählichen Aufstieg von einfachen zu immer komplizierteren Strukturen schließlich auch fassen zu können. Dies ist der Weg, den die neuzeitliche Wissenschaft bevorzugt. Er lässt sich nicht gehen, ohne dass nicht wenigstens vorübergehend eine beträchtliche Depotenzierung des uns Begegnenden in Kauf genommen wird. Depotenzierung besagt dabei: Verzicht auf Wesensangemessenheit zugunsten von Rationalität im Sinne methodologischer Absicherung des Zugangs.[1]
2. Der zweite Weg vermeidet demgegenüber soweit wie möglich jede stärkere Depotenzierung und bescheidet sich dafür mit einer nur schrittweise erfolgenden rationalen Durchdringung der Wirklichkeit. Im ärztlichen Bereich, in dem wir die Verantwortung vor dem Wesen des uns Begegnenden nie – auch nur vorübergehend – außer

Acht lassen können, gebührt diesem zweiten Weg neben dem ersten besondere Aufmerksamkeit. Im Übrigen sollte man beide Wege auch nicht zu sehr gegeneinander ausspielen, so gegenläufig ihre methodischen Ausrichtungen auch sein mögen. Sie sind in ihrer wechselseitigen Ergänzung zu sehen. Methodologisch handelt es sich zwar um eine Alternative: Wissenschaftlichkeit des Zuganges unter Beschneidung der Totalität der Erfahrung in ihrer ganzen Problematik *oder* Wahrung der letzteren unter Einschränkung des Anspruchs auf operationale Schärfe und geistige wie technische Beherrschbarmachung. Dennoch sollten wir nicht bei einer Polarisierung von „Wissenschaft“ und „Besinnung“ (Heidegger 1954) stehenbleiben, als ob Wissenschaft ohne Besinnung *wahre* Wissenschaft und Besinnung ohne wissenschaftliche Gesinnung, d.h. ohne Streben nach Gewissheit und methodologischer Kritik, *wahre* Besinnung zu nennen wäre. Doch ist es gut, sich jederzeit der eingeschlagenen Wegrichtung bewusst zu sein, in der Beschäftigung mit dem Problem einer „anthropologischen Proportion“ ist es zunächst die zuletzt genannte.

Wir möchten etwas von der Eigenart eines uns begegnenden Menschen fassen, möchten – etwa mit der Frage: Wie steht er im Leben? – Einblick gewinnen in sein Verhältnis zur Welt und zu sich selbst. „Eigenart“ meint dabei ein Wie-Beschaffensein; etwas Qualitatives. Welche Möglichkeiten gibt es, Qualitatives auf den Begriff zu bringen und damit wissenschaftlich angehbar zu machen? Es handelt sich um komplexe Relationen. Wie steht es mit deren Mathematisierbarkeit?[2]

Einen ersten Schritt in dieser Richtung bedeutet die Herstellung von Vergleichbarkeit und die Aufstellung von Maßverhältnissen. Das „Maß“ ist nach Hegel (IV, 410) die „mittelbare Einheit des Qualitativen und Quantitativen“; es liegt in ihm „bereits die Idee des Wesens“ (IV, 409). Bei der Aufstellung von Maßverhältnissen haben wir es demnach mit einer elementaren Stufe rationaler Durchdringung des Gegebenen zu tun.

Das Denken in Proportionen reicht bis weit in die Antike zurück. Es hat seine eigene Geschichte, in der der Name des Pythagoras und seiner Schule einen ersten Höhepunkt markiert.[3] Diese Geschichte reicht über die Spätdialoge Platons, über das aristotelische „μέσον“, die platonische Tradition des Mittelalters (z.B. Schule von Chartres) und über die Renaissance (Leonardo da Vinci, Dürer u.a.) hinweg bis in die Neuzeit. Die größte Rolle spielten und spielen Proportionen naturgemäß in den Künsten, vor allem in der Architektur. Was die Antike hierüber gedacht hat, fand seinen späten Niederschlag im Werk von Vitruv. Im Mittelalter waren es die Bauhütten, die ein Wissen um die „rechten" Proportionen von Generation zu Generation weitertrugen. Dabei ging es nie um gänzlich abstrakte Maßverhältnisse. Die Proportionen bezogen sich vielmehr immer auf das menschliche Selbst- und Weltverhältnis, wie es konkret durch die Gestalt unserer leiblichen Organisation vorgezeichnet ist. „Überall stellt sich das Bild unseres körperlichen Daseins als der Typus dar, nach dem wir jede andere Erscheinung beurteilen", schrieb Wölflin (1946, 23) im Hinblick auf die bildende Kunst. Noch der auf dem Goldenen Schnitt aufgebaute „Modulor" von Le Corbusier orientiert sich an den Proportionen der menschlichen Gestalt. Stets hat sich in dieser Tradition die Überzeugung gehalten, dass der Stil auf den „tiefsten Grundfesten der Erkenntnis" ruhe und dass die Kunst nichts sei als eine „Offenbarung geheimer Naturgesetze" (Goethe). Das gilt nicht nur für die Kunst: Auch im Hinblick auf das Wesen der Gesundheit wurde der Idee des „rechten Maßes", des Gleichgewichtes der Kräfte, der rechten, d.h. proportionierten Synkrasie usw. in der gesamten hippokratisch-galenischen Medizin eine grundlegende Bedeutung eingeräumt. Am deutlichsten wird dies in der „Diätetik" als einer eigenen Disziplin, die zu Beginn des letzten Jahrhunderts (Reil[4], v. Feuchtersleben u.a.) noch einmal eine hohe Blüte erlebte.

In der Psychiatrie gab es schon lange vor Binswanger ein Denken in Proportionen und Proportionalität.[5] Als markantes Beispiel sei an die Psychopathielehre Birnbaums erinnert. Birnbaum (1909) sprach von „Maßbeziehungen der Persönlichkeitselemente zueinander sowie zu äußeren Faktoren". Den Maßbeziehungen zugrunde lägen „formale Eigentümlichkeiten", die er als die „wesentlichen Charakteristika für die persönliche Eigenart" eines Menschen ansah. Mögen einzelne Persönlichkeitsbestandteile auch noch so sehr als „normal" oder „abnorm" erscheinen, entscheidend ist für Birnbaum, „ob das bestimmte *Verhältnis*, das sie zueinander wie zu anderen Faktoren haben, als normwidrig zu gelten hat". In den auf diesem Ansatz fußenden Beschreibungen des Einseitigen, Exaltierten, Übertriebenen, Überspannten im Verhalten der „Deséquilibrés" ist ebenso wie in Eugen Bleulers Begriff des „Verhältnisblödsinns" – manches vorweggenommen, was sich dann später bei Binswanger unter den Titeln Verstiegenheit, Verschrobenheit, Manieriertheit in dem Buch „Drei Formen mißglückten Daseins" (1956) phänomenologisch sehr viel differenzierter analysiert findet.

Einen spezielleren Proportionsbegriff verwendete Kretschmer bereits 1921 in seiner Lehre von der diathetischen und psychästhetischen Proportion. Das Verhältnis (eigentlich die ganze Skala) zwischen gehobener und gedrückter Stimmung einerseits, Erregbarkeit und Stumpfheit andererseits soll zwei verschiedene Konstitutionstypen – den vorwiegend pyknisch Zyklothymen und den vorwiegend leptosomen Schizothymen – charakterisieren. Die Kretschmersche Konstitutionslehre, die sich bekanntlich manche Abstriche hat gefallen lassen müssen (v. Zerssen), steht methodologisch auf einem ganz anderen Boden als der Ansatz einer „anthropologischen Proportion" bei Binswanger. Dennoch ist ein Zusammenhang, was die Sache betrifft, nicht zu übersehen: Ist doch der Zyklothyme i.S. Kretschmers offenbar jemand, bei dem sich die gesamte Daseinsentfaltung mehr in die Breite und Weite vollzieht, wogegen beim Schizothymen, Schizoiden und Schizophrenen die Bedeutungsrichtung der Vertikalität dominiert. Doch damit haben wir schon vorgegriffen.

Was L. Binswanger von seinen Vorgängern unterscheidet, ist nicht nur eine weitergehende Differenzierung, sondern in erster Linie die Suche nach einem tragfähigeren theoretischen Fundament. Er verwendet den Begriff der „Proportion" nicht für etwas *am* Menschen Beobachtbares, sondern als anthropologischen Grundbegriff, der die Entfaltung des Menschen selbst, d.h. die Struktur seines Sichdarlebens, fassbar machen soll. Es geht ihm um die Seinsverfassung des Menschen, die er mit Heidegger als „Da-Sein" versteht. Ausgangspunkt ist nicht die mit einzelnen Eigenschaften ausgestattete „Persönlichkeit" und deren Beziehung zu einer von ihr getrennt, „an sich" existierend gedachten Umwelt, sondern das In-der-Welt-Sein als in sich geschlossene Struktur, die sich einem hermeneutischen Vorgehen erschließt. Das „In-der-Welt-Sein" fungiert dabei aber – im Gegensatz zu Heidegger – nicht als allgemeine, allen konkreten Erfahrungen vom Menschen a priori zugrunde liegende Struktur, sondern als konkrete, im Hinblick auf jedes Menschenwesen empirisch neu zu erfassende Einheit von Selbst und Welt. Psychologie als anthropologische indiziert nach Binswanger (1955, 228) eine innige Verbindung von Auto-logie und Kosmologie[6]. Mit „Kosmos" ist dabei freilich nicht das All des naturhaft gegenständlich Seienden (i.S. der Griechen oder einer philosophischen Anthropologie, wie sie z.B. in Schelers „Stellung des Menschen im Kosmos" vorliegt) im Blick, erst recht nicht die naturwissenschaftlich reduzierte Wirklichkeit, sondern allein das in Entwurf und Geworfenheit sich abzeichnende Woraufhin des Ek-sistierens, also das Sinngefüge, worausher der Mensch alles Begegnende (inkl. sich selbst) versteht. Dabei treibt Binswanger im Gegensatz zu Heidegger nicht Ontologie, sondern – trotz mancher anderslautender Formulierungen – eine ontologisch fundierte, eidetisch ausgerichtete, empirische Anthropologie. Inwieweit es sich dabei um ein „produktives Missverständnis" Heideggers handelt (Kunz), braucht uns hier nicht zu beschäftigen. – „Anthropologisch" meint in diesem Zusammenhang ein Ausloten der Dimensionen und Dimensionalität der Entfaltung menschlichen Seins, speziell des menschlichen „Raumes", wobei räumliche Bestimmungen (im metaphorischen Sinne) herhalten müssen zur kategorialen Erfassung menschlichen „Da-Seins" überhaupt. Bei dem Arbeitsansatz, der dem Begriff einer „anthropologischen Proportion" zugrunde liegt, geht es demnach um nichts anderes als darum, Entfaltungsraum und Entfaltungsrichtungen menschlicher Existenz ein Stück weit bestimmbar zu machen. Ja, man kann sagen, dass Binswanger dieses Ziel an keiner anderen Stelle so unmittelbar verfolgt wie hier.

Am ausführlichsten findet sich das Problem einer „anthropologischen Proportion" dargestellt in der Monographie „Henrik Ibsen und das Problem der Selbstrealisation in der Kunst" (1949), sodann in der meisterhaft knappen Studie „Vom anthropologischen Sinn der Verstiegenheit" (1949) und in dem schon früher entstandenen Aufsatz „Bemerkungen zu zwei wenig beachteten ‚Gedanken' Pascals über Symmetrie" (1947). Wichtige Vorarbeiten enthalten „Traum und Existenz" (1930), „Das Raumproblem in der Psychopathologie" (1932) sowie einzelne Passagen aus den „Ideenfluchtstudien" (1933), aus „Grundformen und Erkenntnis menschlichen Daseins" (1942) und aus den Fallstudien, die 1957 unter dem Titel „Schizophrenie" gesammelt erschienen, z.T. aber schon in den 40er Jahren entstanden waren.

Unter der „anthropologischen Proportion" versteht Binswanger in erster Linie das Verhältnis zwischen „Höhe" und „Weite" im menschlichen Dasein. Dieses Verhältnis wird in seinem Wesen und in seiner Bedeutung für die Entfaltung des Menschen, für seine „Selbstrealisation", am deutlichsten dort, wo es wie in der „Verstiegenheit" zu einem ausgesprochenen Missverhältnis verschoben ist. In der Verstiegenheit steigt einer höher, als es seiner Umsicht und Weitsicht entspricht. Er versteigt sich. Der umgekehrten Verschiebung der anthropologischen Proportion, einer Ausdehnung des Daseins auf Kosten seiner Höhen- und Tiefenentfaltung, hat Binswanger weniger Aufmerksamkeit geschenkt. Wohl in erster Linie deshalb, weil sie psychiatrisch weniger relevant ist. Vieles Hierhergehörige findet sich bei Heidegger unter dem

Titel „Verfallenheit“ beschrieben. Zwar lässt sich die „Verfallenheit“ keineswegs der „Verstiegenheit“ gegenüberstellen. Als umfassendere Kategorie, begrifflich und methodologisch einer anderen Ebene angehörend, fundiert sie diese. Dennoch ist es sicher nicht zufällig, dass die Wahl der Beispiele, an denen Heidegger diese Kategorie verdeutlicht, ebenso wie die Wahl des Terminus, eine entgegengesetzte Bewegungsrichtung zum Ausdruck bringt, d.h. ein Überhandnehmen der Horizontalität des Daseins – des Seins-bei – auf Kosten der vertikalen Dimension[7]. Die „Verfallenheit“ gründet in der – an einer möglichen Eigentlichkeit gemessenen – Uneigentlichkeit des Daseins. Nach Binswanger entspricht die „Vertikalität“ (bzw. vertikale Bedeutungsrichtung) der *Selbst*realisation, also einer psychologisch-empirisch verstandenen Eigentlichkeit des Daseins. Ihr wird die Horizontalität als Dimension der innerweltlichen Realisierung gegenübergestellt. Selbstigung (Steigen in die Höhe) und Weltlichung (Schreiten in die Weite) erweisen sich als Momente einer dialektischen Bewegung. Binswanger hat diese Dialektik in ihrer Dynamik nicht verfolgt, vielleicht nicht einmal gesehen. Seine Betrachtung bleibt weitgehend statisch und begnügt sich mit dem Aufweis von Proportioniertheit als Manifestation „geglückten“, von Disproportioniertheit als Manifestation „missglückten“ Daseins.

Der Ansatz einer „anthropologischen Proportion“ als Verhältnis zwischen „Höhe“ und „Weite“ des Da-Seins bedient sich räumlicher Kategorien. Mit welchem Recht? Diese Frage – die Frage nach der Wesensnotwendigkeit der Verwendung räumlicher Metaphern zur Verdeutlichung der anthropologischen Struktur psycho(patho)logischer Sachverhalte – mit Nachdruck gestellt zu haben, ist ein Verdienst von Broekman und Müller-Suur. In welchem Sinne können räumliche Kategorien in diesem Zusammenhang als „Metaphern“ dienen? Wenn man mit „Raum“ lediglich den geometrischen, physikalischen oder geographischen Raum im Auge hat, handelt es sich tatsächlich nur um „Übertragungen“ von diesem angemessenen Bestimmungen auf wesensmäßig anderes. Aber bevor man sich leichtfertig mit der Rede von „bloß“ übertragenen Bedeutungen zufriedengibt, sollte man nach den Bedingungen der Möglichkeit solcher Übertragbarkeit fragen. Ohne dem nachzugeben, sind die psychische Relevanz von Raumstrukturen (symbolische Raumqualitäten i.S. von E. Straus) und die räumlichen „Veranschaulichungs“möglichkeiten geistig-seelischer Daseinsentfaltung gar nicht zu verstehen. Eine diesbezügliche These der phänomenologischen Forschung lautet: mathematischer, physikalischer, geographischer usw. Raum sind selbst nur Sedimentationsprodukte aus einem übergeordneten Geschehen, das Heidegger terminologisch als „Sich-Einräumen" des Daseins zu fassen suchte; ein Geschehen, aus dem sich erst sekundär physischer, leiblicher, seelischer und geistiger „Raum" für sich isolierbar herauslösen. Von daher ist es zu verstehen, dass die Richtungen des Raumes sich zugleich als „Bedeutungsrichtungen" (Binswanger) oder – wie wir sagen – Entfaltungsrichtungen der menschlichen Existenz darstellen.

Welche Aufgaben ergeben sich nun aus dem bisher Dargestellten für den weiteren Ausbau der Konzeption einer „anthropologischen Proportion?"

Es ergeben sich *erstens* (1) Aufgaben einer Differenzierung und Präzisierung des Verhältnisses zwischen Höhe und Tiefe ebenso wie der Idee der „Verhältnismäßigkeit" dieses Verhältnisses. Es sind also Aufgaben, die in erster Linie Methodisches und Methodologisches betreffen.

Zweitens (2) ist zu klären, ob nicht das Verhältnis zwischen Höhe und Weite im menschlichen Dasein nur ein Beispiel – „Paradebeispiel" – einer anthropologischen Proportion darstellt, dieser Begriff aber in Wirklichkeit einer viel weiteren Anwendung fähig ist, ja eine solche weitere Anwendung über die Räumlichung des Daseins hinaus geradezu fordert.

Drittens (3) könnte man fragen, wie sich diese Konzeption in das Ganze einer phänomenologischen Anthropologie als Grundlage einer medizinischen Anthropologie einfügt; aber auch: welches Organon, welche Erkenntnismöglichkeiten über Proportionalität bzw. Dysproportionalität befinden.

1. Der Begriff einer „anthropologischen Proportion" stellt bislang weniger ein Forschungs*ergebnis* als vielmehr ein Forschungs*postulat* dar. Man wird verhindern müssen, dass er lediglich als ein „Bonmot", etwa im Stil der französischen Moralisten, verstanden wird. Zum Zwecke einer Differenzierung und Präzisierung ist es notwendig, den Wertungsaspekt – Proportion im Sinne von Wohlproportioniertheit im Gegensatz zu Dysproportioniertheit – vorerst zurückzustellen. Es gilt, zunächst einmal ganz wertungsfrei bestimmte Proportionen herauszuarbeiten und zu kennzeichnen; Proportionen, die die Daseinsweise, den Daseinsstil, den Daseinsraum, die Zeitigung eines In-der-Welt-Seins – aus einem anderen Blickwinkel heraus könnte man auch sagen: die

Inkarnationsstruktur einer Individualität – markieren. Hinsichtlich des Vorgehens zeichnen sich folgende drei möglichst scharf voneinander zu unterscheidende Stufen ab:

a) Auf einer ersten Stufe dominieren – im Rahmen einer vorwiegend *statischen* Betrachtung – Aufgaben deskriptiver und formal-kategorialer Präzisierung: Wie steht es mit der Mathematisierbarkeit von so etwas wie „Höhe" und „Weite" des Daseins? Wenn es auch nicht ohne weiteres möglich ist, sie in Zahlen zu messen, so gilt es doch, verlässliche Maßstäbe zu finden, die eine gewisse Vergleichbarkeit ermöglichen. So sehr Aussagen auf diesem Felde zunächst einmal der Sphäre nicht leicht zu fassender Eindrücke und Anmutungen entstammen, so wenig dürfen sie reinen Gefühlsurteilen überantwortet bleiben. Welche Kategorien für eine nuanciertere Beschreibung und Bestimmung lassen sich gewinnen? Auf dieser ersten Stufe stellt sich das Verhältnis von „Höhe" und „Weite" als ein zwar variables, aber in jedem Moment statisch bestimmbares dar.

b) Auf einer zweiten Stufe wäre das Verhältnis von „Höhe" und „Weite" als *dynamisches* Problem ins Auge zu fassen. Es ist leicht zu sehen, dass Streben in die Höhe (bzw. Tiefe) und Streben in die Weite, dynamisch betrachtet sich nicht beziehungslos, sondern – zumindest partiell – antagonistisch zueinander verhalten: Es ist beträchtlich schwerer, einem unverändert hohen Anspruchsniveau bei zunehmender Expansion in die Weite und Breite der Erfahrungswelt und bei einem Bestreben nach größtmöglicher Kommunikabilität zu genügen. Expansion in die Weite gefährdet die Niveauhöhe einer Intention. Kompromissloses Höherstreben oder „bohrender Tiefsinn" stehen in Gefahr, an Erfahrungsfülle zu verlieren und Kommunikationsbrücken abzubrechen. Nicht zufällig schließt sich der Meditierende von der Umwelt und ihrer zerstreuenden Weite ab; ihm droht die Isolierung. Umgekehrt: Der „Mann von Welt" hat es schwer, nicht der Seichtheit, der Oberflächlichkeit zu verfallen. Dabei schließen sich Höhenentwicklung und Weitenentwicklung des Daseins keineswegs aus. Sie fordern sich sogar wechselseitig. Dennoch bleiben sie (in ihren disparaten Entfaltungsrichtungen) antagonistisch. Ihr Zusammenhang stellt sich als Verhältnis Widerstreitender dar, ihre jeweilige Einheit als eine παλιντροπος ἁρμονιη[8]. Das Zusammenspannen von Höhe (Tiefe) und Weite erfordert Kraft. Aus einer statisch gesehenen Proportion ist unversehens ein dialektisches Verhältnis geworden, das dem Gesetz von Polarität und Steigerung gehorcht. Wir haben es mit einer *dialektischen Dynamik* anthropologischer Strukturmomente zu tun.

Der Autor darf hier vielleicht eine persönliche Bemerkung einschalten: Lange bevor er etwas von Binswanger gelesen hatte, stieß er auf dieses Problem bei dem Versuch einer Rangbestimmung von Kunstwerken, speziell von Dichtungen. Die Frage lautete: Lassen sich überhaupt so unterschiedliche Dichter wie etwa Gottfried Keller und Hölderlin hinsichtlich ihres Ranges vergleichen? Wenn ja, wie? Als eine vorläufige, wenn auch sehr abstrakte Lösung bot sich an, den Rang als ein Produkt von Höhe (Tiefe) und Weite einer Dichtung anzusetzen. Die dazugehörigen Fragen lauteten: Aus welcher „Höhe" ist Gehalt oder Form eines Kunstwerks „herunter"geholt (bzw. aus welcher „Tiefe" „herauf"geholt) und in welchem Umfang in die Breite und Weite des Lebens eingeführt. „Weite" umfasst dabei zweierlei: 1. Welche Anschauungsmannigfaltigkeit, welche Erfahrungsfülle ist in eine Dichtung hineinintegriert? 2. Inwieweit ist es gelungen, Gehalt und Form kommunikabel zu machen? Es stehen sich also einerseits Niveauhöhe, andererseits Erfahrungsfülle und Kommunikabilität gegenüber. Informationstheoretisch lässt sich das heute noch weiter formalisieren und sogar bis zu einem gewissen Grade – in freilich fragwürdiger Weise – quantifizieren. Das soll uns hier nicht beschäftigen. Es sollte nur angedeutet werden, wie gerade schöpferische Produktivität zu einem Denken in dynamisch verstandenen anthropologischen Proportionen anregt. Es ist sicher kein Zufall, dass auch Binswanger selbst über eine Beschäftigung mit Dichtung, nämlich mit dem Werk Ibsens, zur Ausarbeitung der Idee einer anthropologischen Proportion angeregt wurde. Das bedeutet jedoch nicht, dass diese etwa nur für das Gebiet künstlerischer Produktivität Geltung beanspruchen könnte. Jede menschliche Existenz ist im Grunde schöpferische Existenz. Dies rechtfertigt, die hier zur Diskussion stehende Proportion schlechthin „anthropologische" zu nennen, ohne damit einen Ausschließlichkeitsanspruch zu verbinden.

c) Erst auf einer dritten Stufe stellt sich die „anthropologische Proportion" als ein Norm- und Wertproblem dar. Dabei darf nicht vergessen werden, dass die Idee der Verhältnismäßigkeit gerade das Ziel hat, an die Stelle subjektiver Wertungen und Anmutungen objektive Sachverhalte treten zu lassen. Dies ist ganz generell das Ziel jeglichen Denkens in Proportionen. Es lässt sich bis in die Harmonielehre der Pythagoräer zurückverfolgen. An die Stelle etwa des Urteils „schöner" Zweiklang tritt die Erkenntnis einer „gesetzmäßigen" (bestimmten Zahlenverhältnissen entsprechenden) Proportion. Ebenso wie für die Schönheit in der Kunst gibt es seit der Antike für die Gesundheit als Ziel jeglicher medizinischer Therapie die Hypothese, dass ihr eine bestimmte prinzipiell erkennbare Proportioniertheit zugrunde liege. Der Unterschied zwischen Wohlproportioniertheit und Dysproportioniertheit soll nicht Sache eines ungeklärten Gefühlsurteils bleiben, sondern Erkenntnischarakter und Erkenntniswert gewinnen. Dazu ist es notwendig, das Spektrum und die Dynamik möglicher anthropologischer Proportionen zuvor auf den beiden zuerst genannten Stufen näher zu differenzieren.

Wenn Binswanger „Proportion“ sagte, meinte er eigentlich Proportioniertheit qua Geglücktsein des Daseins, wie er mit Szilasi formulierte. Den verschiedenen Formen des Missglückenkönnens stand in seinen Augen jeweils nur eine des Geglücktseins gegenüber. Zwar gibt es verschiedene Proportionen z.B. von Höhe und Weite, in denen ein Dasein sich als Geglücktes realisieren kann. Das Verhältnis von Höhe und Weite mag in verschiedenen Kulturkreisen, in verschiedenen Gesellschaftsschichten, bei verschiedener beruflicher Orientierung oder auch bei Mann und Frau, ja sogar auch bei ein und demselben Menschen in verschiedenen Lebensphasen und in verschiedenen Lebenssituationen unterschiedlich aussehen. Es *muss* vielleicht sogar unterschiedlich aussehen gerade dann, wenn die Realisation eines Selbst in einer Welt jeweils eine geglückte sein soll. Aber – würde Binswanger sagen – so viele „geglückte“ Proportionen es auch geben mag, es gibt nur eine Proportioniertheit. Proportioniertheit wäre demnach der *eine* Maßstab, an dem alle möglichen Proportionen menschlichen Daseins gemessen werden – d.h. eine regulative Idee im Sinne Kants, der alles, was in der Erfahrung vorkommen mag, nie vollständig kongruieren kann. Ob und in welchen Grenzen es einen solchen Maßstab – dazu etwa noch als allein maßgebenden – geben kann und welche Vorentscheidungen damit getroffen sind, ist ein schwieriges Problem, dem wir hier nicht weiter nachgehen wollen.

2. Sind nicht noch andere anthropologische Proportionen außer derjenigen zwischen Höhe und Weite denkbar? – Wenn Binswanger von „der“ anthropologischen Proportion in der Einzahl spricht, so nicht nur, weil er mit diesem Namen immer schon den *einen* Maßstab einer Proportioniertheit menschlichen Da-seins und So-seins überhaupt im Auge hatte, sondern auch, weil er offenbar dem Verhältnis zwischen Höhe und Weite einen Vorrang vor anderen möglichen Proportionen im Dasein einräumte, und zwar einen Vorrang im Hinblick auf die Struktur der Selbstverwirklichung. Doch ist deutlich, dass – selbst wenn man innerhalb der Raummetaphorik menschlicher Daseinsentfaltung

bleibt – das Verhältnis von Höhe und Weite doch nur eine unter mannigfaltigen anderen Proportionen im menschlichen Da-Sein ist. Dabei muss freilich berücksichtigt werden, dass die einzelnen Entfaltungs- oder Bedeutungsrichtungen untereinander zum Teil enge Beziehungen aufweisen, woraus Überschneidungen des Verhältnisses zwischen Höhe und Weite mit anderen Proportionen entstehen.

Innerhalb der Vertikalität ist z.B. auf das Verhältnis zwischen Höhe und Tiefe hinzuweisen. Denken wir etwa an Goethes Gedicht „Grenzen der Menschheit“: Tiefe bedeutet nicht zuletzt Verwurzelung, wobei man wiederum – metaphorisch – eine mehr horizontale von einer mehr vertikalen Verwurzelung unterscheiden könnte.

Wenn wir sodann innerhalb der Horizontalität auf das Verhältnis von Vorwärtsgerichtetheit und Breitenentwicklung schauen, haben wir darin bereits ein Bild der Zeitigung des Daseins vor uns: Der in der Vorwärtsgerichtetheit zum Ausdruck kommenden einseitigen Progressionstendenz steht ein mit der Breitenentwicklung verbundenes retardierendes Moment gegenüber. Rein zeitlicher Natur ist das Verhältnis zwischen Zukunfts- und Vergangenheitsbezogenheit im menschlichen Dasein. Progressions- und Regressionstendenzen müssen in ein ausgewogenes Verhältnis – in die rechte[9] Proportion – zueinander gebracht werden, damit ein rechtes Erfassen der Gegenwart, des „Augenblicks“, möglich ist. Eine höhere zeitübergreifende Proportion kann im ausgewogenen Rhythmus („Pendelschlag“) z.B. zwischen extremer – für sich allein genommen scheinbar dysproportionierter – Extraversion (Management) und Introversion (Meditation) zu finden sein.

Über entwicklungsgeschichtliche Gedankengänge stößt man sodann auf Proportionen, die unmittelbar nichts mehr mit Raum- und Zeitverhältnissen zu tun haben: etwa auf das Verhältnis zwischen Instinktgebundenheit und Instinktfreiheit, zwischen Verankerung in einer Umwelt und Weltoffenheit. Es wäre weiter an das Verhältnis zwischen Angepasstheit und Eigenständigkeit zu denken oder an das andere zwischen Homöostase und Heterostase (Menninger) in der menschlichen Lebensentfaltung.

Zentrale Bedeutung kommt der Proportion zwischen Unmittelbarkeit und Mittelbarkeit zu. Die Dynamik dieses Verhältnisses – die Grundlage der Hegelschen Dialektik, aber nicht nur dieser – hat universale Bedeutung. In „Der Verlust der natürlichen Selbstverständlichkeit“ (1971) wurde das Verhältnis zwischen Unmittelbarkeit und Mittelbarkeit an der dialektischen Beziehung zwischen Selbstverständlichkeit und Unselbstverständlichkeit im menschlichen Erleben und Sichdarleben untersucht.

Man könnte in dieser Art noch andere Proportionen im menschlichen Dasein herausarbeiten. Sie ließen sich vielleicht im Rahmen einer neu zu begründenden Strukturanthropologie in Form eines Kategorienschemas ordnen. Nicht zufällig handelt es sich meist um polare Strukturen. Es wäre aber zu stark vereinfachend, wenn man etwa auf den Begriff der Mitte zwischen zwei Extremen zurückgreifen wollte, gibt es doch zwischen den verschiedenen Polen je ganz unterschiedliche Proportionen, die in ihrer *Art* „gut" sind. Auch brauchen wir uns keineswegs ausschließlich auf die rechte Proportion zwischen jeweils nur zwei Polen zu beschränken. Man könnte z.B. auch nach dem wechselseitigen Verhältnis und damit zugleich nach der rechten Proportion zwischen den „pathischen Kategorien" (v. Weizsäcker) – Müssen, Sollen, Können, Dürfen, Wollen – fragen. Obgleich auch hier polare Strukturen im Spiel sind, liegen die Verhältnisse doch wesentlich komplizierter. Noch komplizierter liegen sie, wenn nicht nur der je einzelne Mensch für sich allein, sondern wenn darüber hinaus sein Verflochtensein in die Sozialwelt (ebenso wie das in die Naturwelt) ins Auge gefasst wird.

3. Statt der *einen* Proportion zwischen Höhe und Weite im Dasein haben wir am Ende eine verwirrende Mannigfaltigkeit von „anthropologischen Proportionen" vor uns. Es ist keine leichte Aufgabe, in sie eine Ordnung hineinzubringen. Doch stellt sich diese Aufgabe unabweisbar. Wir können sie hier nicht mehr in Angriff nehmen. Dies muss aber geschehen, wenn die Konzeption einer „anthropologischen Proportion" als tragender Pfeiler in das Ganze einer phänomenologisch orientierten medizinischen Anthropologie eingebaut und in den verschiedensten Bereichen menschlicher Praxis fruchtbar gemacht werden soll. Als Leitbegriffe bieten sich Selbstverwirklichung, Individuation, Inkarnation u.a. an. Bei dem, was zu leisten wäre, ist nicht nur an eine Orientierung für die Medizin, speziell für die Psychotherapie, zu denken, sondern z.B. auch an eine Grundlegung der Pädagogik und anderer Wissenschaften, die es mit der „condition humaine" – mit anthropologischen Sachverhalten überhaupt – zu tun haben.

Freilich sollte dabei die Tragfähigkeit und -weite dieses Ansatzes auch nicht überschätzt werden. Proportionalität ist keineswegs der einzige Maßstab, und Wohlproportioniertheit nicht der Güter höchstes. Ein Zerbrechen derselben kann um eines höheren Willen notwendig sein.

Was verdanken wir nicht alles der tragischen Dysproportioniertheit im Dasein Hölderlins? Wohlproportioniertheit, als höchster und letzter Maßstab genommen, kann am Ende in Philistrosität und Pharisäertum einmünden. Als Maßstab für gesunde geistig-seelisch-leibliche Entfaltung, für Gesundheit überhaupt, ist sie aber durchaus geeignet, nicht nur geeignet, sondern in einem strengen Sinn auch wesensangemessen. Dabei kann man sehr wohl im Auge behalten, dass auch Gesundheit zwar ein hohes, aber nicht der Güter höchstes ist. Das hindert nicht, in der Proportioniertheit anthropologischer Proportionen so etwas wie eine Norm geistig-seelisch-leiblicher Gesundheit zu suchen und damit eine Grundkategorie der Medizin.

Zum Schluss müssen wir noch kurz die Frage nach dem *Woher* des Maßstabes für anthropologische Proportionen und nach dem Organon eines solchen „Messens" aufwerfen. „Mit Göttern soll sich nicht messen irgendein Mensch"? Womit soll er sich messen? Der Mensch – das Maß aller Dinge? Woher bemisst sich sein eigenes Wesen?

Es geht um das rechte Verhältnis des Menschen zu sich selbst und zur Welt: „Kenne ich mein Verhältnis zu mir selbst und zur Außenwelt, so heiß' ich's Wahrheit ..." Die Erkenntnis – das Durchschauen – von Selbstverhältnis und Weltverhältnis in ihrer wechselseitigen Bezogenheit wird in diesem Satz Goethes[10] zum *Organon* der Wahrheit überhaupt erhoben. Nach dem alten Grundsatz „Gleiches wird nur durch Gleiches erkannt" gründet die Erkenntnis der anthropologischen Proportion in dem rechten Verhältnis, das der Erkennende mit sich selbst und zur Welt herstellt. Diese Maxime fordert eine tiefere Begründung der Wahrheit als diejenige, wonach Wahrheit lediglich auf der Übereinstimmung einer Erkenntnis mit ihrem als fertig vorausgesetzten Gegenstand beruht; eine tiefere Begründung auch, als sie der Ansatz bei einer einseitig konstituierenden Subjektivität geben kann.

Ein Hinweis auf das „Organ", welches die anthropologische Proportion erfasst, findet sich bei Binswanger bereits in dem Buch „Grundformen und Erkenntnis menschlichen Daseins". Freilich kommt das Wort „anthropologische Proportion" dort nicht vor. Aber die anthropologische Dysproportion ist bereits – wenn auch nicht unter diesem Namen – aufs deutlichste beschrieben. Und zwar als Gegenstück zur „*Daseinserkenntnis*", als „gnoseologischem Gegensatz" zur Liebe, z.B. in der Form des Fanatismus (1964, 556f). Fanatismus resultiert nach Binswanger aus einem Verrennen in der Besonderheit als Allgemeinheit oder aus dem Verharren in der Allgemeinheit als Besonderheit. Der

Fanatiker vermag „weder den Gegensatz von Allgemeinem und Besonderem ‚aufzuheben' in der ‚Fülle des Herzens', noch vermag er vom Allgemeinen her das Besondere zu ‚revidieren' oder vom Besonderen aus das Allgemeine zu erschüttern. Wo das eine oder andere nicht möglich ist, hat das Dasein sich verrannt, verbohrt oder verbissen." In dem „Zu" des Zu-Raschen, Zu-Tiefen, Zu-Erregten, Zu-Forcierten des Fanatikers – vgl. das „de trop" der Franzosen – enthüllt sich das Unverhältnismäßige, „die Verrückung des Maßes im ‚Verhältnis' des Daseins zur Welt" und zu sich selbst.

Danach gründet die Erkenntnis anthropologischer Proportionen in der „raison du coeur" (Pascal)[11]. Die anthropologische Proportion erweist sich als das noematische Korrelat liebender „Daseinserkenntnis". Damit ist die Stelle markiert, die dieser Begriff im Gesamtwerk Binswangers einnimmt. Das Problem der „anthropologischen Proportion" wird in seiner Verbindung mit der Frage nach dem Wesen der Wahrheit – in einem Zurückfragen hinter das Wesen der Wahrheit nach dem verborgenen Grund von Wahrheit, Schönheit und Güte – zu einem nicht so leicht auszulotenden philosophischen Problem, an das diese Ausführungen eben noch heranführen, in das sie aber nicht mehr hineinführen konnten.

Anmerkungen

* Prof. Dr. H. Müller-Suur zum 60. Geburtstag.

1 Vgl. hierzu Graumann (1970), der im Hinblick auf eine kritisch-emanzipatorische Psychologie (Holzkamp 1970) als change-centered science auf die Unterscheidung zwischen problemzentrierter und methodenzentrierter Forschung („problem-centering vs. means-centering in science", A. Maslow 1946) zurückgreift.

2 Nach Kant (V, 14) ist in jeder Naturlehre „nur soviel eigentliche Wissenschaft ..., als sie in Mathematik anzutreffen ist", insofern Mathematik als das „Organon" jeder anschaulichen und deutlichen Erkenntnis (III, 44) gilt. Mathematik verbürgt einen hohen Grad von Einsichtigkeit, von aktiver, freier und zugleich kontrollierter Durchdringung der Gegenstandssphäre, d.h. von *Evidenz*, die letztlich auf der Selbstdurchsichtigkeit geistiger Akte beruht. Aber – und hier scheiden sich die Geister – besteht ihr Nutzen nur darin, dass sie sich auf die verschiedensten Bereiche der Wirklichkeit äußerlich anwenden lässt, um diese beherrschbar zu machen? Oder gibt es daneben die Möglichkeit, Mathematik lediglich zum Vorbild zu nehmen, um ganz andere als arithmetische und geometrische Größen bzw. Sachverhalte hinsichtlich ihrer inneren Strukturzusammenhänge in analoger Weise evident zu machen? Ist es möglich, mit Qualitäten ebenso umzugehen, wie es der Mathematiker mit Quantitäten vermag? Nichtmathematische Sachverhalte in einer der Mathematik bzw. Geometrie prinzipiell ähnlichen Weise evident, d.h. auf ihren Logos hin durchsichtig zu machen, ist ein Ziel phänomenologischer Bestrebungen im weitesten Sinne des Wortes.

3 Dass ein solches Denken nicht notwendig statisch sein muss, zeigen bereits für das frühe Griechenland die Fragmente Heraklits.

4 Hinweis von M. Schrenk.

5 Vgl. Leibbrand und Wettley (1961), Schipperges (1970).

6 Im gleichen Sinne betonten Broekmann und Müller-Suur, „dass eine Lehre vom Selbst ihr wesensnotwendiges Komplement erfahren muß in einer philosophischen Kosmologie" (1963, 182).

7 Hinsichtlich der Unklarheiten im Verhältnis zwischen „Verfallenheit" und „Sein-bei" vgl. Theunissen (1965). – Auch wenn man die ontologischen Absichten von „Sein und Zeit" nicht verkennt, ist kaum zu übersehen, wie viel an „latenter Anthropologie" (Kunz), d.h. an ungeklärten anthropologischen Voraussetzungen – bei aller „Anthropologie"-Abwehr – in die ontologischen Analysen Heideggers eingegangen ist.

8 Heraklit Fragm. 51 nach Diels, vgl. auch Fragm. 8 und 10.

9 Das Problem, was Termini wie „recht" (im Unterschied von „richtig"), „ausgewogen", „angemessen" u.ä. in diesem Zusammenhang besagen, wäre eine eigene Studie wert; vgl. hierzu Blankenburg (1969).

10 Sprüche in Prosa, Nr. 211.

11 Vgl. hierzu Blankenburg (1972).

Literatur

Binswanger L., Über Ideenflucht. Zürich 1933.

Binswanger L., Grundformen und Erkenntnis menschlichen Daseins. 4. Aufl. Basel/München 1964.

Binswanger L., Henrik Ibsen und das Problem der Selbstrealisation in der Kunst. Heidelberg: Schneider 1949.

Binswanger L., Ausgewählte Vorträge und Aufsätze. Bd. I Bern 1947; Bd. II Bern 1955.

Binswanger L., Schizophrenie. Pfullingen 1957.

Binswanger L., Drei Formen mißglückten Daseins. Tübingen 1956.

Birnbaum, C., Die Maßbeziehungen der Persönlichkeitselemente zueinander sowie zu äußeren Faktoren, in: Über psychopathische Persönlichkeiten. Wiesbaden 1909.

Blankenburg, W., Ansätze zu einer Psychopathologie des ‚common sense', in: Confin psychiat. 12 (1969) S. 144-163 [in diesem Band: 97 ff].

Blankenburg, W., Der Verlust der natürlichen Selbstverständlichkeit. Stuttgart 1971.

Blankenburg, W., The Cognitive Aspects of Eros, in: F. J. Smith, E. Eng (Hg.): Phenomenology of Eros. Den Haag 1972, S. 23-29.

Broekman, J. M. u. Müller-Suur, H., Psychiatrie und Phänomenologie. Philos. Rundschau 11 (1964) S. 161.

Goethe, J. W. v., Sprüche in Prosa Nr. 211. Goethes Werke Bd. XIX, Berlin o. J.

Graumann, C. F., Conflicting and convergent trends in psychological theory, in: Journal of phenom. Psychology 1 (1970) S. 51-61.

Heidegger, M., Sein und Zeit. Halle 1927.

Heidegger, M., Vorträge und Aufsätze. Pfullingen 1954.

Hegel, G. W. F., Sämtliche Werke (Jub.-Ausg.) Bd. IV, Stuttgart 1958.

Heraklit, in: Die Fragmente der Vorsokratiker, hrsg. von H. Diels. Bd. 1, S. 67ff. Berlin 1922; insbes. Fragm. 51, 8 und 10.

Holzkamp, K., Wissenschaftstheoretische Voraussetzungen kritisch emanzipatorischer Psychologie, in: Zschr. f. Sozialpsychologie (1970) S. 5-21 u. 109-146.

Kant, I., zit. n. Studienausgabe. Bd. III u. V. Wiesbaden 1957.

Kretschmer, E., Körperbau und Charakter. 24. Aufl. Berlin/Göttingen/Heidelberg 1961.

Kunz, H., Die anthropologische Betrachtungsweise in der Psychopathologie, in: Zschr. ges. Neurol. Psychiat. 172 (1941) S. 145.

Kunz, H., Die Bedeutung der Daseinsanalytik Martin Heideggers für die Psychologie und die philosophische Anthropologie, in: Martin Heideggers Einfluß auf die Wissenschaften. Bern 1949.

Leibbrand, W. u. Wettley, A., Der Wahnsinn. Geschichte der abendländischen Psychopathologie. Freiburg/München 1961.

Maslow, A., Problem-centering vs. means-centering in science, in: Philos. Sci. 13 (1946), S. 326-331, zit. nach Graumann.

Menninger, K., The vital balance. Übers.: Das Leben als Balance. München 1968.
Scheler, M., Die Stellung des Menschen im Kosmos. Darmstadt 1930.
Schipperges, H., Moderne Medizin im Spiegel der Geschichte. Stuttgart 1970.
Straus, E., Psychologie der menschlichen Welt. Berlin/Göttingen/Heidelberg 1960.
Szilasi, W., Macht und Ohnmacht des Geistes. Bern 1946.
Theunissen, M., Der Andere. Berlin 1965.
Weizsäcker, V. v., Pathosophie. Göttingen 1956.
Wölflin, H., Kleine Schriften. Basel 1946.
Zerssen, D. v., Körperbau, Psychose und Persönlichkeit, in: Nervenarzt 37 (1966) S. 52 bis 59.

Das provokatorische Element im psychiatrischen Gespräch*

Im Folgenden sollen – über die Frage nach dem „Provozierenden" im ärztlich-diagnostischen Gespräch einige Probleme, mögliche Metamorphosen und Entfaltungsrichtungen desselben aufgezeigt werden. Der Begriff der „Provokation" dient nur als Angelpunkt – wenn man will, als Stein des Anstoßes – für die Artikulierung einer Reihe von Fragen, die das psychiatrische Gespräch im Spannungsfeld zwischen Exploration und Interview, zwischen diagnostischem und therapeutischem Gefordertsein aufwirft. Die Ausführungen nehmen frühere Überlegungen[1] auf, führen sie aber in eine andere Richtung weiter.

„Provozieren" heißt wörtlich „herausfordern, aufreizen, aus der Reserve locken". Das Wort wurde im 16.Jh. aus lat. „pro-vocare" gebildet und zunächst vor allem in der Bedeutung „jemanden (zum Wettkampf) herausfordern" verwendet.[2] Das Pro- ist dabei räumlich zu verstehen: jemanden in die Arena rufen, aus seiner Zurückhaltung hervorlocken. Im übertragenen Sinne wurde der Begriff dann auch auf Nichtpersonales ausgedehnt und letztlich überall da verwendet, wo etwas aus der Latenz in die Manifestation hervorgelockt wird. Provokation meint freilich auch im apersonalen Bereich eine Stimulation, die nicht nur mechanische Reaktionen nach sich zieht, die vielmehr – Spontaneität weckend – etwas in seiner eigenen, zuvor verborgenen Dynamik zutage treten lässt. In diesem Sinne sprechen wir von Provokationsmethoden.

Provokationsmethoden finden in verschiedenen Bereichen der Medizin Verwendung. Es sei nur an die verschiedenen Provokationsverfahren im Rahmen der EEG-Diagnostik (Hyperventilation, Wasserstoßversuch, Flickerprovokation) erinnert. Provokationsmethoden fördern etwas zutage, was sonst latent bliebe. Wir brauchen sie, weil uns nicht nur interessiert, was *ist*, sondern auch: was – unter bestimmten Bedingungen – *sein kann*. Die Provokation erschließt über das je aktuell Wirkliche hinaus Potenzen, Tendenzen, Labilitäten, also reale Seinsmöglichkeiten. Sie legt Dynamik frei, die unter der glatten Ober-

* V. E. Freiherrn v. Gebsattel zum 90. Geburtstag.

fläche des passiv Konstatierbaren sonst verborgen bliebe. Gemäß dem alten Grundsatz, wonach Gleiches nur durch Gleiches erkannt werden kann, lässt sich auch Dynamik nur durch ein dynamisches Vorgehen in Erfahrung bringen. Wie steht es diesbezüglich mit dem diagnostischen Gespräch des Psychiaters, dieser auf den ersten Blick scheinbar passivsten aller Untersuchungsmethoden?

Beginnen wir mit der klassischen Explorationssituation. Zunächst könnte man meinen, die Exploration hätte zu dem, was die schlichte Beobachtung von außen her an Verhaltensauffälligkeiten und Ausdrucksmerkmalen feststellt, nur das hinzuzufügen, was allein dem Patienten selbst – introspektiv – zugänglich ist. Es scheint so, als ob das Tableau der „äußeren" Daten lediglich durch ein Tableau „innerer" Daten (Vorstellungen, Erlebnisse, Strebungen, Motive, Konflikte usw.) ergänzt würde, für dessen Kenntnis der Psychiater auf die Aussagebereitschaft und -fähigkeit des Patienten angewiesen ist. Über bestimmte Ängste, Zwangsgedanken, Zwangsimpulse, abnorme Bedeutungserlebnisse, Halluzinationen, Wahn, Ich-Störung usw. können wir ohne Auskunft von Seiten des Patienten kaum etwas wissen. Wir können zwar aus seinem Verhalten, insbesondere Ausdrucksverhalten, häufig erschließen, *dass* Derartiges – nicht aber *was* im Einzelnen in ihm vorgeht. Dieses zu registrieren und nichts anderes scheint die Aufgabe der Exploration zu sein. Wir gelangen auf diese Weise zum sog. „psychischen Befund".

Der Einwand liegt nahe, wir hätten es dabei nur mit Informationen aus zweiter Hand zu tun. Von Erfahrung im strengen Sinne könne keine Rede sein. Aber wie ist uns Fremdseelisches überhaupt präsent? Es begegnet im Spannungsfeld zwischen dem durch den Ausdruck des Kranken hindurch uns eindrucksmäßig Gegebenen und dem, was nur ihm selbst im unmittelbaren Erleben bzw. durch Introspektion zugänglich ist. Das uns unmittelbar – nämlich durch Beobachtung – in Mimik, Gestik, Tonfall usw. Gegebene eröffnet lediglich einen mittelbaren Zugang zur Innenwelt des Kranken. Was uns dagegen mehrfach vermittelt gegeben ist, – d.h., vermittelt 1. durch Introspektion und Selbstreflexion des Patienten, 2. durch seine (oft unzureichende, gelegentlich auch verfälschte) Darstellung und 3. durch unser mehr oder weniger beschränktes, stets interpretatorisch durchsetztes Verständnis des adäquat oder inadäquat Verbalisierten – soll das Unmittelbare des seelischen Lebens enthalten.

Was also für den Psychiater unmittelbar gegeben ist, ist vom Innenleben des Patienten her gesehen das nur Vermittelte; und umgekehrt, das auf die beschriebene dreifache Art Vermittelte stellt den Anspruch, das Unmittelbare zu sein. Dieses eigentümliche Paradoxon ist ein Grundphänomen psychiatrischer Erfahrung überhaupt: Sie hat es mit zwei Vermittlungen zu tun, die für sich genommen beide täuschen können. Dadurch, dass der Untersucher sie wechselseitig aufeinander bezieht, und damit die eine durch die andere relativiert, werden die Irrtumsmöglichkeiten reduziert. Indem er das Vermittelte *als* Vermitteltes erfährt, eröffnet sich ihm – durch diese doppelte Negation der Unmittelbarkeit hindurch – bis zu einem gewissen Grade eine neue Art von Unmittelbarkeit. Darauf beruht letztlich der *„Befund"-Charakter* dessen, was eine psychiatrische Exploration zutage fördert. Jaspers prägte dafür den Begriff des phänomenologischen Gegebenseins. Er stilisierte das explorative Vorgehen der Tendenz nach in Richtung auf eine schlichte Tatbestandsaufnahme.[3]

Von daher versteht sich die Betonung der sachlich neutralen Haltung in der klassischen Exploration, als ob es nur um ein kontemplatives Hinhören und Konstatieren ginge, wobei dem Untersucher als einer quasi semipermeablen Membran lediglich eine passiv-registrierende Rolle zufiele. Zunächst kann man auch die psychoanalytische Interviewsituation ein Stück weit in dieser Richtung interpretieren. Man denke an Freuds Vergleich des Analytikers mit dem „receiver eines Telefons" oder einem Spiegel, der dem Patienten entgegengehalten wird (VIII, S. 384). Dem Tableau äußerer Wahrnehmungsdaten scheint sich lediglich rein additiv ein zweites Tableau von „inneren" Erlebnisdaten – seien es nun primär bewusste oder erst bewusst zu machende Inhalte des Erlebens – hinzuzugesellen. Tableau hier wie dort. Bildlich gesprochen: Alles scheint sich in der zweiten Dimension abzuspielen. Der Untersucher fungiert lediglich als Registrator von Erlebnistatbeständen.

Was sich dabei weitgehend entzieht, ist der *Handlungsaspekt* desjenigen, was sich zwischen Patient und Arzt abspielt. Denn letztlich bedeutet die Zurückhaltung des Psychiaters ebenso wie die Abstinenz des Analytikers eine bestimmte Weise des Handelns. Jeder Mensch ist primär ein handelndes Wesen. Das gilt nicht nur für das „Objekt", d.h. den psychiatrischen Patienten, sondern ebenso für das „Subjekt", d.h. den Psychiater bzw. Psychotherapeuten. Übertragung und Gegenübertragung sind nur *ein* Aspekt von dem, was beide miteinander *„tun"*. Häufig genug hat man gegenüber einer ausschließlich explorierenden Untersuchung die Bedeutung des Umgangs mit dem Patienten hervorgehoben. Doch ist jedes Interview, jede Exploration bereits Umgang in nuce. Auch kognitive Akte sind Weisen der Weltbewältigung, Weisen der Begegnung, also letztlich bestimmte Formen der *Praxis*.

Von diesem Gesichtspunkt aus ist der provokative Charakter eines jeden Interviews, einer jeden Exploration neu ins Auge zu fassen. Versteht man das Wort „Provokation“ dabei wörtlich, so entspricht der Richtungssinn des „Pro“ – im Bilde gesprochen – dem einer dritten Dimension[4], die dem zweidimensionalen Nebeneinander passiv konstatierbarer seelischer Daten *Tiefe* gibt.

Doch hat das Wort Provokation, wie anfangs betont, auch noch eine andere aktivere, fast aggressive Bedeutungsnuance. Sie klingt an, wenn in der klassischen psychiatrischen Diagnostik von „provokatorischer“ Exploration gesprochen wird. Man denkt dabei in erster Linie an das Austesten einer Affektdurchlässigkeit bei beginnendem hirnorganischen Abbau; daran, dass man einen submanischen Patienten in der ambulanten Sprechstunde erst ein wenig „in Fahrt“ bringen, mit ihm zusammen Luftschlösser bauen oder auch seine Aggressivität herausfordern muss, um das wahre Maß seiner Verstimmung oder Antriebssteigerung taxieren zu können. Nicht anders ist es bei einem Hirnverletzten: Auch ihn muss man gelegentlich ein wenig reizen, um den Grad seiner Explosibilität richtig einzuschätzen, was für die Beratung bei der Wahl eines geeigneten Arbeitsplatzes im Rahmen von Rehabilitationsmaßnahmen, aber auch für eine forensische Beurteilung wichtig sein kann. Das Gleiche trifft für stimmungslabile und reizbare Psychopathen oder Pseudopsychopathen zu. Bei Depressiven bringt das auf Schuldgefühle, Selbstvorwürfe, Verarmungsängste und hypochondrische Befürchtungen hin abtastende Gespräch nicht nur dem Patienten bereits quälend Bewusstes zur Sprache, sondern weckt mitunter auch bis dahin noch schlummernde Schuldgefühle und Ängste. Schizophrene werden durch „schräge“ bzw. „daneben“ zielende oder auch mehrdeutige Fragen provoziert. Die ungewöhnliche, aus dem Rahmen eines Alltagsgespräches herausfallende Art des Fragens verunsichert und legt Symptome bloß, wo ein Patient sonst symptomfrei erschienen wäre. Wahrscheinlich spielt die unvermittelte Weise, mit der diese Fragen gestellt werden – ganz im Gegensatz zu der vorher abgesteckten und abgeklärten Situation einer testpsychologischen Untersuchung – eine wichtige Rolle. Ein provokatorischer Druck (oder vielleicht besser: „Sog“) entsteht dadurch, dass der Patient im Ungewissen bleibt, worauf das Ganze hinausläuft und wie viel der Arzt tatsächlich über das, was in ihm vorgeht, Bescheid weiß oder auch nicht.

Im psychoanalytischen Erstinterview sind es die Probedeutungen, die diese Funktion einer akzentuierten Provokation übernehmen. Bei ihnen kommt es nicht einmal so sehr darauf an, was sie inhaltlich zutage fördern, als vielmehr, ob bzw. wie – d.h. mit welcher Fragilität, Rigidität oder Elastizität – der Patient darauf reagiert.

Die forcierte Form provokatorischer Exploration, wie sie in der ersten Hälfte unseres Jahrhunderts gepflegt wurde, ist nicht zu Unrecht in Verruf geraten. Dies vor allem deswegen, weil sich keine scharfen Grenzen ziehen lassen zwischen Provokation nur der Äußerung schon vorhandenen krankhaften Erlebens und echter Symptomprovokation oder gar Krankheits- bzw. Rezidivprovokation. Darüber hinaus wuchs eine Sensibilität für das Antitherapeutische in allem distanzierten Feststellen. Die „Psychiatrie des distanzierten Beobachters" ist fast zu einem Schlagwort geworden. Man hat dem die von Sullivan geforderte „participant observation" entgegengehalten. Der Untersucher setzt hier kein wohldosiertes Mikrotrauma, um zu sehen, wie der Patient darauf reagiert. Er bietet ihm vielmehr eine Plattform partieller Gemeinsamkeit an, auf der er sich freier entfalten kann. Aber stellt nicht auch die *Teilnahme* eine – nur anders geartete – Provokation dar? Vielleicht liegt sogar die stärkste pro-vokative Kraft in dem durch Empathie, Erfahrung und Studium erworbenen *Vorauswissen* um das, was beim Patienten an faktischen Erlebnissen und dynamischen Konstellationen zu erwarten ist; mehr noch in einem *Verstehen* dessen, was ihn bewegt und zu bewegen vermag.

Es geht in der vorliegenden Studie nicht so sehr um die heute geläufige Kritik an den verschiedenen Formen forcierter Provokation altbekannter Prägung, nicht um den – freilich wichtigen – Unterschied zwischen aktiver und passiver oder forcierter und verhaltener Provokation, sondern um die grundlegend *neue Dimension*, die durch das provokative Element in jeder Exploration wie in jedem Interview aufgerissen wird. Wenn man – zu Recht – vor den gröberen Provokationsmethoden warnt, vernachlässigt man nur zu leicht diesen *basalen* Provokationseffekt. Wir machen uns die genannte „dritte" Dimension bewusst in dem Maße, in dem wir – gerade auch dort, wo wir deskriptiv eingestellt sind – uns unserer Einwirkung auf den Patienten, d.h. unserer selbst als Handelnder bewusst werden.

Das Bewusstsein des eigenen Handelns wie des eigenen Seins muss sensibler werden für das, was durch das Provokative in jedem psychodiagnostischen Gespräch mit dem Patienten geschieht. Dabei bedeutet es einen Unterschied, ob dieses Sichsensibilisieren zu einem Organ unmittelbarer Wahrnehmung wird oder ob das Provokative innerhalb der Exploration den Charakter eines vom Untersucher abgelösten quasi naturwissenschaftlichen Experimentes bekommt. Dieser experimentelle Charakter tritt um so stärker hervor, je bewusster ein Untersucher mit sich selbst umgeht. Durch die Hinterfragung bzw. Überwindung der deskriptiv-kontemplativen Haltung – Thema des ersten Teils dieser Studie – geraten wir demnach fast zwangsläufig in eine experimentelle Einstellung (sowohl uns selbst als auch dem Patienten gegenüber) hinein. Die Frage taucht auf, ob die Distanz zum „Objekt" dadurch nicht letztlich größer statt kleiner wird.

Diese Distanz sollte nicht verharmlost, aber ebenso wenig verteufelt werden. Letztlich impliziert alles Erkennen zugleich ein Sich-Distanzieren, und von jedem Sich-Distanzieren geht etwas wie lähmende Kälte aus. Der erkennende Blick hat – im Gegensatz zur vollmenschlichen Begegnung – etwas vom Blick der Medusa, er „fixiert" das Begegnende, macht es erstarren. Freilich nicht nur: Distanzieren setzt Partizipieren voraus; doch behält ersteres im Erkenntnisprozess die Oberhand. Deswegen in Verschwommenheiten auszuweichen oder überhaupt auf alles Erkennen zu verzichten, hilft nicht weiter. Es hat keinen Sinn, aus falsch verstandener Humanität auf alle Diagnostik zu verzichten, wie es manchenorts angestrebt wird.[5] Wir müssen uns nur bewusst sein, dass es auch da, wo wir diagnostisch eingestellt sind, immer schon um Therapie geht, wenn auch häufig zunächst noch unter negativen Vorzeichen. Das sollte nicht verschleiert werden. Die Gefahr einer Verschleierung ist aber sicher größer, wenn wir z.B. erst da an Provokation denken, wo diese in forcierter Weise betrieben wird. Je bewusster man das Provokative in jedem psychodiagnostischen Gespräch ins Auge fasst und handhabt, desto vorsichtiger kann man es in quantitativer Hinsicht dosieren. Mit desto größerer Sorgfalt wird man auch darauf bedacht sein, jedem Provozieren ein *„Re-vozieren"* folgen zu lassen und Provozieren und Revozieren in das rechte Verhältnis zueinander zu setzen.

Was bedeutet hier „Revozieren"? – Das Provokative des psychodiagnostischen Gespräches wird erst in vollem Umfange deutlich, wenn man es mit der Alltagskommunikation vergleicht. Diese ist in einem ganz bestimmten, Sinne „zudeckend". Wenn wir im Alltag mit jemandem sprechen, setzen wir nicht nur voraus, dass der andere normal ist, sondern wir üben darüber hinaus mit dieser Voraussetzung ständig einen normalisierenden Druck auf ihn aus. Ungereimtheiten beim andern werden übersehen, werden überspielt im Miteinander.[6] Das geschieht überwiegend nicht infolge bewussten menschlichen „Takts", sondern großenteils vorbewusst oder unbewusst. Was den Psychiater kennzeichnet, ist nicht nur ein Wissen darum, was beim Patienten an Pathologischem zu erwarten ist, sondern darüber hinaus, dass er von

Berufs wegen die normalisierenden Tendenzen des Alltagslebens in sich unterdrückt und dadurch erst einen Freiraum schafft, in dem Abnormes, aus der Norm Ausscherendes, sich ungehindert entfalten und zu Wort melden kann.[7] Wie sehr das vom Stil der Alltagskommunikation abweicht, lässt sich gut an der Art und Weise verfolgen, wie psychiatrische Anfänger, z.B. Studenten, in oft erstaunlichem Maße an der Symptomatik unserer Patienten vorbei – oder über sie hinwegexplorieren. Das Ungereimte, Abwegige wird nicht nur einfach übersehen, sondern geradezu verdrängt. Dieser die Lebenswelt der Gesunden mitkonstituierende Verdrängungsvorgang bleibt vermutlich nicht ohne Einfluss auf den Untersuchten. Das „Re-vozieren", das jeder provokativen Exploration folgen sollte, ist letztlich nichts anderes als eine besondere, *methodisch intensivierte Weise* dieser normalisierenden, die Intersubjektivität (und damit die intersubjektive Konstitution der Lebenswelt) stabilisierenden Tendenzen.

Die Forderung nach Revokation gilt natürlich in erster Linie im Hinblick auf die provokative Exploration psychotischer Patienten. Seltener wird bei zu kühnen Probedeutungen gegenüber Neurotikern ein solches Verfahren angezeigt sein. Doch bringt diese Ergänzung die Kritik gegenüber den überlieferten Weisen diagnostischen Vorgehens keineswegs zum Verstummen. Handelt es sich dabei nicht nur um eine dürftige Beschwichtigung, die die bereits im Ansatz vorhandene Therapieferne der traditionellen diagnostischen Haltung kaum einzuholen vermag?

Am Ende liegt das Antitherapeutische und damit Inhumane der klassischen psychiatrisch-diagnostischen Einstellung[8] gar nicht so sehr im Provokativen des ärztlichen diagnostischen Gesprächs, sondern vielmehr darin, dass das, was durch sie provoziert wird, fast ausschließlich das Pathologische, Defiziente ist. Es geht immer nur darum, woran es „fehlt", um einen Mangel an ..., um ein verborgenes Minus, um Krankheitssymptome.[9] Das Provokative im psychodiagnostischen Gespräch bekäme ein ganz anderes Gesicht, wenn wir in gleichem Maße Methoden entwickeln würden, latente Möglichkeiten, Fähigkeiten, Gesundungspotenzen, das Verborgen-Intakte der Persönlichkeit provokativ freizulegen und zur Geltung zu bringen. Mehr noch, es gilt die Person selbst – ihr ungelebtes Leben – zu provozieren.

Wir haben bislang das „Pro" im Provozieren quasi räumlich verstanden: etwas aus der Latenz in die Manifestation hervorlocken, hervorrufen, und zwar mit dem aggressiven Unterton der Herausforderung. Es gibt aber auch die Möglichkeit, es zeitlich zu verstehen. Das

Vor-rufen bedeutet dann: den Patienten aus der Gebundenheit an die Vergangenheit und aus der Stagnation im Gegenwärtigen *vor-rufen* in seine Zukunft, in das von ihm eigentlich zu lebende Leben. Wir denken dabei an die durch V. E. v. Gebsattel so eindringlich beschriebene Werdenshemmung als basalen Prozess vieler Neurosen und Psychosen. Sprechen wir von einem Provozieren der *Person*, so ist mehr gemeint als nur ein Provozieren gesunder Persönlichkeitsanteile, etwa ein Abtasten daraufhin, ob ein tragfähiges therapeutisches Bündnis mit dem Patienten möglich sein wird. Es geht nicht nur um eine Ergänzung der Fahndung nach Krankheitssymptomen. Wenn wir uns für die Möglichkeit offen halten, dass letztere mitunter nur verzerrte Ausdrucksformen sind, in denen ungelebtes Leben sich meldet, betreten wir ein neues Feld des Diagnostizierens. Das Sein-Können wird einbezogen; und zwar nicht nur Sein-Können im Sinne möglicher Defizienz, möglichen Entgleisens, sondern auch in dem Sinn positiver prospektiver Potenzen. Um die realen Entfaltungsmöglichkeiten im Kranken *wahrzunehmen* – d.h. sich nicht in einem illusionären therapeutischen Optimismus zu wiegen oder gar in frustranen Appellen sich zu ergehen – dazu bedarf es dessen, was v. Gebsattel als „therapeutisches Verständnis" herausgearbeitet und vom nur fest-stellenden („psychologischen") Verständnis abgehoben hat. Worin es eigentlich besteht, darüber ist bislang noch wenig bekannt. Doch wird viel davon abhängen, ob es gelingt, für dieses therapeutische Verstehen über intuitive Ansätze hinaus verlässliche methodische Grundlagen zu finden.

Anmerkungen

1 Zbl. Neurol. Psychiat. 200,6 (1970); internist. prax. 13, 451 (1973).

2 Der große Duden. Bd. VII Etymologie. S. 535. Mannheim, 1963.

3 Auf diesem methodologischen Konzept basiert das wissenschaftliche Selbstverständnis der klassischen, deskriptiv orientierten Psychopathologie. Von ihm her bezog sie ihr gutes Gewissen, ihre Selbstrechtfertigung. Die daraus gezogene methodische Sicherheit hat viel zur Fruchtbarkeit beigetragen, die diese Forschungsrichtung zu ihrer Zeit auszeichnete. Sie verleiht – was nicht zu unterschätzen ist – Nüchternheit auf einem Feld, das wie wenige andere zu Projektionen und Spekulationen einlädt. Doch haben wir gelernt, darin auch anderes zu sehen: nicht nur eine Beschwichtigung der Minderwertigkeitsgefühle des Psychiaters gegenüber dem auf harte Daten pochenden Naturwissenschaftler, sondern auch eine Abwehr des eigenen Affiziertseins, des eigenen Gefordertseins durch den Kranken Die deskriptive Haltung verleiht Schutz gegen das, was uns sonst zu stark nicht nur affizieren, sondern vielleicht auch infizieren könnte.

4 In der Psychoanalyse wird diese dritte Dimension vor allem durch Übertragung und Gegenübertragung strukturiert gesehen, ohne dass sie darin aufginge. Das Instrument oder Organ, das diese Tiefendimension ausmisst und erfasst, was sich in ihr abspielt, kann man mit Reik als „third ear" bezeichnen; vgl. hierzu M. u. E. Balint, Bräutigam, Deutsch and Murphy, Dörner, Gill, Newman and Redlich, Meerwein, Redlich and Freedman, Schraml, Schumacher, Stevenson, Sullivan, West sowie die hervorragende Darstellung des psychoanalytischen Erstinterviews durch Argelander.

5 Zur Diskussion vgl. Foudraine (1973), Keupp (1972 a u. b), Szasz u.a. sowie Strotzka (1973).

6 In der Sprache der Verhaltenstherapie: Es findet eine Konditionierung durch negative Sanktionen (Ahndung bzw. Suppression durch Nichtbeachtung) statt.

7 Kritisch ist zu fragen, inwieweit nicht abnorme Verhaltensweisen durch die Beachtung bzw. die sie provozierende Einstellung im Sinne einer positiven Konditionierung begünstigt bzw. „verstärkt" werden. Dies ist für hysterische Symptomatik seit langem bekannt. Für psychotische Symptomatik wird diese Möglichkeit erst in den letzten Jahren gesehen, freilich auch zum Teil tendenziös überbewertet.

8 So wie sie – in verzerrter Form, dargestellt – von der „Anti-Psychiatrie" (Cooper, Laing, Basaglia u.a.) zum Stein des Anstoßes genommen wird.

9 Es wird daher zwar einseitig karikierend, aber dennoch durchaus berechtigt, von einer „krankheits-zentrierten" Medizin gesprochen, der eine „patientenzentrierte" Medizin gegenüberzustellen wäre (vgl. M. Balint et al., 1969).

Literatur

Anger, H.: Befragung und Erhebung. In: Hdb. d. Psychol. Bd. 7 Sozialpsychologie, hrsg. von C. F. Graumann. Göttingen: Hogrefe 1969.

Argelander, H.: Das Erstinterview in der Psychotherapie. Darmstadt: Wiss. Buchgesellsch. 1970.

Avenanus R.: Nervenarzt 39, 51(1968).

Balint, M., Balint, E.: Psychotherapeutische Techniken in der Medizin. Bern: Huber. Stuttgart: Klett 1963.

Balint, M. et al.: Psyche 23, 532 (1969).

Basaglia, F. (Hrsg.): Die negierte Institution. Frankfurt/M: Suhrkamp 1971.

Blankenburg, W.: Zbl. Neurol. Psychiat. 200, 6 (1970).

Blankenburg, W.: Internist. prax. 13, 451 (1973).

Bräutigam, W.: Reaktionen, Neurosen, Psychopathien. Stuttgart: Thieme 1970.

Bräutigam, W.: Psychotherapie in anthropologischer Sicht. Stuttgart: Enke 1961.

Cooper, D.: Psychiatrie und Antipsychiatrie. Frankfurt/M: Suhrkamp 1967.

Deutsch, F., Murphy, W. F.: The Clinical Interview, Vol. 1 u. 2, New York: Internat. Univ. Press 1955.

Dörner, K.: Nervenarzt 37, 18 (1966).

Freud, S.: Zit. nach Gesammelte Werke. 3. Aufl. Frankfurt/M: Fischer 1966 ff.

Gebsattel, V. E. v.: Prolegomena einer medizinischen Anthropologie. Berlin/Göttingen/Heidelberg: Springer 1954.

Foudraine, J.: Wer ist aus Holz? München: Piper 1973.

Gill, M., Newman, R., Redlich, F. C.: The Initial Interview in Psychiatric Practice, New York: Int. Univ. Press 1954.

Jakob, H.: Wandlungen, Möglichkeiten und Grenzen der klinisch-psychiatrischen Exploration. In: Randzonen menschlichen Verhaltens. Stuttgart: Enke 1963.

Keupp, H. (Hrsg.): Der Krankheitsmythos in der Psychopathologie. München/Berlin/Wien: Urban & Schwarzenberg 1972.

Keupp, H.: Psychische Störung als abweichendes Verhalten. München/Berlin/Wien: Urban & Schwarzenberg 1972.

Laing, R.: Phänomenologie der Erfahrung. (Übers. von "The Politics of Experience"). Frankfurt/M: Suhrkamp 1969.

Meerwein, F.: Die Grundlage des ärztlichen Gesprächs. Bern: Huber 1969.

Redlich, F. C., Freedman, D. X.: Theorie und Praxis der Psychiatrie. Frankfurt/M: Suhrkamp 1970.

Reik, Th.: Listening with the Third Ear. New York, Farrar, Straus 1948/49. Unter dem Titel: The Inner Experience of a Psychoanalyst. George Allan & Unwin 1949.

Schraml, W. J.: Ebenen des klinischen Interviews. In: Person als Prozeß. Bern/Stuttgart: Huber 1968.

Schraml, W. J.: Das klinische Gespräch in der Diagnostik. In: Klinische Psychotherapie. Bern/Stuttgart/Wien: Huber 1970.

Schumacher, W.: Dynam. Psychiat. 1/2, 50 (1969).
Stevenson, J.: The Psychiatric Interview. In: S. Arieti (Ed.) American Handbook of Psychiatry, Vol., 1 New York: Basic Books, (1959), pp. 215-234.
Strotzka, H.: Neurose, Charakter, soziale Umwelt. München: Kindler 1973.
Sullivan, H. St.: The Psychiatric Interview. New York: Norton 1954.
Szasz, T. S.: The Manufacture of Madness. New York, Evanston: Harper & Row 1970.
West, F. H. :The Nature of the Psychiatric Interview. In: Psychiatry and the Internist. P. J. Fink, W. W. Oaks. (Eds.) New York/London: Grune & Stratton 1970.

Wie weit reicht die dialektische Betrachtungsweise in der Psychiatrie?

Die folgenden Ausführungen beanspruchen nicht, diese Frage hinlänglich zu beantworten. Sie möchten sie nur entschiedener und zugleich prägnanter stellen, um Lösungsansätzen den Weg zu bahnen. Zu berücksichtigen ist, dass im Rahmen phänomenologischer Untersuchungen ein anderes Verhältnis zwischen Aufgabenstellung und Lösung vorherrscht als in den meisten anderen wissenschaftlichen Disziplinen. Die Herausarbeitung und Vertiefung einer Frage stellt hier bereits einen wesentlichen Schritt zu ihrer Beantwortung dar.

Um die Frage eingrenzen und präzisieren zu können, muss zunächst erläutert werden, was mit dem Terminus „dialektisch" ins Auge gefasst werden soll. Der Begriff hat eine lange, bewegte Geschichte hinter sich und ist mit einer Fülle von Äquivokationen belastet. Seit der Antike[1] hat, was mit ihm gemeint wird, mannigfaltige Wandlungen durchgemacht. In dem von J. Ritter begründeten „Historischen Wörterbuch der Philosophie" (1972, Bd. II, Sp. 164 bis 226) haben sich über ein Dutzend Autoren darum bemüht, die Begriffsgeschichte auf das Wesentliche komprimiert nachzuzeichnen; desgleichen geschah in einer Reihe von Sammelbänden und bibliographischen Übersichten.[2] Auf diese, von manchen Widersprüchen durchsetzte Entwicklung soll hier nicht eingegangen werden. Es genügt, kurz zu skizzieren, was in den nachfolgenden Erörterungen mit dem Wort „dialektisch" im Blick ist. Am ehesten lässt sich dies als ein bestimmter *Umgang mit dem Negativen* schlechthin charakterisieren. Genauer: Es ist die *Arbeitshypothese* einer möglichen Positivität des Negativen, und zwar als heuristischer Leitfaden, nicht mehr. Die Arbeitshypothese kann sich bewähren oder auch nicht. – Besser wäre es, wegen der Fülle disparater Bedeutungen, mit denen das Wort „dialektisch" versehen wurde und wird, einen weniger vorbelasteten Terminus für das, was hier gemeint ist[3], zu finden; aber bislang bietet sich kein geeigneterer an.

Wenn wir vom „Umgang mit dem Negativen" sprechen, ist dieses Letztere freilich mehrdeutig. Es kann ein (wertneutral oder wertend absprechendes) *Urteil* („ist nicht" oder „soll nicht sein") – von uns selbst oder einem zum Gegenstand gemachten Subjekt – betreffen oder das *faktische* Negieren, Gefährden, Ablösen, Beseitigen, Vernichten von etwas durch etwas anderes. Die Infragestellung des Satzes vom Widerspruch und vom ausgeschlossenen Dritten beinhaltet nur *eine* Form von Dialektik. In jedem Fall geht es um die Entscheidung, etwas „Negatives" *als* Negatives zu nehmen (sei es idealiter, sei es realiter) oder aber *als* Zu-Integrierendes (d.h. als Anstoß zu einem weiterführenden Prozess – auf der Ebene des Wertens, des Feststellens oder eines realen Entwicklungsschritts). In jedem Fall lassen sich *Ausgrenzungs-* und *Integrations*tendenzen voneinander unterscheiden.

So formuliert liegt der unmittelbare Praxisbezug unserer Fragestellung auf der Hand. Fortwährend stehen wir, wenn wir einen Patienten vor uns haben – sei es bei der klinischen Visite, in der Einzelpsychotherapie, in der Gruppe oder auch draußen im alltäglichen Leben –, vor der Frage, wie dasjenige, was er an sich und/oder die anderen an ihm als „pathologisch" erleben, zu nehmen sei. Menschliche Erfahrung spielt sich – in je unterschiedlichem Sinn – stets auf zwei Ebenen ab: Entweder definieren wir Begegnendes von unseren vorhandenen Kategorien her, wobei wir – omnis definitio est negatio – nicht ohne Negierungen auskommen, oder wir nehmen das Widrige am Begegnenden nicht zum Anlass einer Negation, sondern zum Anstoß, uns selbst – unsere kategoriale Organisation – zu revidieren und zu verändern. Im ersteren Fall bewähren wir am Begegnenden unser Kategoriensystem; die Erfahrung bezieht sich dann nur auf das Inhaltliche, Faktische. Im anderen Fall lernen wir auch noch auf einer anderen Ebene etwas hinzu. Wir entnehmen der Erfahrung die Nötigung, unsere kategoriale Organisation und damit letztlich auch uns selbst zu ändern.

Die einfachste Form einer Positivität (hier nur: positiven Wirkung) des Negativen kommt in dem Satz „Was mich nicht umbringt, macht mich stärker" zum Ausdruck: Was zuvor da war, kann durch die Auseinandersetzung mit dem Negativen stärker werden, ohne sich dabei zu wandeln. Von Dialektik wird man jedoch erst sprechen, wenn nicht nur eine quantitative Änderung, sondern eine qualitative Neuorientierung erfolgt.

Schon jetzt kann man festhalten: Für die Bewährung bzw. Nichtbewährung des dialektischen Ansatzes gibt es keine strengen Kriterien, keine Verifikations- oder Falsifikationsmöglichkeiten. Es handelt sich vielmehr um eine Frage der „Angemessenheit" – nicht der Richtigkeit oder

Unrichtigkeit. Es wäre aber falsch, das Problem auf ein rein pragmatisches reduzieren zu wollen, d.h. auf ein Problem der Praktikabilität des Vorgehens. Zwar lässt sich die Praxis nicht ausklammern und mit ihr auch nicht der prognostische Gesichtspunkt, d.h. die jeweilige Zukunft, die darüber entscheidet, ob sich etwas bewährt oder auch nicht. Dennoch geht es um Theorie, freilich um eine Theorie der Praxis, und dies im doppelten Sinn: sowohl um eine Theorie des praktischen Umganges mit Begegnendem als auch um Theorie als eine bestimmte Form von Praxis qua Realitätsbewältigung.

Die Frage: „Wie weit reicht die dialektische Betrachtungsweise?" liest sich dann so: Wann ist ein „Nicht" schlicht als ein Nicht zu akzeptieren – mit all den Einstellungs- und Verhaltenskonsequenzen, die daraus resultieren –, wann als eine Indikation, den kategorialen Rahmen des Verstehens und Angehens zu ändern? Wann können und müssen wir es bei der Negation sein Bewenden haben lassen (was in der Praxis zumeist ein Beseitigenwollen einschließt), wann sollte sie zum Anlass werden, nach einem Standort Ausschau zu halten, von dem her sich möglicherweise andere Aspekte ergeben, von dem her das vermeintlich Negative sich gar nicht mehr durchweg als Negatives darstellt?[4] Für den Betrachter bedeutet das: dass er bereit sein muss, seine Maßstäbe, seinen Verstehenshorizont – ja sich selbst – in Frage zu stellen; für die Sache: dass eine Metamorphose ihres Bezugsrahmens (und damit zugleich ein Wechsel der ontologischen Ebene, auf der wir es angesiedelt sehen) in Betracht zu ziehen ist.

Die Frage nach der Positivität des Negativen ist offensichtlich Hegel[5] verpflichtet. Von ihm stammt der nachhaltigste Versuch, die Einsicht, dass das „Negative ebenso sehr positiv" ist (1958 ff., IV, S. 50) und die Negativität „das Prinzip aller natürlichen und geistigen Lebendigkeit überhaupt" (ebd. S. 54), zur methodischen Grundlage wissenschaftlichen Forschens[6] zu machen. Was den vorliegenden Ansatz von dem Hegels unterscheidet, ist, dass die Positivität des Negativen nicht als systembildendes, den Erfahrungskontext bestimmendes, sondern lediglich als ein *heuristisches* Prinzip verwendet wird. Ebenso sehr wie seine Anwendbarkeit gilt es, den (mehr oder weniger großen) Widerstand des jeweils Begegnenden gegen dialektische Interpretationsversuche ernsthaft ins Auge zu fassen. Indem wir nach der Reichweite dieses Prinzips fragen, versuchen wir, eine *Sensibilität* nicht nur für die Anwendungsmöglichkeiten, sondern auch für die Grenzen desselben zu entwickeln. Man könnte also sehr wohl auch von einer „Dialektik" zwischen undialektischer und dialektischer Einstellung sprechen.

Wie leicht einsehbar ist, reicht die Frage nach der Tragweite des dialektischen Ansatzes über Einzelwissenschaften und Philosophie hinaus. Sie beschränkt sich keineswegs auf das kognitive Weltverhältnis, sondern schließt die vortheoretische (ja sogar vorbewusste) dem menschlichen Leben immanente Auseinandersetzung mit dem Negativen ein. Die radikalste Form dieser Konfrontation ist die mit dem eigenen Tod. Daher hat denn auch der dialektische Ansatz unübersehbar einen Hintergrund im religiösen Weltverhältnis für uns am nächsten im Christentum als der Religion von Tod und Auferstehung. Nicht nur für Kierkegaards, auch für Hegels Dialektik-Verständnis ist dies offenkundig: „Aber nicht das Leben, das sich vor dem Tode scheut und vor der Verwüstung rein bewahrt, sondern das ihn erträgt und in ihm sich erhält, ist das Leben des Geistes ..." (1958 ff., II, S. 33) Man kann daher Dialektik in dieser Gestalt auch als den Versuch einer „Verchristlichung" des Denkens und Erfahrens verstehen. Es wäre jedoch kurzsichtig, hierbei nur auf das christliche Selbst- und Weltverhältnis zu reflektieren. Fast alle alten Kulturen haben in ihren Mythen, Kulten (z.B. Initiationsriten) und Mysterien die Erneuerung (Wiedergeburt) durch den Tod gefeiert. Von daher kann man die dialektische Methode entweder als atavistischen Einbruch eines vorwissenschaftlichen Weltverständnisses in das wissenschaftliche Denken brandmarken oder aber als Ergebnis einer radikaleren (weil sich selbst mit einbringenden) Konfrontation des Denkens und Erfahrens mit der Realität (und somit als eine weiterführende Stufe des praktischen wie auch theoretischen Sich-Einlassens auf die Wirklichkeit) akzeptieren.

Im Kontrast dazu ist eine psychoanalytische Interpretation denkbar: Unter den zehn Abwehrmechanismen, die A. Freud (1968) beschrieb, findet sich neben anderen die „Identifizierung mit dem Angreifer" – als eine „gar nicht seltene Zwischenstufe in der normalen Über-Ich-Entwicklung des Individuums" – (S. 90). Der Betreffende mache das ihm begegnende Widrige dadurch unschädlich, dass er es introjiziere bzw. sich mit ihm identifiziere. Geläufig ist das Beispiel des Kindes, das die Gespensterfurcht dadurch überwindet, dass es selbst „Gespenst" spielt. In „Jenseits vom Lustprinzip" (1920/1972) hatte S. Freud die Bedeutung dieser Umkehr von Passivität in Aktivität für die Verarbeitung unlustvoller oder traumatischer Erlebnisse des infantilen Lebens besonders hervorgehoben. A. Freud denkt das „Angstobjekt" als Angreifer. Doch muss es sich nicht notwendig um eine Person handeln. Der Ansatz lässt sich unschwer erweitern, indem man ihn entpersonalisiert. Der Betreffende introjiziert dann nicht „etwas von der Person" des Angreifers (1968, S. 88), sondern ganz allgemein etwas vom Wesen des begegnenden Widrigen bzw. von der Gesetzlichkeit, unter der es steht. Dies ist überhaupt eine Weise, wie wir denkend der Welt entgegnen. An dieser Stelle interessiert lediglich, dass wir das Positiv-Nehmen des Negativen (als Grundelement dialektischen Umgangs mit der Realität) als eine „Identifizierung mit dem Angreifer" interpretieren können, ohne damit sogleich einem Reduktionismus verfallen zu müssen.

Zu bezweifeln ist allerdings, ob es sich dabei in jedem Falle um einen Abwehr*mechanismus* handelt. Man kann darin vielmehr ganz allgemein *eine* mögliche Form der Bewältigung von Begegnendem überhaupt sehen – geschehe dies nun im Einzelfall unbewusst motiviert (unter Verdrängung der Widrigkeit des Widrigen), vorbewusst, bewusst oder sogar mit einem erhöhten (reflektierten) Bewusstsein. Letztlich beruht alle denkende Bewältigung von Realität auf einer Hereinnahme von (uns zunächst mehr oder weniger fremden, d.h.; unsere Erwartungen negierenden, ent-täuschenden) Widerfahrnissen bzw. deren Gesetzmäßigkeiten in unser Verstehen, also auf einer zunehmenden „Introjektion" derselben. Es wäre ein interessanter Versuch, von diesem Ansatz her die apriorischen Grundlagen menschlichen Erkennens als Quintessenz solcher Introjektionen zu interpretieren.

Nun geht es im vorliegenden Zusammenhang nicht um sich selbst genügende philosophische Erörterungen, sondern um die *Grundlagen der Psychopathologie*, um unser *Verhältnis zum psychisch Abnormen*, insofern dieses Abnorme eine Defizienz, ein Minus an seelischer Gesundheit anzuzeigen scheint. Unsere Frage lautet dann: Wann ist eine psychopathologische Defizienz geradehin als solche, d.h. als Nichtseinsollendes und nach Möglichkeit Zubeseitigendes aufzufassen, wann als Hinweis, dass sich hier eine andere Stufe menschlichen Daseins – wenn auch noch so verunglückt – zur Geltung zu bringen versucht? Dies bedeutet ein Aufgeben der „restitutio ad integrum" als alleiniger oder auch nur vorherrschender Leitlinie für das therapeutische Denken und Handeln. Krankheit wird nicht mehr pauschal als Negation von Gesundheit schlechthin betrachtet, sondern als Negation einer *bestimmten* Gesundheit, die durch die einsetzende Störung zu einer gewesenen, nunmehr „unwahren" abgestempelt, vielleicht sogar als eine bereits zuvor trügerische Gesundheit („Pseudo-Gesundheit") entlarvt wird. Krankheit bekommt damit einen unumkehrbaren Richtungssinn. Sie wird aus einem Naturvorgang zu einem „*geschichtlichen*"[7] Ereignis. Damit ist auf eine grundlegende Wendung in der Betrachtungsweise hingewiesen; eine Wendung, die – Ansätze aus dem Anfang des 19. Jahrhunderts neu belebend – in der „Allgemeinen Medizin“ V. v. Weizsäckers Schule machte. Dort wurde in der Tradition von L. v. Krehl und R. Siebeck zuerst die geschichtliche Dimension des Krankwerdens in vollem Umfang zum Problem gemacht.

Zwar beschäftigt sich auch die Psychoanalyse – sogar höchst intensiv – mit der Lebensgeschichte des einzelnen Patienten, jedoch nicht primär *als* Geschichte; thematisch ist vielmehr gerade das Ungeschichtliche oder auch Pseudogeschichtliche an ihr (unbewusste Mechanismen, z.B. Wiederholungszwänge u.a.), also gerade dasjenige, was aus dem Geschichtlichen eines Lebensganges herausfällt. Dies wäre allerdings kaum möglich, wenn nicht doch letztlich Geschichtlichkeit im Hintergrund als Maßstab fungierte[8] – die Psychoanalyse hat dadurch indirekt viel zu einem präziseren Begriff von Geschichtlichkeit beigetragen –, doch wird eben dieser Hintergrund von ihr selbst nicht expliziert. Letztlich beherrscht die kausal-genetisch-deterministische Fragestellung das Feld. Darin unterscheidet sich die Psychoanalyse kaum von der übrigen pathogenetischen Forschung. Krankheit als geschichtliches Ereignis, das nicht nur die Lebensperspektive des Patienten verändert, sondern auch das Gesundheits-/Krankheitsverständnis des Arztes in Frage zu stellen vermag, tritt nicht in den Blick. Die Gegenwart wird auf ihre Determiniertheit durch Vergangenes hin betrachtet. Zukunft gilt höchstens als per extrapolationem von Vergangenheit und Gegenwart her erschließbar, ohne dass sie als eine eigene Dimension einbezogen würde.

Einen i. e. S. geschichtlichen Aspekt bekommt „Krankheit“ erst, wenn nicht nur die sie bedingenden Faktoren, sondern auch die Maßstäbe, an denen wir sie messen, in *Bewegung* gesehen werden. Dialektische Methodik – wie sie hier verstanden wird – ist nicht so sehr eine bestimmte Interpretation dieser Bewegung als vielmehr ein Instrument, um sie allererst sichtbar und erlebbar zu machen. Die von diesem Ansatz her notwendig werdende Relativierung des Krankheitsbegriffs hat am klarsten ihren Ausdruck in dem paradoxen Postulat einer „Krankheit, nicht krank sein zu können“ gefunden.[9] Mag auch das Buch von Müller-Eckardt (1954), das diesen Titel trägt, nicht befriedigen – die Belege, die es bringt, muten zum Teil anekdotenhaft an –, so ist doch darin, wie überhaupt in der gesamten Bewegung dieser „anthropologischen Medizin“ – lange Zeit vor dem Aufkommen der sogenannten „Antipsychiatrie“ – ein dialektisches Verstehen von Krankheit deutlich genug artikuliert.[10] Woran es bis in die Gegenwart hinein gefehlt hat, war die kritisch-besonnene Überprüfung dieses Ansatzes. Der Mangel daran führte dazu, dass die Fragestellung als solche wissenschaftlich nicht ernst genommen wurde und fast in Vergessenheit geriet, bis sie dann in einer noch weit weniger selbstkritischen, dafür um so fremdkritischeren Metamorphose in Gestalt der „Antipsychiatrie" wieder von sich reden machte. Der Unterschied zwischen der älteren, auf die Lebensgeschichte des einzelnen ausgerichteten Sicht mit z.T. religiösem Hintergrund, und der soziologisch-sozialkritischen Sicht marxistischer Provenienz darf nicht über den inneren Zusammenhang zwischen diesen beiden Strömungen hinwegtäuschen. Bei Siirala (1963) finden sich bereits Ansätze zu letzterer. Die Kritik an der „Antipsychiatrie" (Glatzel 1975; Kisker 1979) sollte nicht wie seinerzeit diejenige an der „anthropologischen Medizin" (Weitbrecht 1955) in den Fehler verfallen, diese Bewegung wegen des in ihr offenkundigen Missverhältnisses zwischen Fremdkritik und Selbstkritik als „Modeströmung" abzutun. Die Leichtfertigkeit mancher Behauptungen von Autoren beider Strömungen hat – bei Gefolgsleuten wie bei Kritikern – bedauerlicherweise dazu geführt, dass die zugrunde liegende Frage „Wie weit reicht der dialektische Ansatz ? Inwieweit ist er berechtigt, inwieweit nicht?" als *Frage* nicht ernst genug genommen oder gar nicht erst gestellt wurde.

Im vorliegenden Ansatz verbindet sich die dialektische Betrachtungsweise mit der *phänomenologischen*. Das impliziert eine Reihe von Problemen, die hier nur kurz angerissen werden können: Ist die Phänomenologie, insoweit sie eidetische Strukturen sichtbar macht, sich also beschreibend verhält, nicht in ihrem Wesen notwendig antidialektisch? Die Frage scheint berechtigt. Eine antidialektische Tendenz macht sich zumindest in der Phänomenologie E. Husserls bemerkbar. Dennoch schließen sich Phänomenologie und Dialektik keineswegs aus (Fink 1975; Funke 1960; Landgrebe 1960; Strasser 1961; Waldenfels 1977; Wiehl 1970). Das zeigt vor allem die Entwicklung der Phänomenologie in Frankreich, wo sie sehr frühzeitig die dialektische Tradition – sowohl die hegelianische als auch die marxistische – in sich aufnahm (Goldmann, Merleau-Ponty, Sartre, Derrida u.a.).[11] Man denke auch an die bis in die Gegenwart hineinreichende Auseinandersetzung in einigen slawischen Ländern, die sich in den letzten Jahren in Dubrovnik konzentrierte (Waldenfels et al. 1977 bis 1979).

Bei Heidegger finden sich – vor allem im Frühwerk –, mannigfaltige dialektische Strukturen, von denen einige über die Daseinsanalyse in die Psychiatrie Eingang fanden (wie z.B. Entwerfendsein/Geworfenheit, Entborgenheit/Verborgenheit, Entweltlichung/Verweltlichung u.a.). Doch wird das Dialektische bei Heidegger zum Teil wieder zurückgenommen durch die Betonung einer basalen Verklammerung und „Gleichursprünglichkeit“ antagonistischer Strukturmomente. Im Übrigen ist das Verhältnis Heideggers zum dialektischen Denken[12] zu verwickelt, als dass es hier erörtert werden könnte.

Ähnlich ambivalent, wenn auch in vielem andersgeartet, ist das Verhältnis L. Binswangers zum dialektischen Ansatz. 1920 glaubte er, in der Dialektik von normvertretenden und normverwerfenden Instanzen *die* wesentliche Entdeckung der Psychoanalyse und zugleich ihre Basis gefunden zu haben.[13] Das Werk „Grundformen und Erkenntnis menschlichen Daseins“(1943/1964) behandelt unter den Titeln „Sorge“ und „Liebe“ die dialektische Bewegung zwischen dem Ansatz bei einer isolierten transzendentalen Subjektivität („Jemeinigkeit“ des Daseins) und demjenigen bei einer konstituierenden Intersubjektivität; kurz: eine Dialektik von Ich- und Wir-Begründung, wie sie, mehr oder weniger deutlich, vielen neueren phänomenologischen Arbeiten zugrunde liegt.[14] Werden die dialektischen Ansätze in den späteren Schritten Binswangers auch zunehmend durch ein auf fixierbare Strukturen ausgerichtetes Denken paralysiert, so hatte Gabel (1967) doch nicht ganz unrecht, Binswanger als einen verkappten Dialektiker zu interpretieren.[15] Wie leicht es ist, einer solchen (auf den ersten Blick so statisch anmutenden) Konzeption wie der der „anthropologischen Proportion“eine Wendung ins Dialektische zu geben, zeigt eine eigene Studie (Blankenburg 1981).

Zur Daseinsanalyse gehört ein weit ausgreifendes Oszillieren zwischen partizipierender Einfühlung und kontemplativer bzw. reflexiver Distanz. Letztere hat gelegentlich zu dem Missverständnis Anlass gegeben, als ob hier die Position des unbeteiligten „distanzierten Beobachters“(Stierlin 1975) eingenommen würde (Foudraine 1976). Dies trügt. Angezielt ist vielmehr ein Pendelschlag zwischen äußerster Unmittelbarkeit im partizipierenden Umgang mit dem Patienten und kontemplativer Reflexion des dabei Erfahrenen. Der Therapeut sollte in der Lage sein, in jedem Moment sich selbst in seiner eigenen Position und Sichtweise stets von neuem in Frage zu stellen, um *ebenso sehr* für eine *mögliche Negativität des scheinbar Positiven wie* für eine *mögliche Positivität* des zunächst als ausschließlich negativ bzw. *defizitär Anmutenden* offenzubleiben. Neuerdings hat Kimmich (1978, S. 198-213) die Ermöglichung anthropologischen Erkennens durch die dialektische Aufhebung des Gegensatzes von objektivierender und nicht-objektivierender Erkenntnis eingehend dargestellt und herausgearbeitet, dass das dabei betätigte Gewahren, nicht nur insofern es in einer objektivierenden, sondern auch insofern es in einer nicht-objektivierenden Beziehung steht, mit einem über diese Beziehung reflektierenden Denken einhergeht. Eine wissenschaftlich begründete Erkenntnis des Menschseins ist danach nicht möglich ohne eine „Anthropologie der Erkenntnis“ (Wein 1974), Erkenntnis des dem Menschen *Gemäßen* nicht ohne „Menschengemäßheit“ der Erkenntnis (vgl. dazu auch Giorgi 197b; Blankenburg 1975, 1978a, 1979). – Der in dieser Formulierung sich bemerkbar machende hermeneutische Zirkel ist ein solcher, von dem man mit Heidegger (1927) sagen kann, dass es aus ihm nicht heraus-, sondern dass es in ihn allererst hineinzugeraten gilt. Er stellt ein Grundproblem anthropologischer Forschung und somit auch der anthropologisch orientierten Psycho(patho)logie dar.

Für die Psychiatrie geht es dabei in Bezug auf jeden einzelnen Patienten „um eine bestimmte ‚Dialektik‘ des Menschlichen“, die „besser als Dialogik genommen wird“ (Kisker 1970a) im Sinne eines wechselseitigen Sich-Konstituierens, und zwar in diesem Kontext nicht nur des Ich und des Anderen (z.B. Patient-Arzt-Beziehung), des Ich und des Wir (Subjektivität-Intersubjektivität), sondern auch um die „Koexistenz von Vernunft und Unvernunft“. Die auf diesem Hintergrund mögliche Solidarität mit dem psychisch Kranken ist nach Kisker (1970a) weder als positive Gegenübertragung noch als induzierte Reaktion angemessen zu begreifen. Sie wird uns als Basis einer anthropologisch fundierten Psychotherapie von Neurosen und insbesondere von Psychosen noch beschäftigen.

Es ist vor allem der Begriff der „*Krise*“[16], der – über seine traditionsgebundene wie auch modisch-persuasive Komponente (Reiter und Strotzka 1977) hinaus – durch die dialektische Betrachtungsweise schärfere Konturen bekommt. Von Krise i. e. S. sprechen wir, wenn ein zuvor gültiger Bezugsrahmen (sei es ein vorgegebener oder ein von uns geschaffener) seine Bedeutung zu verlieren droht bzw. nicht mehr weiterträgt. Dieses „Nicht-Mehr“ imponiert zunächst als reine Gefährdung, als Negierung (= möglicher Verlust) zuvor bewährter Stabilität. Es geht nicht darum, die Negativität etwa zu leugnen oder zu beschönigen. Aber die Frage richtet sich darauf, was denn hier negiert bzw. beeinträchtigt wird. Gewöhnlich erfolgen Negationen rückbezüglich. Das heißt, dasjenige, woran gemessen wird, wovon her eine Abträglichkeit konstatiert wird, bezieht sich auf etwas, was zuvor bestand, was zuvor idealiter oder realiter fixiert war (z.B. eine bestimmte Gesundheitsnorm, eine Norm des Verhaltens oder vielmehr des Sichverhalten-*könnens* und Befindens [Blankenburg 1978a]). Aber das „Nicht-Mehr" von etwas *kann* u. U. zugleich das „Noch-Nicht" von etwas ganz anderem sein. Die Krise stellt sich dann nicht nur als „Lücke" oder als drohender Abbruch in der Kontinuität lebensgeschichtlicher Entwicklung dar, sondern als der *Hiatus* zwischen dem Nicht-Mehr und einem Noch-Nicht. Sowohl dem Subjekt des Betrachters (d.h. dem Therapeuten) samt seiner transzendentalen (intersubjektiv fundierten) Konzeption von Gesundheit und Krankheit als auch dem Kranken selbst mit dem ihm eigenen Selbstverständnis wird (hinsichtlich des Bezugsrahmens und der ihm adäquaten Maßstäbe) ein grundlegender Wandel zugemutet, der Scheitern oder Innovation bedeuten kann.

Am Krisenbegriff lassen sich wesentliche Kennzeichen der dialektisch-anthropologischen Betrachtungsweise paradigmatisch aufzeigen, ohne dass sich diese etwa auf ihn allein beschränken ließe. Die Frage nach einer möglichen Positivität des Negativen (wie nach einer möglichen Negativität des Positiven) erschöpft sich darin nicht. Insoweit aber das Negative sich hier als – Gegenwart und Vergangenheit negierende – Zukunft darstellt, wird deutlich, inwiefern dieser Ansatz zur Freilegung der geschichtlichen Dimension menschlichen Daseins (und so auch psychischen Krankseins) beiträgt.

Wie weit reicht nun aber konkret die dialektische Betrachtungsweise in Bezug auf einzelne psychopathologische Syndrome, denen wir im psychiatrischen Alltag begegnen? Wenn wir eine kritische Position einnehmen wollen, empfiehlt es sich, gleich zu Anfang umgekehrt zu fragen: Wie weit reicht sie *nicht*, wo stößt sie auf Grenzen, auf Widerstände? Dabei ist mehreres zu unterscheiden: 1) unsere Sicht, 2) die bewusste Einstellung des Patienten, 3) seine unbewusste Einstellung und, daraus resultierend, das so oder so Erfahren, Erleiden oder auch Bewältigen der im Zuge der Erkrankung veränderten Situation, wobei bis heute in vielen Fällen noch nicht gesagt werden kann, in welchem Umfang Verarbeitungs- und Bewältigungsversuche bereits in demjenigen, was wir „psychische Erkrankung" nennen, impliziert sind bzw. wo die Grenzen zu ziehen sind zwischen „primärer" Beeinträchtigung und deren „sekundären" Verarbeitung.

Mit der Betonung der Frage nach der Reichweite des dialektischen Ansatzes wenden wir uns sowohl gegen bestimmte ideologische Antizipationen von Antworten auf diese Frage (d.h. gegen ungeprüfte Behauptung, wie sie z.B. in der „Antipsychiatrie" üblich sind, etwa in der Form:

die Schizophrenie sei eine gleichsam gesunde Reaktion auf eine pathologische Gesellschaftsstruktur) als auch gegen eine Psychopathologie, die solche Fragen gar nicht erst aufwirft – das heißt gegen eine Verleugnung ihrer „Frag-Würdigkeit" im doppelten Sinn dieses Wortes.

Es liegt nahe, unter diesem Aspekt von *organisch bedingten Psychosyndromen* auszugehen. Akute exogene Psychosen, chronische psycho-organische Syndrome, Hirnleistungsschwäche, Demenz[17] und Schwachsinn scheinen jeglicher dialektischer Betrachtungsweise hohnzusprechen. Dennoch gibt es auch hier Beispiele, die eine Positivität des Negativen zumindest diskutabel erscheinen lassen. Der epileptischen Wesensänderung kann man, wenn man an die bei vielen Epileptikern imponierende Gründlichkeit, Beharrlichkeit, Zuverlässigkeit, Anhänglichkeit und Inbrunst des Gefühlslebens denkt, auch positive Seiten abgewinnen. Dostojewski hat nicht nur in einzelnen Romanfiguren[18], sondern mehr noch in seinem eigenen Leben und Schaffen etwas davon spürbar werden lassen. Sogar die Umständlichkeit sowie das Hautnahe der Epileptiker wird bei ihm zu einem eigenen Stilmittel. – Wenn wir uns bei anderen hirnorganischen Erkrankungen umsehen, stoßen wir auf Nietzsches Paralyse, deren Vorstadien (bis heute zeitlich nicht scharf abgrenzbar) die Eigenart seiner letzten Werke färbten (zumal den ikarusähnlichen Höhenflug vor dem Zusammenbruch). Nicht zuletzt unter diesem Eindruck verherrlichte Thomas Mann in der Gestalt des Adriaan Leverkühn die progressive Paralyse als ein Instrument der Dämonisierung des Menschlichen. Die klinische Realität sieht demgegenüber zumeist banal und ernüchternd aus. Dennoch ist es gut, Grenzphänomenen gegenüber, wie sie nicht nur bei Genialen, sondern mitunter auch bei Patienten des Klinikalltags begegnen, sich offenzuhalten, ohne sie überzubewerten. Sogar dem Schwachsinn lässt sich einiges abgewinnen, wenn man etwa an das Down-Syndrom denkt: Die Welt wäre ärmer ohne die seelische Wärme, die im Umkreis von Mongoloiden erlebt werden kann; wobei zu beachten ist, wie sich hier die Betrachtung nicht auf das kranke Individuum beschränkt, sondern dasjenige, was im Zwischenmenschlichen geschieht, als Realität einschließt. Doch handelt es sich dabei durchweg um Ausnahmen, um Grenzphänomene inmitten einer Fülle hirnorganischer Erkrankungen und Fehlbildungen, die jeder dialektischen Betrachtungsweise trotzen.

Kritisch könnte man überdies vermerken, bei diesen „Ausnahmen" handele es sich gar nicht um eine Wendung des Negativen ins Positive, sondern um *neben* dem Negativen gelegentlich zu beobachtende „positive Seiten"; doch trifft dieser Einwand nicht zu, soweit Letztere unlösbar mit dem Pathologischen verbunden erscheinen.

Als ein weiteres markantes Beispiel dafür, wie sehr psychische Erkrankungen sich einer dialektischen Betrachtungsweise entziehen können, gilt die *endomorphe Depression*. Weitbrecht (1955) war es vor allem, der immer wieder die Tatsache hervorhob, dass endogen-depressive Phasen trotz aller Konfrontation mit Schuld und Versagen und Nichtigkeit der Existenz kaum je eine existentielle Neuorientierung provozieren. Im Gegenteil: Bei nur wenigen anderen Erkrankungen springt nach dem Abklingen so sehr eine *re*stitutio ad integrum ins Auge: Eine *Rück*kehr – wenn man will, ein „Rückfall" – in den Status quo ante schlägt jedem dialektischen Ansatz ins Gesicht. Die phasenhaft verlaufende Depression, so wie sie uns im psychiatrischen Alltag ständig begegnet, ist etwas extrem Ungeschichtliches. Dem entspricht eine „undialektische" Struktur der prämorbiden Persönlichkeit depressiv Erkrankter. Kraus (1977) hat im Anschluss an Tellenbach (1976) die „Identitätsverfassung" dieser Patienten als „Aufhebung dialektischer Daseinsstrukturen" interpretiert. Dieser Mangel an Dialektik im unmittelbar dargelebten Welt- und Selbstverhältnis ergibt sich bereits aus den älteren Untersuchungen von Fränkel-Brunswik (1948), in denen eine Ambiguitätsintoleranz bei Depressiven nachgewiesen wurde. Eine solche Ambiguitätsintoleranz[19] ist als Ausdruck einer zu starren Festgelegtheit auf einen bestimmten Lebensentwurf („Inkludenz" nach Tellenbach 1976) anzusehen. – Inwieweit die Umstrukturierung Depressiver – also so etwas wie eine „Dialektisierung" des Selbst- und Weltverhältnisses – ein realisierbares Ziel für die Therapie darstellt, inwieweit ein uns überforderndes Postulat, soll hier nicht weiter diskutiert werden. Jeder, der sich in dieser Richtung bemüht hat, weiß, dass der Versuch einer Umstrukturierung dieser Patienten im Sinne einer Dialektisierung ihrer Lebenspraxis, -einstellung, -sicht auf offenbar sehr tief verankerte Widerstände stößt. Das Phänomen dieses Widerstandes ist als solches interessant. Es verweist darauf, dass die dialektische Betrachtungsweise in der Psychiatrie nicht nur für das Dialektische, sondern auch für das *Un*dialektische im Verhalten des uns begegnenden Patienten sensibilisieren kann.

Unversehens sind wir damit vom Dialektischen einer „Betrachtungsweise" zum Dialektischen bzw. Undialektischen ihres Gegenstandes übergegangen. Dies ist ein „shift", der nicht als methodische

Unschärfe angesehen werden sollte, sondern fast notwendig aus der Entsprechung von Noesis und Noema resultiert.

Bei den *reaktiven* und *neurotischen* Depressionen liegen die Dinge anders. Für sie gilt das Gesagte nicht. Als Ausdruck lebensgeschichtlicher Krisen fordern sie einen dialektischen Zugang und Umgang geradezu heraus. Ihnen gegenüber kann – solange sie nicht chronifizieren – das zum Buchtitel gewordene Schlagwort „Depression als Lebenschance"(Flach 1975) durchaus berechtigt sein. Dort nämlich, wo Depressionen als „Wachstumsschmerzen der Persönlichkeit" den Hiatus zwischen einem Nicht-Mehr und einem Noch-Nicht anzeigen, also Ausdruck von „Krisen" i. e. S. sind, worunter – wie oben ausgeführt – crescendoartige Zuspitzungen der Lebensgeschichte zu verstehen sind, die eine kategoriale Neuorientierung not-wendig erscheinen lassen.

In diesem Zusammenhang stellt sich die Frage, ob bzw. inwieweit *„existentielle"* Depressionen [20] – etwa wie die „Schwermut" im Sinne Kierkegaards – von „neurotischen" Depressionen abgrenzbar seien. Sie wird bis heute kontrovers beantwortet. Die Beantwortung ist nicht zuletzt von den zugrunde gelegten Definitionen abhängig. Man kann argumentieren, bei neurotischen Depressionen handele es sich um lebensgeschichtlich erklärbare (durch neurotische Mechanismen bedingte) Defizienzsyndrome, existentielle Depressionen seien dagegen nicht Ausdruck unbewusster, sondern bewusster (allenfalls vorbewusster) unlösbarer Konflikte; die existentielle Depression entwachse nicht notwendig einem Mangel, sondern eher einem Überfluss, ja Überdruss an psychischer Gesundheit. Doch muten solche Unterscheidungen per definitionem recht theoretisch an und sind gegenüber demjenigen, was uns in der psychiatrischen Praxis und auch außerhalb im Leben begegnet, kaum durchzuhalten. Sie setzen eine grundsätzliche Trennbarkeit von Natur und Geschichte voraus. Neurotische Entwicklungen wären demzufolge als Beeinträchtigung der „Geschichtlichkeit" „lebensgeschichtlich" nur insoweit zu interpretieren, als bei ihnen Naturprozesse („Mechanismen") aus lebensgeschichtlichen Prozessen sich heraussedimentierten, wogegen existentielle Krisen eher eine Komprimierung bzw. Potenzierung des Geschichtlichen im menschlichen Lebensgang anzeigen würden.

Eine solche Trennung von „krankhafter Störung" und „existentieller Krise" ist bestehend, aber aprioristisch. Die alltägliche ärztliche Erfahrung legt sie kaum nahe. Überdies ist ihre theoretische Voraussetzung – eine strikte Dichotomie von Natur und Geschichte – anfechtbar. Sie berücksichtigt nicht, dass jedes Naturereignis, z.B. jegliches Krankwerden, im menschlichen Dasein auch als ein geschichtliches Ereignis betrachtet werden kann, zumindest einen geschichtlichen Stellenwert besitzt, sofern man das menschliche Dasein überhaupt als ein geschichtliches ansetzt.

Wir haben es bei dieser Kontroverse mit verschiedenen Grundkonzeptionen zu tun, von denen fraglich ist, inwieweit sie empirisch verifiziert oder falsifiziert werden können. Wählen wir Natur oder Geschichte als Basis unserer Betrachtungsweise? Denken wir kausalgenetisch oder in Kategorien der Geschichtlichkeit? Diese Wahl wird nicht zuletzt auch darüber entscheiden, wo wir die Grenze für die Reichweite einer dialektischen Betrachtungsweise ansetzen. Im Bereich solcher Grundentscheidung ist der Wahrheitswert zugrunde gelegter Axiome nicht unabhängig zu sehen von ihrer Fruchtbarkeit – inwieweit gelingt es mit ihrer Hilfe, etwas sichtbar zu machen, am Ende auch etwas „besser" zu machen? –, d.h. nicht unabhängig von ihrem therapeutischen Wert. Letztlich besagt die Einstellung zu dieser Alternative auch etwas über uns selbst – besagt, um mit Fichte zu reden, „was für ein Mensch man ist".

Das Problem dialektischer bzw. „existentieller" Interpretations- und Verarbeitungsmöglichkeiten und deren Grenzen betrifft nicht nur die neurotische Depression, sondern neurotische Entwicklungen überhaupt. Besonders gut lässt es sich an der frei flottierenden (nicht realitätsbezogenen) Angst verdeutlichen: Manche Autoren (wie Ringel[21] u.a.) vertreten z.B. die Auffassung, dass eine Angst, wie sie Rilke in vielen Variationen in seiner Dichtung behandelt, keineswegs „existentielle" Angst, sondern (auf dem Hintergrund einer konflikthaften Mutterbindung) typisches Symptom einer klassischen Angstneurose ist. Dem steht die Interpretation entgegen, die Rilke selber dieser Angst gegeben hat. Man denke an Gedichte wie „Die große Nacht" oder das von Heidegger[22] interpretierte Fragment „Wie die Natur die Wesen überlässt ...", an die „Duineser Elegien" oder „Sonette an Orpheus"; ferner an den Briefwechsel zwischen Rilke und V. v. Gebsattel, der deutlich macht, dass Rilke einerseits sehr wohl das Krankhafte, sprich: Neurotische, seiner Angstsymptomatik wahrnahm, andererseits aber doch zugleich an deren Bedeutung für seine Kreativität – d.h. an deren dialektisch-existentieller Bedeutung und d.h. zugleich an deren selbst- und welterschließenden Funktion – festhielt. Aus der frühen Kindheit her persistierende oder reaktivierte Trennungs- und Verlassenheitsängste können *sowohl* neurosen-psycho(patho)logisch *als auch* existentiell – undialektisch *und* dialektisch – interpretiert und auch verarbeitet werden. Dies deshalb, weil Trennung und Verlassenheit Grundgegebenheiten unseres Daseins sind, die der nicht von ihnen Heimgesuchte im Allgemeinen nicht eigentlich überwunden, sondern nur besser kompensiert bzw. überdeckt hat. Neurotische Angst und existentielle Angst schließen einander nicht aus. Sie können sich wechselseitig durchdringen. Dabei handelt es sich nicht lediglich um einen Unterschied in der Betrachtungsweise. Es gibt auch einen Unterschied in der Sache. Ist doch die Sache selbst – hier: die Angst – nicht unabhängig davon, wie wir sie verstehen und mit ihr umgehen. Verschiedene Aspekte indizieren verschiedene Umgangsstile. Das bedeutet nicht, dass die Interpretation völlig der Willkür unterliegen würde. Unterschiedliche Formen der Angst legen unterschiedliche Interpretations- und Umgangsweisen nahe: entweder eine mehr dialektische oder mehr undialektische. Die komplexe Struktur der Beziehungen zwischen Zugangs-, Betrachtungs-, Umgangs- und Bewältigungsweise in Bezug auf eine „Sache" und der „Sache selbst" können hier besonders gut studiert werden.

Mit der Einstellung zu diesem Fragenkomplex hängt auch zusammen, ob man prinzipiell Neurosen eine ausschließlich kreativitätslähmende Wirkung zuspricht wie etwa Kubie (1966) oder ob man kreativitätsprovozierende Elemente[23] in einer Neurose anerkennt, wie dies vor allem in der Schule von C. G. Jung, aber auch andernorts vertreten wurde und wird (Benedetti 1975). Die Akten sind darüber noch nicht geschlossen. Wir werden sehen, dass sich diese Frage in potenzierter Form auch gegenüber schizophrenen Psychosen stellt. Die Beantwortung hängt wesentlich mit davon ab, was man als „neurotisch" bzw. „psychotisch" bezeichnet: einen bestimmten Einbruch in das Daseinsgefüge oder erst die daraus erwachsende Symptomatik (werde diese nun als eine bestimmte pathologische Form der Abwehr oder als Ausdruck einer reinen Defizienz verstanden).

In einer Studie über „Hysterie in anthropologischer Sicht" (Blankenburg 1974/1980) wurde versucht, die hier gemeinte dialektische Betrachtungsweise für ein lebensgeschichtliches Verständnis hysterischer Neurosen fruchtbar zu machen. Die Konsequenzen dieses Ansatzes erschöpfen sich nicht im Theoretischen. Sie erstrecken sich vielmehr auch auf die psychotherapeutische Praxis.[24] Die dialektische Betrachtungsweise verhilft dem Therapeuten zu einer partiellen Identifikation mit demjenigen, woraus eine neurotische Entwicklung resultiert. Sie fragt danach, „*wogegen*" (gegen welche ganz anders geartete Einseitigkeit) sich dasjenige ursprünglich gerichtet haben mag, was am Ende in der neurotischen Symptomatik verfestigt erscheint. Die hysterischen

Verhaltensweisen werden dann nicht einfach als „abweichendes Verhalten“ von einem angeblich „normalen“ Verhalten abgegrenzt, auch nicht nur als „Abwehrmechanismus“ verstanden, sondern als letztlich einfühlbare Gegenbewegung gegen polar entgegengesetzte Seinsverfassung, deren man dann einsichtig wird, wenn man jenes Positive, von dem gemeinhin hysterisches Verhalten abgehoben wird, in seiner karikierten Form ins Auge fasst. Die Rollenexistenz des Hysterikers stellt sich dann dar als „Gegenzug“ gegen eine übermäßig auf Echtheit, Seinsidentität, „Identitätsverfassung“ ausgerichtete Lebenskonzeption, ähnlich derjenigen, die Kraus (1977) im Anschluss an Tellenbach (1976) für den *Typus melancholicus* herausgearbeitet hat. Dies bedürfte freilich noch der kritischen Überprüfung und Differenzierung, denn es besteht wohl nur eine partielle, keine durchgehende Polarität zwischen melancholischer und hysterischer Struktur. – Entscheidend ist im vorliegenden Zusammenhang, dass überhaupt nach einer Positivität im Negativen (d.h. im krankhaft Beeinträchtigenden) gefahndet wird. Ein solcher Ansatz des Verstehens ermöglicht ein tieferes Sichangenommenfühlen des Patienten, der sich ja in der Regel mit seiner „Abweichung“ ein Stück weit identifiziert. Damit ermöglicht dieser Ansatz zugleich ein verlässlicheres Arbeitsbündnis, indem er dem Patienten jenes Gefühl des Akzeptiertwerdens gibt, auf dessen Boden er sich, ohne einen Selbstverlust befürchten zu müssen, eher in Frage zu stellen und auf neue Selbstverwirklichungsmöglichkeiten einzulassen vermag.

Im Grunde nicht anders, nur in zugespitzter Form, stellt sich diese Aufgabe auch gegenüber *schizophrenen* Patienten. Ohne partielle Identifizierung, ohne die Frage, „wogegen“ sich dasjenige eigentlich richtet, was wir im Umgang mit dem Kranken als ein anderes Inderweltsein erfahren – d.h. ohne die Frage nach einer Positivität des Negativen –, finden wir kaum einen adäquaten Zugang zu ihm. Dieser Zugang ist schwieriger als bei anderen Patienten. Er wird durch einen dialektischen Ansatz wesentlich erleichtert. Dieser führt dazu, dass wir als Erstes nicht ausschließlich den Kranken, sondern durch ihn zugleich uns selbst in Frage stellen. Nicht als Attitüde, sondern, soweit uns das möglich ist, in *der* Weise, dass wir uns durch ihn hinsichtlich der Voraussetzungen, hinsichtlich der basalen Selbstverständlichkeiten unserer Existenz, in Bewegung versetzen lassen. Spürt der Patient dies, so ist nicht selten eine andere Form von therapeutischem Arbeitsbündnis aufzubauen, als es sonst bei noch so gutem Willen des Therapeuten möglich ist. Dieses trägt freilich einen andersartig bilateralen Charakter als jenes mit neurotischen Patienten. Es wurzelt tiefer, ist zugleich aber auch wesentlich fragiler. Vom Therapeuten fordert es einen höheren Einsatz, oft einen höheren, als er zu leisten vermag (Benedetti 1975; Müller 1976).

Was wir uns mit Hilfe des dialektischen Ansatzes zu Gesicht zu bringen versuchen, ist das dem Patienten „Aufgegebene". Dies gilt es sich zu vergegenwärtigen, um von daher ein besseres Verständnis für die mehr oder weniger missglückten Bewältigungsversuche, die wir in seinem Verhalten wahrnehmen, zu gewinnen. Wir können dem Kranken nicht gerecht werden, wenn wir nicht die Größe der ihm gestellten Aufgabe (z.B. die Integration höchst widersprüchlicher Tendenzen)[25] richtig einschätzen.

Von daher gesehen, bedarf nicht zuletzt die „Ich-Schwäche"[26] schizophrener Patienten einer differenzierteren Analyse. Sie ist nicht als absolute Größe anzusetzen, sondern als relative im Hinblick auf die je zu bewältigende Aufgabe. Diese ist bei später Schizophrenen oft ungleich komplexer und schwieriger als die, vor die sich andere Menschen gestellt sehen. Wenn ihr die Ich-Organisation (die Integrationskraft eines menschlichen Daseins) nicht gewachsen ist, so muss dies nicht ausschließlich an einer vorgegebenen (etwa genetisch determinierten) Schwäche des Ich liegen, sondern kann auch in der „Sprengkraft" des Aufgegebenen, d.h. in der Divergenz einer Vielzahl von Momenten der inneren und äußeren Situation eines Patienten (d.h. in demjenigen, was ihm zugemutet wird, und demjenigen, was er sich selbst zumutet), begründet sein.

Wenn man gegenüber endomorph Depressiven fragen kann, ob bei ihnen nicht ein Zuwenig an dialektischer Strukturierung ihres Verhältnisses zur Welt und zu sich selbst das eigentliche Übel sei, so drängt sich gegenüber einem Großteil schizophrener Patienten die entgegengesetzte Frage auf.[27] Die Fahndung nach der Reichweite der dialektischen Betrachtungsweise in der Psychopathologie führt auch hier zur Frage nach der dialektischen Strukturierung des Gegenstandes dieser Betrachtungsweise.

Gibt es so etwas wie ein Zuviel an dialektischer Strukturierung im menschlichen Dasein – zunächst einmal ganz unabhängig von der Frage, ob sie mehr unter biologischen oder biographischen Aspekten gesehen wird –, ein Zuviel, das bei starker Ausprägung früher oder später eine schizophrene Psychose zeitigt, bei geringerer Ausprägung vielleicht andere Alternativen offenlässt? Wir müssen zugestehen, dass wir bislang nicht über geeignete Methoden verfügen, um diese Frage stichhaltig beantworten zu können. Doch gibt es nicht wenige Erfahrungen, die für diese Annahme sprechen. Sie ist nicht neu.

Bis in die älteste Überlieferung der Menschheit reichen die Versuche zurück, „Wahnsinn", „Verrücktheit", „Geisteskrankheiten" – dasjenige, was wir heute „Schizophrenie" nennen – dialektisch zu verstehen. Ohne auf die orientalische und griechische Tradition einzugehen, sei nur an eine alte keltische Sage (Rodenberg 1857) erinnert: In den Bergen von Wales soll es an jener Stelle, von wo aus man zum Snowdon aufstieg, einen großen schwarzen Stein mit Namen „Arddu" gegeben haben. Wenn zwei Menschen des Nachts auf ihm schliefen – so lautete die Überlieferung –, wurde bei Anbruch des Tages, sobald der erste Strahl der Morgensonne auf den Stein fiel, der eine zum Barden, der andere wahnsinnig; wen von beiden es traf, konnte nicht vorhergesagt werden. – Von da aus könnte man eine Linie ziehen, bis zu jenem Ausspruch von J. Joyce über seinen „Ulysses": „Egal, es war furchtbar gewagt, dieses Buch. Ein durchsichtiges Blatt trennt es vom Wahnsinn." (Gilbert 1960) In die gleiche Richtung weisen die – an griechische Traditionen anknüpfenden – Deutungen, die Hölderlin der herannahenden Psychose (als der Kehrseite seines dichterischen Auftrags) gegeben hat.

Auch im klinischen Alltag begegnen wir nicht selten Patienten, die ihre Psychose auf diese oder ähnliche Weise verstehen. Sie empfinden sich durch sie (gegenüber bürgerlicher Durchschnittsexistenz) irgendwie herausgehoben. „Das Übersteigen vom konventionellen Ich zur schizophrenen Suche nach einem ‚echteren' Ich wird zwiespältig erlebt." (Bleuler 1972, S. 619) Hier nur psychotische Wunscherfüllung sehen zu wollen, wäre zu kurz gegriffen. Der Eindruck, den man im unmittelbaren Umgang mit Schizophrenen gewinnen kann, spricht dagegen; er legt vielmehr die Annahme nahe: Es gibt in vielen Psychosen einen Kern, der sich Defizienz-Kategorien entzieht. Auf manches, was unter „Größenwahn" und „Krankheitsuneinsichtigkeit" läuft, fällt von daher anderes Licht. Dass eine Psychose bleibende Kreativität freisetzt, gleichsam zu einer neuen „höheren" Gesundheit führt, ist freilich äußerst selten. Aus der älteren Literatur kann man auf die Krankengeschichte von Schwab (1919) verweisen. Die Seltenheit solcher Vorkommnisse lässt es jedoch als äußerst leichtfertig erscheinen, die schizophrene Psychose als „Fahrt ins andere Land", ja fast als eine Art Heilmittel für unsere in Anpassungsstrategien erstarrte Gesellschaft zu verherrlichen, wie dies Laing (1969) tat. Dass sich durch Psychotherapie oder Soziotherapie mehr als in umstrittenen Einzelfällen eine solche Wendung herbeiführen lässt, ist bislang nicht belegt. Wo es gelingt, handelt es sich um ein bewegendes Ereignis.

Nichtsdestoweniger stoßen wir auch am Beispiel der Schizophrenie noch einmal auf das Problem der Beziehungen zwischen Kreativität und psychischer Störung. Es gibt darüber ein umfangreiches Schrifttum. Die Ansichten sind geteilt. Wichtig ist bei der Beantwortung dieser Frage – das wurde schon betont –, *was* man jeweils als „Psychose" bezeichnet: den Einbruch in ein Daseinsgefüge samt Konfrontation mit einem ganz Anderen, Paradoxen (i.S. einer Grenzsituation) oder erst das Resultat dieses Einbruchs in Form bestimmter Abwehrinformationen, Mechanismen, Blockierungen, surrogativer Neubildungen (z B. Wahnsysteme) oder schlichter Defizienz. Von daher erklären sich z.T. die unterschiedlichen Stellungnahmen.

Benedetti (1975, S. 84) formuliert: „Die Gegensätzlichkeit der Existenz, an der das schwache schizophrene Ich zerbricht, ist an sich kein pathologisches, sondern nur ein erschütterndes Moment"; ferner: dass „nicht die Krankheit an sich, sondern das Leiden, das sich aus dem Erleben der Krankheit ergibt", die Kreativität, z.B. die Aussage eines Dichters, steigern könne. Fraglich bleibt allerdings, ob eine „Gegensätzlichkeit der Existenz" größeren Ausmaßes nicht selbst bereits etwas mit Schizophrenie zu tun hat, d.h., ob diese „Gegensätzlichkeit" beliebigen Grad annehmen kann, ohne dass ein Mensch in Gefahr gerät, schizophren zu erkranken, des Weiteren, ob „das Leiden, das sich aus dem Erleben der Krankheit ergibt", von Letzterer stets so klar zu unterscheiden ist, wie man es nach dieser Formulierung erwarten müsste.

Die Beziehungen der dialektischen Betrachtungsweise zur Schizophrenie erschöpfen sich nicht darin, dass hier wie auch bei anderen Erkrankungen nach einer möglichen Positivität des Negativen gefragt wird. Die Veränderungen des seelischen Lebens, die wir als „schizophren" bezeichnen, zeigen selbst etwas Dialektisches, sofern man darunter das „ja *und* Nein", die Offenheit und zugleich Empfindlichkeit für jegliches „ist und ist nicht", für alle Infragestellung des Satzes vom Widerspruch, versteht. Nicht zufällig hat Bleuler (1972) die *Ambivalenz* als eine sehr charakteristische, wenn auch nicht scharf abgrenzende und selbst nicht scharf abgrenzbare Grundstörung der Schizophrenie herausgearbeitet.

Auch die Sensibilität und Sensitivität Schizophrener gegenüber „Double-bind"-Situationen gehört hierher. Es ist zwar noch nicht bewiesen, ob Double-bind-Situationen in Familien von Schizophrenen tatsächlich signifikant häufiger vorkommen als in solchen von Gesunden und Neurotikern. Ihre pathogene Bedeutung ist umstritten.[28] Dass sie aber bei vielen Schizophrenen eine besondere Rolle spielen und Letztere eine besondere Sensitivität gegenüber Double-bind-Situationen zeigen, lässt sich durch die klinische Erfahrung gut belegen. Dabei wirft die Beobachtung, dass für sie sowohl eine spezifische Affinität als auch Vulnerabilität zu bestehen scheint, besondere Probleme auf. Wir können an dieser Stelle den damit zusammenhängenden Problemen nicht nachgehen. Dies sei einer gesonderten Arbeit vorbehalten. Nicht unerwähnt bleiben soll aber die interessante Tatsache, dass in der klassischen Studie von Bateson et al. (1969) die Double-bind-Situation erläutert wird an der Art und Weise, wie ein Zen-Meister mit seinen Schülern umgeht. Ein „Koan" ist in einer auffälligen Weise dialektisch strukturiert, ebenso sind es die praktischen Anweisungen des Zen-Meisters (wenn man hier unter „dialektisch" lediglich ein gezieltes Ignorieren des „Satzes vom Widerspruch" und des „Satzes vom ausgeschlossenen Dritten" versteht). Dies bedeutet, dass Double-bind-Situationen, wie auch in der neueren Literatur hervorgehoben wird (Wynne 1976), offenbar keineswegs notwendig in jedem Fall pathogen wirken müssen. Im Zen soll damit gezielt eine nichtpathologische Bewusstseinsveränderung hervorgerufen werden. Nach Mitteilungen eines japanischen Kollegen werden dabei gelegentlich Psychosen provoziert. Mit dem Problem der psychodynamischen Wirkung von Paradoxien und paradoxer Situationen hat sich am eingehendsten der Arbeitskreis um Watzlawick (1979) beschäftigt, worauf hier verwiesen sei. In der Psychotherapie gewinnt das Arbeiten mit „paradoxen" Techniken zunehmend an Bedeutung (Palazzoli et al. 1977; Titze 1977; Weeks 1977).

Noch von einer ganz anderen Seite her ist einschlägiges Material zu diesem Fragenkomplex geliefert worden: von der Verhaltensforschung (Ploog 1973). Experimentell kann bei Tieren die Empfindlichkeit gegenüber „Alternativ-Minimierungen" getestet werden. Die Tiere werden Situationen ausgesetzt, die nicht eindeutig Zu- oder Abwendung provozieren, sondern diesbezüglich zweideutig sind; zumindest alternative Reaktionsmöglichkeiten offen einander annähern. Diese „Alternativ-Minimierung" lässt sich nun freilich nicht mit einer „Dialektisierung" des Umweltverhaltens bzw. des Reiz-Reaktions-Systems gleichsetzen. Wohl aber ist die „Dialektisierung" des Verhältnisses zum Begegnenden *eine* Weise, wodurch eine „Alternativ-Minimierung" zustande kommen kann. Bei allen Vorbehalten hinsichtlich der Übertragbarkeit von Beobachtung tierischen Verhaltens auf menschliches Verhalten kann man doch von hier aus eine Verbindungslinie ziehen zu den Forschungen, die Ambiguitätstoleranz bzw. -intoleranz des Menschen zum Gegenstand haben (s.o.). Bekanntlich gibt es charakteristische Unterschiede bei zu verschiedenen psychischen Erkrankungen Disponierten. Auch gestaltpsychologische Untersuchungen (Kipp-Phänomene) und testpsychologische Erfahrungen (Negativdeutungen beim Rorschach-Test) wären in diesem Zusammenhang zu erwähnen.

Auf diesem Hintergrund kann es nicht verwundern, dass es so, wie es Versuche gibt, die Schizophrenie dialektisch zu verstehen, auch Versuche gegeben hat, umgekehrt das dialektische Denken als ein verkappt „schizophrenes" zu entlarven. Treher (1959) glaubte mit umfangreichem Material belegen zu können, dass Hegel – unter Hinweis auf die Tatsache der Erkrankung seiner Schwester –, eigentlich ein Schizophrener gewesen sei. Hierbei dürfte es sich um eine Fehldiagnose handeln (vgl. hierzu auch Drüe 1976). Doch ist damit das Problem nicht erledigt. Nach Heston (1966) und Garmezy (1978) finden sich unter den Angehörigen von Schizophrenen überdurchschnittlich häufig kreative, in irgendeiner Weise aus dem Rahmen fallende Persönlichkeiten. Auch die komplementäre Hypothese, dass unter den Angehörigen kreativer Persönlichkeiten Schizophrene überrepräsentiert seien, wurde gelegentlich geäußert. Um dies stichhaltig zu belegen, wäre freilich zunächst genauer zu definieren, was unter „Kreativität" zu verstehen ist. Es liegt nahe, anzunehmen, dass eine Häufung von Schizophrenie-Fällen sich nur in der Verwandtschaft solcher Künstler, Schriftsteller und sonstiger Kreativer nachweisen lässt, deren Werke durch die Bewältigung einer besonders tiefen Zerrissenheit gekennzeichnet ist. Nähere Aufschlüsse darf man sich von entwicklungspsychologischen Untersuchungen der Ontogenese dialektischer Operationen (Rychlak 1976; Riegel 1978) versprechen. Auch hier stehen Dialektik als Forschungsmethode und als Forschungsgegenstand in einer engen noch unbefriedigend geklärten Beziehung zueinander. Zu verweisen wäre auf die oben angedeutete Lösung, die die erkenntniswissenschaftlich-logische Perspektive mit der psychodynamischen verknüpft.

Dies alles zeigt, dass unsere Frage „Wieweit reicht die dialektische Betrachtungsweise in der Psychiatrie ?" in Bezug auf die Schizophrenie von besonderer Brisanz ist. Letztlich geht es hier um die Frage, ob die vorliegende krankhafte Störung nicht selbst etwas mit dem Dialektischen innerhalb des anthropologischen Prozesses zu tun hat; etwa in dem Sinne, dass ein dialektisches Moment, das an und für sich ein Movens der Entwicklung darstellt, hier den Rahmen der menschlichen

Existenz sprengt. Ey (1969) hat im Vorwort zur 2. Auflage von „La conscience“ sich dahingehend ausgesprochen, dass die schizophrene Psychose zwar etwas mit der inneren Zerrissenheit, d.h. dem Dialektischen menschlichen Daseins zu tun habe, aber keineswegs von daher hinreichend zu verstehen sei. Ähnliches findet sich bei Benedetti (1975) angedeutet. Verbindliches lässt sich gegenwärtig hierzu nicht sagen. Dazu reichen unsere Einsichten, in das Zwiespältige der menschlichen Natur nicht aus. Immerhin kann man fragen (unterstellt man, dass der anthropologischen Auffassung des Menschen als eines „Mängelwesens“[29] etwas Zutreffendes zugrunde liegt): Welche „Mängel“ des Menschen sind es einerseits, die schlichte Defizienz bedeuten, welche „Mängel“ sind es andererseits, die auf den noch nicht abgeschlossenen Prozess der Evolution des Menschen hinweisen? Nicht alle „Mängel“ dürften überkompensierbar sein; vermutlich nur sehr wenige im Vergleich zur Fülle der Sackgassen.

Sosehr viele Phänomene der Schizophrenie auf eine Regression – sowohl phylogenetisch als auch ontogenetisch – verweisen, so sehr lassen sich einige Beobachtungen auch im Sinne einer pathologischen Progression deuten (vgl. Phänomene der Instinktverunsicherung im Hinblick auf die Überdomestikations-Hypothese). Auch ohne uns weiter auf Spekulationen einzulassen, wird deutlich, dass die angeschnittene Frage nach der Reichweite der dialektischen Betrachtungsweise in der Psychiatrie nicht unabhängig zu sehen ist von der allgemeineren Frage nach der Evolution und möglichen Metamorphosen menschlichen Daseins überhaupt.

In der Psychotherapie, vor allem derjenigen der Schizophrenen, werden wir – ob wir es wollen oder nicht – ständig mit diesen anthropologischen Fragen konfrontiert. Auch da, wo wir uns dies nicht bewusst machen, prägen unausgesprochene Antworten auf solche Fragen die Art und Weise, wie wir mit unseren Patienten umgehen, wie wir ihnen gegenübertreten, wie wir ihnen zu helfen versuchen.

Anmerkungen

1 Die Geschichte der „Dialektik" in dem hier gemeinten Sinn beginnt nicht erst – auf dem Hintergrund der Eleaten (Boeder 1968) – mit der Geschichte des Terminus bei Platon. Bereits bei Heraklit (Fragm. Nr. 8, 10, 15, 32, 49a, 51, 60, 88) finden wir Ansätze zu einer dialektischen Betrachtungsweise, ebenso in manchen Wendungen des Taoteking Laotses.

2 Vgl. Bubner, Cramer u. Wiehl 1970; Diemer 1976; Perelman 1970; Röd 1974; den 21. Band des „Studiums generale" (1968); die Zeitschrift „Dialectica" u.a. Von einzelnen Autoren seien genannt: Adorno 1966, 1971; Barion 1976; Becker 1969, 1970; Bloch 1977; Heiss 1959; H. Y. Jung 1977; Kulenkampff 1970; Perelman 1970; Petersen 1980; Rademacher 1973; Waldenfels 1977. Spezieller hinsichtlich Psycho(patho)logie und Psychotherapie behandelt die unterschiedlichen Bedeutungen von „dialektisch" Rychlak 1976.

3 Gemeint ist die Frage der Integrierbarkeit von Negativem, Widrigem oder auch Widersprüchlichem mittels kategorialer Flexibilität (d.h. durch den Wechsel des Ausgangspunktes bzw. des Bezugsrahmens). Es sei an den Doppelsinn des Wortes „Enttäuschung" erinnert: Man vergegenwärtige sich den Schmerz, den eine Enttäuschung hervorrufen kann, und – soweit das gelingt – gleichzeitig die wörtliche Bedeutung, wonach jede „Ent-täuschung" uns der Wahrheit einen Schritt näherbringt. – Rickert (1921) – ich folge hier Hinweisen von Diemer (1976) – intendierte, an die Stelle der dialektischen Negation ein „heterologisches Prinzip" zu setzen. Er postulierte: „Die Andersheit geht der Negation voraus. Logisch noch Ursprünglicheres als die Andersheit ... kann gar nicht gedacht werden." (Rickert 1924, S. 24; vgl. dazu auch Flach 1959) In der Tat geht es stets um die Konfrontation mit dem Anderssein. Insofern mag es berechtigt erscheinen, „Antithesis" durch „Heterothesis" zu ersetzen. (In ähnliche Richtung weist das „kollaterale Denken" S. Kierkegaards [Malantschuk 1970], auf das Eng [Lexington/USA] den Verf. persönlich aufmerksam machte.) Aber jedes Anderssein bzw. -werden bedeutet formal doch nur wieder die Negation eines Mit-sich-identisch-Bleibens. Folglich ist auch in diesem Ansatz ein Umgang mit dem Negativen impliziert. Dieser Begriff des Negativen ist sehr weit. Da die „Positivität eines Negativen" hier als offene Frage, nicht als Postulat oder Prinzip zur Debatte steht, ist darin kein Nachteil zu sehen. Dass sich die ausstehende Problematik in philosophischer Sicht komplexer darstellt, zeigt Theunissen (1980, S. 247f.).

4 Dieses Dialektik-Verständnis entspricht weitgehend dem von Strasser (1961, 5. 148f.): „Unter Dialektik verstehe ich ... jegliche geordnete Veränderung des Standpunktes, die es erlaubt, beschränkte Horizonte systematisch aufzuheben." Das gilt hier nicht nur im Hinblick auf *unsere* Verstehenshorizonte, sondern auch im Hinblick auf die *des Patienten*. Dabei ist nicht nur der bewusstseinsfähige Anteil seines Welt- und Selbstverstehens im Blick, sondern der gesamte Bezugsrahmen seines Sichdarlebens. – Eigene frühere Formu-

lierungen wie „Alles bloß Negative, das uns aufstößt, zeigt, daß der Entwurf nicht ausreicht, der das Vorliegende als Negatives ins Blickfeld treten läßt, ... muß uns zur Anzeige werden, daß der Entwurf ... abzuwandeln ist" (Blankenburg 1958, S. 102) würde ich heute in dieser verallgemeinernden Form nicht mehr stehenlassen, weil sie die Frage als solche nicht genügend freigeben, wann ein dialektischer Ansatz am Platze ist und wann nicht. Wohl aber sollte alles defizitär Erscheinende daraufhin geprüft werden, ob der Bezugsrahmen noch ausreicht, von dem her es sich als Defizitäres darstellt. Für die Psychiatrie bedeutet dies, dass Begriffe wie „abnorm" und „krank" – zumindest in ihren Randzonen – in Bewegung geraten; zugegebenermaßen eine gefährliche Bewegung, die ein hohes Maß an kritischer Besonnenheit verlangt. Die Frage „Wie weit reicht die dialektische Betrachtungsweise in der Psychiatrie?" möchte ebenso sehr vor einer *Über*schätzung wie vor einer *Unter*schätzung dieser Reichweite warnen.

5 Nicht nur Hegel. Topitsch (1976) spricht in Bezug auf die Dialektik von „perennen Denkformen" der Welt- und Selbstdeutung, die – bereits in den ältesten Dokumenten der Menschheit bekundet – eine erstaunliche Hartnäckigkeit besäßen. Diese Hartnäckigkeit muss nicht ausschließlich psycho- und soziologische Gründe haben (vgl. zur Dialektik-Kritik außer Topitsch auch Wuchterl 1977; Popper 1976; Albert 1971 u.a.), sie könnte sehr wohl zu einem guten Teil auch in der Sache – d.h. in einer Eigenart menschlichen Selbst- und Weltverhältnisses – begründet sein.

6 Dabei geht es nicht nur um den Erfahrungsgang des forschenden Subjekts, sondern ebenso sehr um den des beforschten Subjekts, in unserem Zusammenhang um die Entwicklung des bewussten wie auch *un*- bzw. *vor*bewussten Selbst- und Weltverhältnisses des Patienten.

7 Unter „Geschichtlichkeit" wird hier verstanden, dass es Vorkommnisse gibt, die Ereignischarakter tragen in dem Sinne, dass sie 1) den Eindruck der Einmaligkeit, Unwiederholbarkeit vermitteln, 2) einen Richtungssinn in die Zukunft aufweisen und 3) nicht nur wie andere Fakten unter Gesetzen stehen, sondern darüber hinaus selbst Bezugsrahmen stiftend sind; vgl. im Übrigen die umfangreiche Literatur zum Begriff der Geschichtlichkeit, auf die hier nicht eingegangen werden kann (Blankenburg 1981).

8 Hierüber ist viel geschrieben worden; vgl. Lang 1978 u.a.

9 Man könnte an dieser Stelle auch eine Patientin Lechlers (1976) zitieren: „Das Gesündeste ist eigentlich die Krankheit." (S. 94)

10 Erinnert sei unter anderem auch an das Individuations-Konzept C. G. Jungs. Inwiefern es dialektischen Charakter trägt, wurde bereits 1935 von Seifert herausgearbeitet. – Dass auch Adlers Konzeption dialektische Züge trägt, zeigt Ansbacher (1977).

11 Übersichten über das Verhältnis der einzelnen Denker zur Dialektik vermitteln Kopper 1957; Nauta 1968; Rabil 1967; Seel 1971; de Waelhens 1951.

12 Hinsichtlich Heideggers Kritik an der überkommenen Dialektik als „höchster Steigerung" der „Herrschaft des Logos" vgl. Kanthack 1968.

13 Das Gesamtwerk von Freud ist in einem hohen Maße, wenn nicht von einem dialektischen Denken, so doch von einem Denken in Gegensätzen geprägt (vgl. Gnädinger 1976). Engere Beziehungen zur Dialektik marxistischer Prägung sieht Taubes (1970).

14 Hier wäre auf die umfängliche Literatur zum Intersubjektivitätsproblem zu verweisen (Theunissen 1968/1977, Kisker 1969; Waldenfels 1977; Orth 1977; Schäfer 1980; Brand 1978).

15 Nach Kimmich (1978, S. 212) ist es als ein Verdienst Binswangers anzusehen, „mit Entschiedenheit die Dialektik in die Anthropologie eingeführt zu haben", und zwar als „eine aus der Hermeneutik des menschlichen Daseins selbst gewonnene".

16 An neueren Publikationen zum Krisen-Begriff: s. die von Berner u. Gabriel in „Psychiatria clin. 10 (1977)" zusammengefassten Vorträge u. Diskussionen beim 7. Donausymposium für Psychiatrie; darin vor allem Reiter u. Strotzka (1977); Scholmerich (1978) sowie Koselleck, Tsouyopoulus u. Schönpflug (1976). Aus der neueren Geschichte der Psychiatrie ist an die Kontroverse zu erinnern, die Kulenkampff (1959) mit K. Conrad (1959) über den Begriff der „abnormen Krise" führte. Vgl. auch: Dörner (1979, S. 805f.) und Wölff (1976).

17 Gadamer 1964 sieht freilich sogar in den mit Demenz einhergehenden psychiatrischen Erkrankungen einen „menschlichen Gleichgewichtsverlust", der wie jeder Gleichgewichtsverlust „dialektisch" gedacht werden müsse.

18 Aus der Vielzahl von Veröffentlichungen zu diesem Thema sei vor allem auf Heft 1 des Jb. Psychol. Psychother. med. Anthropol. 14 (1966) hingewiesen, das 11 wesentliche Arbeiten, Studien und Literaturreferate zur phänomenologisch-anthropologischen Sicht der Epilepsie unter besonderem Bezug auf die Epileptikergestalten Dostojewskijs enthält (Resultat eines Seminars von Janz u. Tellenbach 1965) sowie auf Gastaut (1979), der auf eine Reihe weiterer genialer Epileptiker wie Flaubert und van Gogh verweist.

19 Das Ambiguitäts(in)toleranz-Konzept wurde von einer Reihe anderer Forscher (O'Connor 1952; Davids 1955, 1963; Barron 1969) aufgegriffen und mit zum Teil divergierenden Ergebnissen weiterentwickelt. Was fehlt, ist der Blick auf die polare Struktur des Feldes zwischen Ambiguitätsintoleranz und Ambiguitätsverfallenheit (Ambivalenz), mit dem wir es in der Psychiatrie zu tun haben (Blankenburg 1980).

20 Es sei nur auf die zum großen Teil ältere Literatur zum Problem der „Existentiellen Depression" verwiesen.

21 Rundfunksendung zum 100. Geburtstag R. M. Rilkes.

22 In: Holzwege. Frankfurt a.M.: Klostermann 1950, S. 248-295.

23 Auf das außerordentlich umfangreiche Schrifttum zum Kreativitätsproblem kann hier nicht eingegangen werden.

24 Vgl. auch Petrilowitsch 1970; Thiemann u. Zahn 1973; Baum 1978. Das Dialektverständnis dieser Autoren ist mit dem hier vertretenen freilich nicht identisch.

25 Bisher ist es nicht gelungen, Formen innerer Zerrissenheit, Neigungen zu Ambivalenz und Ambitendenz, bei später schizophren Werdenden qualitativ von jenen abzugrenzen, die auch bei nicht schizophren werdenden Menschen zu beobachten sind. Vgl. zu diesem Fragenkomplex Bleuler 1972; Garmezy 1978.

26 Hier wäre auf das Egopathie-Konzept der amerikanischen Schizophrenie-Forschung zu verweisen.

27 Die Unterscheidung eines Zuviels oder Zuwenigs an dialektischer Struk-

turierung kann sich auf Gabel (1967) berufen. Dieser sprach freilich im Hinblick auf die Schizophrenie von einem Zuwenig, was in Bezug auf den systematisierten Wahn und die bei Schizophrenen zu beobachtende Neigung zu „starren Alternativen“ (Binswanger 1957) auch stimmig erscheint, nicht aber im Hinblick auf die Dynamik im Vorfeld. Im Hinblick auf sie ist die Hypothese gerechtfertigt, dass gerade eine besondere Empfindlichkeit gegenüber dialektischen Strukturen zu einer gegenregulatorischen Entdialektisierung des Selbst- und Weltbezugs führt.

28 Vgl. zum Folgenden den Überblick über die neuere Entwicklung des Double-bind-Konzepts von Angermeyer (1978) sowie Wynne (1976). Zum schöpferischen Umgang mit Ambiguität vgl. Devereux (1966) und Empsons „Seven Types of Ambiguity“ (1964).

29 Hier ist nicht an eine biologistische Interpretion des „Mangels“ gedacht, sondern vielmehr an eine anthropologische, derart, wie wir sie z. B. bei Wyss (1973, 1976) finden.

Literatur

Adorno, Th. W., Negative Dialektik. Frankfurt a.M.: Suhrkamp 1966.

Adorno, Th. W., Drei Studien zu Hegel, in: Gesammelte Schriften, Bd. 5. Frankfurt a.M.: Suhrkamp 1971.

Albert, H., Erkenntnis, Interesse und Gesellschaft: Zur Kritik des dialektischen Denkens, in: Konstruktion und Kritik. Aufsätze zur Philosophie des kritischen Rationalismus. Hamburg: Hoffmann & Campe 1971, S. 263 bis 373.

Angermeyer, M., 20 Jahre Double-Bind: Versuch einer Bilanz, in: Psychiat. Prax. 5 (1978) S. 106-117.

Ansbacher, H. L., Die Rolle der Dialektik in der Adlerschen Psychologie, in: Kausen, R. und Mohr, F. (Hrsg.), Beiträge zur Individualpsychologie. München: Reinhardt 1977, S. 16-24.

Barion, J., Dialektik der Natur und Geschichte, in: Derbolov, J. und Nicolin, F. (Hrsg.), Erkenntnis und Verantwortung. Festschrift für Theodor Litt. Düsseldorf: Schwarm 1960, S. 91-104.

Barron, F., Creative Person and Creative Process. New York: Holt, Rinehart & Winston Inc. 1969.

Bateson, G. et al., Auf dem Weg zu einer Schizophrenie-Theorie, in: Kulenkampff, C. (Hrsg.), Schizophrenie und Familie. Frankfurt a.M.: Suhrkamp 1969, S. 11-43.

Baum, H., Zum Dialektischen im „Erfolg" und „Misserfolg" in der Psychotherapie. Bern/Stuttgart/Wien: Huber 1978.

Becker, W., Hegels Begriff der Dialektik und das Prinzip des Idealismus. Zur systematischen Kritik der logischen und der phänomenologischen Dialektik. Stuttgart: Kohlhammer 1969.

Becker, W., Idealistische und marxistische Dialektik. Stuttgart: Kohlhammer 1970.

Benedetti, G., Dialektische Begriffspaare in der Psychotherapie, in: Jahrbuch Psychol. Psychother. med. Anthropol. 9 (1962) S. 304-315.

Benedetti, G., Psychiatrische Aspekte des Schöpferischen und schöpferische Aspekte der Psychiatrie. Göttingen: Vandenhoeck & Rupprecht 1975.

Benedetti, G., Identifizierung und Identitätsbildung in der individuellen Psychotherapie bei Schizophrenen, in: Z. klin. Psychol. Psychother. 25 (1977) S. 219-270.

Berner, P. und Gabriel, E. (Hrsg.), Krisenintervention in der Psychiatrie, in: Psychiatria clin.10 (1977) S. 5-172.

Binswanger, L., Vorträge und Aufsätze, Bd. I u. II. Bern: Francke 1947 und 1955.

Binswanger, L., Schizophrenie. Pfullingen: Neske 1957.

Binswanger, L., Grundformen und Erkenntnis menschlichen Daseins. München/Basel: Reinhardt 1964 (1. Aufl. 1943).

Blankenburg, W., Daseinsanalytische Studie über einen Fall paranoider Schizophrenie, in: Schw. Arch. Neurol. Psychiat. 81(1958) S. 9-105.

Blankenburg, W., Hysterie in anthropologischer Sicht, in: Praxis der Psychotherapie 19 (1974) S. 262-273. (Neuveröffentlicht mit einem die Literatur der letzten Jahre berücksichtigenden Nachtrag, in: Bräutigam, W. (Hrsg.), Medizinisch-psychologische Anthropologie. Wege der Forschung, Bd. 128. Darmstadt: Wissenschaftliche Buchgesellschaft 1980.)

Blankenburg, W., Was heißt „Erfahrung"?, in: Métraux, A. und Graumann, C. F. (Hrsg.), Versuche und Erfahrung. Bern/Stuttgart/Wien: Huber 1975, S. 9-20.

Blankenburg, W., Grundlagenprobleme der Psychopathologie, in: Nervenarzt 49 (1978a) S. 140-146.

Blankenburg, W., Was heißt anthropologische Psychiatrie?, in: Kraus, A. (Hrsg.), Leib, Geist, Geschichte. Heidelberg: Hüthig 1978b, S. 15-28.

Blankenburg, W., Psychiatrie und Philosophie, in: Kisker, K. P. et al., Psychiatrie der Gegenwart, Bd. 1/2. Berlin/Heidelberg,/New York: Springer [2]1979, S. 827-875.

Blankenburg, W., A dialectical conception of anthropological proportions, in: Koning, A. J. J. de and Jenner, F. A. (Eds.), Phenomenological Psychiatry. London: AcademicPress 1981.

Blankenburg, W., Nomothetische und idiographische Methodik in der Psychiatrie, in: Schweiz. Arch. Neurol. Neurochir. Psychiat. 128 (1981).

Blankenburg, W., Phenomenology and Psychopathology, in: J. of Phen. Pschychology 11 (1980) S. 50-78.

Bleuler, M., Die schizophrenen Geistesstörungen im Lichte langjähriger Kranken- und Familiengeschichten. Stuttgart: Thieme 1972.

Bloch, E., Gesamtausgabe, Bd. XIII. Frankfurt a.M.: Suhrkamp 1977.

Boeder, H.,Der Ursprung der „Dialektik" in der Theorie des „Seienden". Parmenides und Zenon, in: Studium Generale 21(1968) S. 184 bis 202.

Brand, G., Zur Phänomenologie der Intersubjektivität, in: Phänomenologische Forschungen 6/7(1978) S. 28-117.

Bubner, R., Dialektik und Wissenschaft. Frankfurt a. M.: Suhrkamp 1973.

Bubner, R., Cramer, K. und Wiehl, R. (Hrsg.), Hermeneutik und Dialektik, Bd. I u. II. Tübingen: Mohr 1970.

Callieri, B., Castellani, A. et Vincentis, G. de, Lineamento di una Psychopathologica Fenomenologica. Roma: II Pensiero Scientifico 1972.

Canguilhem, G., Le normal et le pathologogique. Paris: Presses Universitaires de France [2]1972. (Deutsch: Das Normale und das Pathologische. München: Hanser 1974.)

Castilla del Pino, C., Un Estudio sobre la Depresión. Fundamento anthropologica Dialectica. Barcelona: Ed. Peninsola 1966.

Conrad, K., Gestaltanalyse und Daseinsanalytik. Zugleich Bemerkung zu dem voranstehenden Artikel „Problem der abnormen Krise" von C. Kulenkampff, in: Straus, E., Zutt, J. und Sattes, H. (Hrsg.), Die Wahnwelten. Frankfurt a.M.: Akademische Verlagsanstalt 1963, S. 288-301. Schlusswort zur Diskussion über das „Problem der abnormen Krise", in: ebd. S. 312-315. (Erste Veröffentlichung in: Nervenarzt 30 [1959] S. 405-410 und 463-464.)

Coulter, J., Approaches to Insanity. London: Robertson 1973.

Daele, L. D. van den, Ego Development in Dialectical Perspective, in: Human Development 18 (1975) S. 129-142.

Davids, A., Some Personality and Intellectual Correlates of Intolerance of Ambiguity, in: J. abn. Soc. Psychol. 51(1955) S. 415-420.

Davids, A., Psychodynamic and Sociocultural Factors related to Intolerance of Ambiguity, in: White, R. W. (Ed.), The Study of Lives. Englewood Cliffs, N. J.: Prentice Hall 1963, S. 160-177.
Devereux, G., The Exploitation of Ambiguity in Pindaros, in: Rheinisches Museum für Philologie 109 (1966) S. 289-298.
Diemer, A., Zur Grundlegung einer Philosophie der Medizin. Homburg: Chemiewerk 1966.
Diemer, A., Elementarkurs Philosophie: Dialektik. Düsseldorf/Wien: Econ 1976.
Dörner, K., Psychiatrie und Gesellschaftstheorien, in: Kisker, K. P., Psychiatrie der Gegenwart, Bd. 1/1. Berlin/Heidelberg/New York1979, S. 771-809.
Drüe, H., Psychologie aus dem Begriff. Berlin: de Gruyter 1976.
Empson, W., Seven Types of Ambiguity. New York: Harper & Row [3]1964.
Ey, H., La conscience. Paris: Presses de Universitaires de France [2]1969.
Ey, H., La psychose et lex psychotique, in: Evol. psychiat. 40 (1975) S. 103-116.
Fink, E., Phänomenologie und Dialektik, in: Nähe und Distanz. Freiburg/München: Alber 1975, S. 228-249.
Flach, F. F., The Secret Strength of Depression. Philadelphia, New York: Lippincott 1974. (Deutsch: Depression als Lebenschance. Reinbek: Rowohlt 1975.)
Flach, W., Negation und Andersheit. München/Basel: Reinhardt 1959.
Foudraine, J., Wer ist aus Holz? Neue Wege der Psychiatrie. München: dtv 1976.
Fränkel-Brunswik, E., Intolerance of Ambiguity as an Emotional and Perceptual Variable, in: J. Personality 18 (1948) S. 108-143.
Freud, A., Das Ich und die Abwehrmechanismen. München: Kindler 1968 (1. Aufl. 1936).
Freud, S., Jenseits des Lustprinzips, in: GW, Bd. XIII. Frankfurt a.M: Fischer [2]1972, S. 1-69 (Orig. 1920).
Funke, G., Phänomenologisches und dialektisches Bewußtsein, in: Derbolov, J. und Nicolin, F. (Hrsg.), Erkenntnis und Verantwortung. Festschrift für Theodor Litt. Düsseldorf: Schwann 1960, S. 63-90.
Gabel, J., La fausse conscience – Essai sur la réification. Paris: Les Editions de Minuit 1962. (Deutsch: Ideologie und Schizophrenie – Formen der Entfremdung. Frankfurt a.M.: Fischer 1967.)
Gadamer, H.-G., Philosophische Bemerkungen zum Problem der Intelligenz, in: Nervenarzt 35 (1964) S. 280-286.
Gadamer, H.-G., Hegels Dialektik. Fünf hermeneutische Studien. Tübingen: Mohr 1971.
Garmezy, N., Vulnerable and Invulnerable Children. Theory, Research and Intervention. Chicago: American Psychological Association1978.
Gastaut, H., L'involontaire contribution de Fiodor Mikhailovitsch Dostoijvevski a la symptomatologie et au pronostic de l'épilepsie, in: Evol. psychiatrique 44 (1979) S. 215-219.
Gilbert, St., Das Rätsel des Ulysses. Eine Studie. Zürich: Rhein 1960.
Giorgi, A., Psychology as a Human Science. New York: Harper & Row 1970.
Glaser, J., Das dialektische Denken und das natürliche Bewusstsein, in: Lorenz, K. (Hrsg.), Konstruktionen versus Positionen. Bd. II: Allgemeine Wissenschaftstheorie. Berlin/New York: de Gruyter 1979, S. 333-347.

Glatzel, J., Antipsychiatrie. Stuttgart: Fischer1975.
Gnädinger, H. W., Gegensatz als Prinzip des Psychischen bei Sigmund Freud. Unveröff. Diss. Zürich 1976.
Goldmann, L., Dialektische Untersuchungen. Neuwied: Luchterhand 1966.
Grimm, J., Begegnung und Vergegnung. Unveröff. Diss. Heidelberg 1977.
Hegel, G. W. F., Sämtliche Werke. Jubiläumsausgabe. (Hrsg. von Glockner, H.) Stuttgart: Fromanns 1958 ff.
Heidegger, M., Sein und Zeit. Halle: Niemeyer 1927.
Heiss, R., Wesen und Form der Dialektik. Köln: Kiepenheuer & Witsch 1959.
Heraklit, Fragmente, in: Diels, D. (Hrsg.), Die Fragmente der Vorsokratiker, 1. Bd. Berlin: Weitmann [4]1922, S. 67-113.
Heston, L., Psychiatric disorders in foster home reared children of schizophrenic mothers, in: Brit. J. Psychiat. 112 (1966) S. 819-825.
Jung, H. Y., The Concept of the Dialectic in Hegel, Marx and Merleau-Ponty, in: The Journal of the British Society for Phenomenology 8 (1977) S. 56-58.
Kafka, J. S., Zum Problem der Realität, Reflexionen über Objektkonstanz, Ambiguität, Paradox und Zeit, in: Psyche 31 (1977) S. 712-731.
Kanthack, K., Das Wesen der Dialektik im Lichte Martin Heideggers, in: Stud. Gen. 21 (1968) S. 538-554.
Kimmich, H., Anthropologie und Menschlichkeit. Der Beitrag Ludwig Binswangers zur Humanisierung der Psychiatrie. Unveröff. Diss. Göttingen 1978.
Kisker, K. P., Die Phänomenologie der Intersubjektivität, in: Graumann, C. F. (Hrsg.), Hb. der Psychologie, Bd. VIII. Göttingen: Hogrefe 1969.
Kisker, K. P., Dialogik der Verrücktheit. Ein Versuch an den Grenzen der Anthropologie. Den Haag: Nijhoff 1970a.
Kisker, K. P., Positives in der Verrücktheit, in: Kreativität in der Psychose. Hannover: Medizinische Hochschule 1970, S. 43-51.
Kisker, K. P., Antipsychiatrie, in: Psychiatrie der Gegenwart, Bd. I/2 Berlin/Heidelberg/New York: Springer [2]1979, S. 811-825.
Köchler, H., Dialectical Conception of Self-Determination, in: Tymieniecka, A.-T. (Ed.), The Self and the Other. The Irreducible Element in Man. Dodrecht: Reidel 1977, S. 62 bis 80.
Kopper, J., Die Dialektik im französischen Denken der Gegenwart, in: Zschr. f. Philos. Forschung 11(1957) S. 80-91.
Koselleck, R., Tsouyopoulos, N. und Schönpflug, U., Krise, in: Ritter, J. und Gründer, K. (Hrsg.), Historisches Wörterbuch der Philosophie, Bd. IV. Basel/Stuttgart: Schwabe 1976, S. 1235-1245.
Kraus, A., Sozialverhalten und Psychose Manisch-Depressiver. Stuttgart: Enke 1977.
Kruks, S., Merleau-Ponty, Hegel and die Dialectic, in: The Journal of die British Society for Phenomenology 7 (1976) S. 96-110.
Kubie, L. S., Psychoanalyse und Genie – Der schöpferische Prozeß. Reinbek: Rowohlt 1966.
Kubie, L. S., Die Wechselwirkung zwischen schöpferischen und neurotogenen Vorgängen, in: Mitscherlich, A. (Hrsg.), Pathographie I, Schriftsteller und Psychoanalyse. Frankfurt a.M.: Suhrkamp 1972, S. 1-45.
Kulenkampff, A., Antinomie und Dialektik. Stuttgart: Kohlhammer 1970.

Kulenkampff, C., Zum Problem der abnormen Krise in der Psychiatrie, in: Straus, E., Zutt, J. und Sattes, H., (Hrsg.), Die Wahnwelten. Frankfurt a.M.: Akademische Verlagsgesellschaft 1963, S. 258-287. Antwort auf die kritischen Bemerkungen K. Conrads zur Arbeit über „Problem der abnormen Krise“, in: ebd. S. 302-311. Schlusswort, in: ebd. S. 316-320. (Erste Veröffentlichung in: Nervenarzt 30 [1959] S. 62-74, 410-413 und 464-466.)

Laing, R. D., The Politics of Experience. London: Penguin [3]1976 (Deutsch: Phänomenologie der Erfahrung. Frankfurt a.M.: Suhrkamp 1969.)

Landgrebe, L., Das Problem der Dialektik, in: Fetscher, I., Marxismusstudien, 3. Folge. Tübingen: Mohr 1960, S. 1-65.

Lang, H., Geschichtlichkeit des Daseins oder Entwicklung des Soma? Überlegungen zum wissenschaftlichen Standort der Psychoanalyse, in: Kraus, A. (Hrsg.), Leib, Geist, Geschichte – Brennpunkte anthropologischer Psychiatrie. Heidelberg: Hüthig 1978, S. 121-138.

Lechler, L., Gesund ist, wer noch krank werden kann, in: Rein, H. (Hrsg.), Dienstgespräche. Stuttgart/Berlin: Kreuz 1976, S. 63-94.

Malantschuk, G., Søren Kierkegaard und das kollaterale Denken, in: Zschr. f. philos. Forschung 24 (1970) S. 1-16.

Marcuse, H., Hegels Ontologie und die Theorie der Geschichtlichkeit. Frankfurt a.M.: Klostermann [3]1975.

Meacham, J. A. und Riegel, K. F., Dialektische Perspektion in Piagets Theorie, in: Steiner, G. (Hrsg.), Die Psychologie des 20. Jahrhunderts, Bd. VII. Zürich: Kindler 1979.

Meadows, P., The Dialectic of the Situation, in: Philos. and Phen. Research 5 (1944) S. 354-365.

Müller, Chr., Psychotherapie und Soziotherapie der Schizophrenen, in: Hubert, G. (Hrsg.), Therapie, Rehabilitation und Prävention schizophrener Erkrankungen. Stuttgart/New York: Schattauer 1976, S. 289-298.

Müller-Eckardt, H., Die Krankheit nicht krank sein zu können. Stuttgart: Klett 1954.

Nauta, L. W., Dialektik bei Sartre, in: Stud. Gen. 21(1968) S. 591-607.

O`Connor, P., Ethnocentrism, “Intolerance of Ambiguity”, and Abstract Reasoning Ability, in: Journal of Abnormal and Social Psychology 47 (1952) S. 526-530.

Orth, E. W., Anthropologie und lntersubjektivität, in: Phänomenologische Forschungen 4 (1977) S. 103-129.

Palazzoli, M. S., Boscolo, L., Cecchin, G. und Prata, G., Paradoxon und Gegenparadoxon. Stuttgart: Klett 1977.

Perelman, Chr., Dialectique et Dialogue, in: Bubner et al. 1970, S. 77-84.

Petersen, U., Die logische Grundlegung der Dialektik. München: Fink 1980.

Petrilowitsch, N., Dialektische Psychotherapie. Zugleich ein Beitrag zur Psycho-pathologie von Neid und Missgunst, in: Psychiat. Clin. 3 (1970) S. 192-204.

Ploog, D., Verhaltensforschung und Psychiatrie, in: Kisker, K. P. et al., Psychiatrie der Gegenwart, Bd. I/1. Berlin/Heidelberg/New York: Springer 1973, S. 291-443.

Popper, K. R., Was ist Dialektik?, in: Topitsch 1976, S. 262-290.

Rabil, A. jr., Merleau-Ponty. Existentialist of the social world. New York/London: Columbia Univ. Press 1967.

Rademacher, H., Dialektik, in; Krings, H. et al. (Hrsg.), Handbuch philosophischer Grundbegriffe, Bd. 2. München: Kösel 1973, S. 289 bis 309.
Reiter, L. und Strotzka, H., Der Begriff der Krise, in: Psychiatria clin. 10 (1977) S. 7-26.
Rickert, E., Der Gegenstand der Erkenntnis. Tübingen: Mohr 1921.
Rickert, E., Das Eine, die Einheit und das Eins. Tübingen: Mohr [2]1924. (Orig. in: Logos 2 [1911/1912] S. 26-78.)
Riegel, K. P. (Hrsg.), Zur Ontogenese dialektischer Operationen. Frankfurt a. M.: Suhrkamp 1978.
Ritter, J. (Hrsg.), Historisches Wörterbuch der Philosophie, Bd. 2. Basel: Schwabe 1972.
Röd, W., Dialektische Philosophie der Neuzeit, 2 Bände. München: Beck 1974.
Rodenberg, J., Ein Herbst in Wales. Hannover1857; zit. nach Massenbach, G. v. (Hrsg.), Märchen der Völker. Baden-Baden: Holle1956, S. 120-123.
Rychlak, J. F. (Hrsg.), Dialectic. Humanistic Rationale for Behavior and Development. Basel/München/Paris: Karger 1976.
Schäfer, M. L., Das Problem der Intersubjektivität, in: Peters, U. H. (Hrsg.), Die Psychologie des 20. Jahrhunderts, Bd. X. Zürich: Kindler1980, S. 63-77.
Schölmerich, P., Zum Begriff der Krise im individuellen Krankheitsablauf, in: Steinhausen, M. (Hrsg.), Grenzen der Medizin. Medizin im Wandel, Bd. I. Heidelberg: Huthig 1978, S. 107-113.
Schroyer, T., Die dialektischen Grundlagen der kritischen Theorie, in: Dallmeyer, W. (Hrsg.), Materialien zu Habermas' „Erkenntnis und Interesse". Frankfurt a.M.: Suhrkamp, S. 41-70.
Schwab, F., Selbstschilderung eines Falles von schizophrener Psychose, in: Z. ges. Neurol. Psych. 44 (1919) S. 3-20.
Schweppenhäuser, H., Negative Dialektik und die Ideen der Versöhnung. Stuttgart: Kohlhammer 1973.
Seel, G., Sartres Dialektik. Bonn: Grundmann 1971.
Seifert, F., Ideendialektik und Lebensdialektik, in: Psychologischer Club, Zürich (Hrsg.), Die kulturelle Bedeutung der komplexen Psychologie. Festschrift zum 60. Geburtstag von C. G. Jung. Berlin: Springer 1935, S. 237-270.
Siirala, M., Die Schizophrenie des Einzelnen und der Allgemeinheit. Göttingen: Vandenhoeck & Rupprecht 1963.
Stierlin, H., Von der Psychoanalyse zur Familientherapie. Stuttgart: Klett 1975.
Strasser, S., Intuition und Dialektik in der Philosophie Edmund Husserls, in: E. Husserl 1859-1959, Phaenomenologica Vol. IV. Den Haag: Nijhoff 1961, S. 148-153.
Tatossion, A., Phénoménologie des psychoses. Rapport de psychiatrie. Paris/New York/Barcelona/Milan: Masson 1979.
Taubes, J., Dialectiques et Psychoanalyse. Notes pour une interprétation philosophique de la méthode psychoanalytique, in: Critique sociologique et critique psychoanalytique. Bruxelles: Editions de l'Institute de Sociologie Université, Libre de Bruxelles 1970.
Tellenbach, H., Melancholie. Berlin/Heidelberg/New York: Springer [3]1976.
Theunissen, M., Der Andere. Berlin: de Gruyter [2]1977 (1. Aufl. 1968).
Theunissen, M., Sein und Schein. Die kritische Funktion der Hegelschen Logik. Frankfurt a.M.: Suhrkamp 1980.

Theunissen, M. und Greve, W., Materialien zur Philosophie. Frankfurt a. M.: Suhrkamp 1979.

Thiemann, E. und Zahn, E., Dialektische Strukturen bei psychischen und psychopathologischen Prozessen, in: Nervenarzt 44 (1973) S. 330-331.

Titze, M., Ist die „Paradoxe Intention" eine Individualpsychologische Technik?, in: Z. f. Individualpsych. 2 (1977) S. 103-112.

Topitsch, E. (Hrsg.), Logik der Sozialwissenschaften. Köln: Kiepenheuer & Witsch [9]1976.

Treher, W., Hegels Geisteskrankheit oder das verborgene Gesicht der Geschichte. Emmendigen: Selbstverlag 1959.

Waelhans, A. de, Une Philosophie de l'Ambiguité. Louvan-Paris: Nauwelaerts 1951.

Waldenfels, B., Im Zwischenreich des Dialogs. Den Haag: Nijhoff 1970.

Waldenfels, B., Broekman, J. M., Pazanin, A. (Hrsg.), Phänomenologie und Marxismus, Bd. 1-4. Frankfurt a.M.: Suhrkamp 1977, 1977, 1978, 1979.

Watzlawick, P., Wesen und Formen menschlicher Beziehungen, in: Gadamer, H.-G. und Vogeler, P. (Hrsg.), Neue Anthropologie, Bd. VII. Stuttgart: Thieme 1975, S. 103-131.

Watzlawick, P., Kommunikation und Interaktion in psychiatrischer Sicht, in: Kisker, K. P. et al., Psychiatrie der Gegenwart, Bd. I/1. Berlin/Heidelberg/New York: Springer [2]1979, S. 599-626.

Weeks, G., Toward a Dialectical Approach to Intervention, in: Human Development 20 (1977) S. 277-292.

Wein, H., Ende der Philosophie? Philosophische Anthropologie und kein Ende, in: Broekman, J. M. und Hofer, G. (Hrsg.), Die Wirklichkeit des Unverständlichen. Festschrift für H. Müller-Suur. Den Haag: Nijhoff 1974, S. 88-113.

Weitbrecht, H.-H., Kritik der Psychosomatik. Stuttgart: Thieme 1955.

Wiehl, R., Begriffsbestimmung und Begriffsgeschichte. Zum Verhältnis von Phänomenologie, Dialektik und Hermeneutik, in: Bubner et al. 1970, S. 167-213.

Wolff, S., Sozialpsychologische Anmerkungen zur psychiatrischen Krisenintervention, in: Soziologen-Korrespondenz 3 (1976) S. 144-215.

Wuchterl, K., Die dialektische Methode. Kritische Stimmen zur Dialektik, in: Methoden der Gegenwartsphilosophie. Bern/Stuttgart: Haupt 1977, S. 105-161.

Wynne, L. C., Über Qual und schöpferische Leidenschaft im Banne des „double-bind" – Eine Neuformulierung, in: Familiendynamik 1(1976) S. 23-35.

Wyss, D., Beziehung und Gestalt. Göttingen: Vandenhoeck & Rupprecht 1973.

Wyss, D., Die anthropologisch-existentialontologische Psychologie und ihre Auswirkungen insbesondere auf die Psychiatrie und Psychotherapie, in: Balmer, H. (Hrsg.), Psychologie des 20. Jahrhunderts, Bd. I. Zürich: Kindler 1976, S. 460-569.

Ziller, R. C., Group Dialectics. The Dynarnics of Groups over Time, in: Human Development 20 (1977) S. 277-292.

Der ‚Leidensdruck' des Patienten in seiner Bedeutung für Psychotherapie und Psychopathologie

Zusammenfassung:

Der nicht nur für die Praxis der Psychotherapie, sondern auch für die gesamte Psychiatrie (wie Medizin überhaupt) grundlegende Begriff *Leidensdruck* wird einer gesonderten Betrachtung unterzogen. Nach einer Rekapitulation seiner Fundierung durch Freud folgen Hinweise auf den gegenwärtigen Stand der mit diesem Begriff verbundenen Problematik. „Leidensdruck" wird dem „Krankheitsgewinn" gegenübergestellt und analog wie bei diesem ein „primärer" von einem „sekundären" Leidensdruck unterschieden. Verschiedenen Formen eines fehlenden oder in sein Gegenteil verkehrten Leidensdrucks lassen sich Formen einer Übersteigerung desselben gegenüberstellen. Unterschiedliche psychopathologische Syndrome (z.B. manische Syndrome, organisch bedingte Euphorien, Persönlichkeitsstörungen, Suchtverhalten auf der einen Seite, hypochondrische und depressive Syndrome auf der anderen Seite) können unter diesem Blickwinkel gegeneinander abgehoben und neu beleuchtet werden. Wichtige Einschläge in die Diskussion brachten sozialtherapeutische und soziologische Veröffentlichungen. Die Frage nach einer Verteilung des „Leidensdrucks" über das Einzelindividuum hinaus innerhalb der Gruppe, in der es lebt, eröffnet neue Perspektiven, nicht zuletzt auch für die Therapie. Schließlich wird auf die Bedeutung des eminent praxisbezogenen Begriffs für die Gegenstandsbestimmung in unserem Fachgebiet (Paradigmakrise) und für die medizinische Anthropologie hingewiesen.

In der Praxis der Psychotherapie und Psychiatrie ist „Leidensdruck" ein viel verwendeter Begriff. Er besitzt beträchtliche Bedeutung für die Indikationsstellung bei verschiedenen Therapieverfahren, für die Prognose und nicht zuletzt auch für die Arzt-Patient-Beziehung. Nach Kind [36] gehört das, was der Begriff umreißt, zu den „wichtigsten Kriterien der psychotherapeutischen Behandelbarkeit" überhaupt. Angesichts der außerordentlich großen praktischen Relevanz erstaunt, dass die mit diesem Begriff verbundene Problematik theoretisch relativ wenig bearbeitet wurde.[1] Man kann sogar sagen, dass der Umfang der diesem Begriff gewidmeten Literatur in umgekehrt proportionalem Verhältnis zu seiner praktischen Bedeutung steht.

Eine gesonderte Behandlung rechtfertigt sich aber nicht allein dadurch. Der aktuelle Anlass ist vielmehr darin zu sehen, dass der Leidensdruck des Patienten neuerdings oft relativiert oder weniger ernstgenommen wird, als dies früher – vielleicht allzu selbstverständlich – der Fall war. Tiefenpsychologische Hinterfragungen, insbesondere depressiver Syndrome, haben wesentlich dazu beigetragen. Darüber hinaus wird die Idee einer freien Partnerschaft zwischen Patient (= „Klient") und Therapeut propagiert und dabei der Übermächtigkeit des Leidensdruckes oft zu wenig Rechnung getragen. In dieser Situation ist es wichtig, von einem Soziologen formuliert zu bekommen: „Eine Sozialpathologie, die auf das wirklich empfundene Leiden des Menschen keine Rücksicht mehr nimmt, kann in ihrer dogmatischen Intoleranz schließlich selbst mit zur Ursache solcher Leiden geraten" [18] S. 34/35.

Der Hauptgrund für eine separate Untersuchung ist jedoch prinzipiellerer Natur. Er besteht darin, dass sich dieser Begriff wie kaum ein anderer dazu eignet, verschiedene Bereiche unseres Fachgebietes in engerem Konnex miteinander zu sehen, als dies sonst der Fall ist. Grundfragen, wie: „Was ist der Gegenstand therapeutischen Bemühens?", „Worin besteht das Pathologische in der Psychopathologie?" u.ä., können von ihm her neu angegangen werden. Es ist, nicht übertrieben, in ihm ein Schlüsselbegriff zu sehen, der von der Praxis her auch die Theorie (Paradigma-Diskussion) zu befruchten vermag. Sachlich geht der Terminus „Leidensdruck" auf S. Freud [22] zurück; und zwar – ohne wörtlich bei ihm vorzukommen – auf folgende Stelle: „Sie (die analytische Psychotherapie/d. Verf.) ist auch bei Personen nicht anwendbar, die sich nicht selbst durch ihre Leiden zur Therapie gedrängt fühlen, sondern sich einer solchen nur infolge des Machtangebots ihrer Angehörigen unterziehen" (V, 2.1). Nicht das Vorhandensein – dieses erscheint nur allzu selbstverständlich –, sondern das Fehlen eines Leidensdrucks in bestimmten Fällen veranlasste die Einführung des Begriffs. Diese war ursprünglich rein pragmatisch ausgerichtet. Nicht der Leidensdruck als solcher, sondern seine Folge – die Therapiemotivation – interessierte. Dabei wird vorausgesetzt, dass das Ausmaß des Leidensdrucks beim Patienten die „Größe seines eigenen Strebens nach Genesung" (V, 301) bestimmt. Der Patient soll bereit sein, „zeitweilig für ein besseres Ende Leiden auf sich zu nehmen" (X, 366). Nur wenn der Leidensdruck diese zu erwartenden Leiden übersteige, – Freud spricht in diesem Zusammenhang (neben der „Liebe") von der „Lebensnot" als *der* großen Erzieherin des Menschen – könne eine anhaltende Motivation zur Behandlung erwartet werden. Eine bemerkenswerte Transformation dieses Ansatzes in rollentheoretische Überlegungen findet sich bei Dreitzel [18] S. 274ff.

In der psychoanalytischen Literatur *nach* Freud wird die Bedeutung des Leidensdrucks für die Motivation zur Therapie – und damit als Indikationsbedingung und Prognosekriterium – zumeist vorausgesetzt. Besonders betonen sie Schultz-Hencke [61] und Nunberg. [47]. Ein ausführlicher Überblick findet sich bei F. Heigl [31]. Dieser hatte sich bereits früher damit beschäftigt und zwar anlässlich einer vergleichenden Betrachtung der prognostischen Kriterien bei Schultz-Hencke und Alexander [29] sowie bei E. Fromm, K. Horney, H. Schultz-Hencke einerseits, S. Freud andererseits [30]. Im Anschluss an S. Rado [53] nennt Heigl [31] verschiedene Gründe für die prognostische Bedeutung der Intensität des Leidensdrucks. Ebenso wie Malan [42][2] ergänzt er diesen Begriff durch den des subjektiven Leidensgefühls. Wichtig für die Prognose bzw. für den Therapieerfolg sei nicht allein die Stärke, sondern auch die *Art* des Leidensgefühls, wobei Heigl [31] zwischen einem „echten oder real-bedingten und einem neurotischen oder irreal-bedingten Leidensgefühl" (S. 39) unterscheidet. Im ersten Fall, der als prognostisch günstig beurteilt wird, leide der Patient vorwiegend an seinen Behinderungen, an den Symptomen und deren objektiven Folgen. Im zweiten Fall stehe für den Patienten die rein subjektive Bedeutung seines Symptoms im Vordergrund. Das irreale Leidensgefühl gilt zumeist als Anzeichen für eine schwerere Neurose mit ungünstiger Prognose. Die Bedeutung, die hier dem Vorhandensein eines Leidensdrucks beigemessen wird, ist verständlich, wenn man seinen Gegenspieler ins Auge fasst: dasjenige, was wir seit Freud (V, 202f., VII, 43f., XI 395ff.) als *Krankheitsgewinn* anzusprechen gewohnt sind.

So wie man einen „primären" und „sekundären" Krankheitsgewinn unterscheidet, ist es zweckmäßig, auch beim Leidensdruck von einem „primären" und „sekundären" zu sprechen. Als *sekundär* bezeichnen wir einen Leidensdruck, der erst durch die Folgen einer Störung (Gefährdung der Ehe, des Rufes, der beruflichen Position usw.), nicht durch diese selbst, entsteht.

Ein Unterschied besteht zwischen beiden freilich darin, dass der primäre Krankheitsgewinn (z.B. auf partieller Bedürfnisbefriedigung durch die Symptombildung als solcher beruhend) nur selten auf den ersten Blick ins Auge springt, wogegen das Vorhandensein eines primären Leidensdrucks im Allgemeinen als selbstverständlich vorausgesetzt wird; lediglich sein Fehlen wirft Probleme auf und legt sogar (wegen des daraus resultierenden Mangels an Therapiemotivation) Methoden einer Provokation desselben nahe. Während der primäre Krankheitsgewinn also ungleich verdeckter ist als der sekundäre[3], liegen die Verhältnisse beim Leidensdruck umgekehrt: Wir denken in erster Linie an den Druck, den eine Symptomatik unmittelbar für den Betroffenen mit sich bringt, und erst in zweiter Linie an jenen Druck, dem er dadurch ausgesetzt ist, dass seine Umwelt sich an der Symptomatik stößt und ihn zu deren Beseitigung drängt. Dies so sehr, dass Freud (V, 21) bei der Einführung der Kategorie jenen Druck, der von Angehörigen ausgeübt werden kann, offenbar gar nicht in den Begriff einzubeziehen gewillt war. Dennoch erscheint es im Hinblick auf die klinische Realität durchaus sinnvoll, beide Begriffe in dieser Weise – getrennt nach „primär“ und „sekundär“ – einander gegenüberzustellen.

Der Antagonismus von Leidensdruck und Krankheitsgewinn ist bei jeder Therapie – vor allem gilt dies für jegliche Psychotherapie und Sozialtherapie – im Auge zu behalten: „Der nächste Motor der Therapie ist das Leiden des Patienten und sein daraus entspringender Heilungswunsch. Von der Größe dieser Triebkraft zieht sich mancherlei ab, was erst im Laufe der Analyse aufgedeckt wird, vor allem der sekundäre Krankheitsgewinn, aber die Triebkraft selbst muss bis zum Ende der Behandlung erhalten bleiben. Jede Besserung ruft eine Verringerung derselben hervor“ [22] (VIII, 477).

Primärer und sekundärer Leidensdruck einerseits, primärer und sekundärer Krankheitsgewinn andererseits können sich auf die verschiedensten Arten ineinander verschränken. Dies ist vor allem bei süchtigen Patienten etwas, was im klinischen Alltag die größten Schwierigkeiten bereitet. Hier kann – ebenso wie bei zum Ausagieren neigenden Patienten mit Persönlichkeitsstörungen – die Freilegung eines echten Leidensdrucks der erste Schritt zur Therapie sein.

In den USA hat sich seit langem die Tendenz eingebürgert, bei allen nichtpsychotischen seelischen Störungen mit einem Leidensdruck von Neurosen zu sprechen. Obwohl theoretisch anfechtbar, dominiert heute noch in der Praxis vielfach die Assoziation „Änderungswunsch“ – „Neurose“. Bei „verwahrlosten“ Jugendlichen spricht man seit A. Aichhorn [2] davon, dass sie zwecks psychotherapeutischer Angehbarkeit zunächst einmal (im Sinne einer Internalisierung ihrer Konflikte)

„neurotisiert“ werden müssten. Allerdings bestand unter Psychotherapeuten stets ein Widerstand gegen die Ausgrenzung aller ohne Leidensdruck einhergehenden Psychopathologie aus der Neurosenpsychologie und -psychodynamik. Man versuchte vielmehr die Identifikation eines Patienten mit seiner Symptomatik so weit wie möglich in die Konzeption einer „Charakterneurose“ hineinzunehmen und als eine bestimmte Form neurotischer Abwehr (nicht zuletzt Abwehr von „Leidensdruck“) zu verstehen.

Die gesamte Diskussion wurde dadurch mitgeprägt und auf ein niedrigeres Niveau als angemessen versetzt, dass man sich im angloamerikanischen Sprachraum – wohl infolge der bekannten Abwertung aller introspektiven Psychologie – nicht um eine adäquate Übersetzung des Wortes „Leidensdruck“ bemühte. Anstelle desselben wurden Ausdrücke wie „motivation for treatment“, „desire of change“ und „motivation to enter psychotherapy“ (Peters [48]) verwendet. Man begnügte sich also mit dem, was als eine zwangsläufige Folge des Leidensdruckes gilt. Darin ist nicht nur ein Übersetzungsnotbehelf zu sehen. Auch in deutschsprachigen Arbeiten findet sich unter dem Einfluss der angloamerikanischen Literatur immer häufiger der Begriff „Therapiemotivation“, wo zunächst einmal vom Leidensdruck die Rede sein sollte. Das führt zu einer empfindlichen Verkürzung des Problernbewusstseins.

Die Verwendung des Begriffs „Therapiemotivation“ hat freilich den Vorzug offenzuhalten, wodurch diese zustande kommt. Sie bietet sich vor allem an, wenn es darum geht, die Faktoren zu ermitteln, die für einen Therapieerfolg wichtig sind. Die Bewertung des Faktors „Therapiemotivation“ für den Therapieerfolg ist weitgehend unabhängig von der gewählten psychotherapeutischen Methode und auch davon, was als Ursache für die Therapiemotivation angenommen wird. So sieht z.B. die non-direktive Therapie von Rogers [55] die Quelle der Therapiemotivation in der Diskrepanz zwischen dem aktuellen psychischen Zustand des Patienten und seinem „idealen Selbst“. Die Therapiemotivation äußere sich darin, „dass der Klient von sich aus bemüht ist, seinen psychischen Zustand zu verändern“ [46], S. 95. Der völlige Ersatz des Begriffs „Leidensdruck“ durch den der „Therapiemotivation“ unterschlägt aber in jedem Fall einen wichtigen Problembereich und folgt letztlich dem Trend, das erlebende Subjekt so weit wie möglich aus der Wissenschaft zu eliminieren.

Auch die übrige *klinische Psychologie* neigt dazu, das Problem des Leidensdruckes zu überspringen, um sogleich bei dem der Therapiemotivation einzusetzen. Letzterer wird als Entscheidungshilfe für die

Auswahl spezifischer Interventionsverfahren große Bedeutung zugemessen. Hat der Patient (oder „Klient") den Wunsch, sich selbst zu verstehen und zu verändern, ist eine „reconstructive psychotherapy" (Dewald [17]; Hollander [34]) angezeigt, also etwa ein psychoanalytisches oder daseinsanalytisches Vorgehen. Bei „symptomzentrierten" Patienten wird dagegen die Anwendung einer stützenden oder medikamentösen Therapie empfohlen. Das versteht sich eigentlich von selbst und bedarf kaum besonderer Erwähnung. Welch wichtige Rolle die Variable „Leidensdruck" bei der Indikationsstellung zur Psychotherapie tatsächlich nach wie vor spielt, zeigt die breitangelegte empirische Untersuchung von A. Blaser [13].

Im Bereich der *Verhaltenstherapie* fanden Begriffe wie „Leidensdruck" und „Therapiemotivation" solange keine Verwendung, als – noch streng behaviouristisch – nur direkt beobachtbare Verhaltensweisen, nicht aber kognitive Prozesse, als theoretisch akzeptable Variable galten. Es sei in diesem Zusammenhang auf Skinner [62J verwiesen. Erst mit Beginn der „kognitiven Wende" um die Mitte der 60er Jahre wurde auch die Wirkung von Einstellungen und Erwartungen auf den Therapieverlauf genauer untersucht [25]. Der verhaltenstherapeutische Ansatz stellt die Therapiemotivation als notwendiges Kriterium für den Therapieerfolg allerdings überdies auch noch insofern in Frage, als er die strenge Trennung zwischen Psychotherapie und allgemeiner psychologischer Intervention aufhebt (Künzel [37]). Man spricht zu Recht nicht mehr von Psychotherapie, nicht einmal mehr von Verhaltens*therapie*, sondern von Verhaltens*modiflkation*. Methoden der Verhaltensmodifikation sind anwendbar – z.B. in einer Schulklasse – auch ohne Wissen und Motivation oder gar „Leidensdruck" der Betroffenen.

Interessant ist, dass der Begriff „Leidensdruck", insbesondere seine unmittelbare Verkopplung mit dem der Therapiemotivation weniger von Psychotherapeuten, Psychiatern und Psychologen als vielmehr von Sozialtherapeuten in Frage gestellt wird, und zwar in der Literatur zur *Sozialtherapie* von Rechtsbrechern (Realisierung des § 65 StGB: Einweisung in eine Sozialtherapeutische Anstalt). Nachdem auch dort zunächst ein wie auch immer gearteter Leidensdruck als unabdingbare Voraussetzung für jegliche Therapie galt [33, 38, 44, 52, 56][4] , wird dies seit einigen Jahren als ein zu hinterfragendes Dogma in Zweifel gezogen (Steller 63, 64). Die Diskussion darüber ist noch nicht abgeschlossen.

Insgesamt wurde in der Vergangenheit zu wenig berücksichtigt, dass es nicht nur um die *Motivation* des Patienten, sondern auch um die des Therapeuten geht; auch dabei spielt der Leidensdruck des Patienten eine gewichtige Rolle [27, 41, 54, 58]. Verschiedene Therapeuten unterscheiden sich nicht zuletzt dadurch, auf welche Intensität von Leidensdruck eines Patienten sie in welcher Weise „anspringen", d.h. reagieren. Dass dabei eigene Motivationen bzw. neurotische Gegenübertragungsreaktionen des Therapeuten – gelegentlich vom Patienten selbst provoziert [41] – berücksichtigt werden müssen, hat die Analyse des „Helfer-Syndroms" (Schmidbauer 56) gezeigt. Diese Einsichten sind es, die zu einem beachtlichen Einstellungswandel gegenüber dem Patienten („Klienten") führen; zu einem Einstellungswandel[5], der nicht selten über sein Ziel hinausschießt. – In diesem Zusammenhang ist hervorzuheben, dass das Etikett „fehlende Therapiemotivation" bei Therapieabbruch seitens des Patienten eine wichtige Selbstentlastungsfunktion für den Therapeuten bekommen kann, ohne dass dieser sich in jedem Fall hinreichend fragen muss, inwieweit das eigene Vorgehen dazu beitrug.

Die Tendenz, den Begriff „Leidensdruck" auf das Pragmatische, d.h. auf seine Beziehung zur Therapiemotivation oder gar auf eine Gleichsetzung mit ihr, zu reduzieren, wird verständlich, wenn man sich die ganze Komplexität dessen vor Augen hält, was dieser Begriff der Sache nach beinhaltet. Erleben bzw. Bedrängtwerden von Leiden, Umgang mit dieser Bedrängnis usw. weisen eine verwirrende, ja fast schwindelerregende Vielfalt und Mehrdimensionalität auf. Dies ist bereits bei körperbezogenem Leiden infolge somatischer Erkrankungen der Fall (vgl. [19, 27, 49,50]), weit mehr aber noch bei Erkrankungen und Störungen, die in das Gebiet der Psychopathologie fallen. Um wenigstens hinsichtlich der Genese etwas mehr Durchsichtigkeit herzustellen, haben Bochnik u. Richtberg [14] versucht, als interferierende Faktoren Krankheit-Person-Sozialfeld herauszuarbeiten und in Bezug auf sie so etwas wie „Leidensschwerpunkte" bestimmbar zu machen. Dies ist ein erster Schritt, die hier vorherrschende Vielfalt zu durchleuchten.

Die genannte Komplexität beruht darauf, dass Leiden auf ganz verschiedenen Stufen menschlichen Erlebens statthat: Es gibt eine Skala, beginnend mit elementaren körperlichen Schmerzen, die, selbst außerordentlich vielfältig, ohne scharfe Grenzen in (oft nicht weniger Leidensdruck erzeugende) Missbefindlichkeiten – man denke an die Akathisie – übergehen; endend mit Leiden an Gegebenheiten, die uns nicht unmittelbar bedrängen, sondern – auf Informationen aufbauend – sich erst einem Interpretieren, Denken, Reflektieren erschließen. Analog der auf M. Scheler zurückgehenden – die Stufen des Leiblichen-Seelischen-Geistigen widerspiegelnden – Trias von Lust (Genuss)-Glück-Freude könnte man eine ähnliche für Stufungen des Leidens aufstellen, etwa Schmerzen-Leiden-(Kummer)-Trauer; doch ist diese Sequenz weniger überzeugend, weil die einzelnen Worte in zu unterschiedlicher Bedeutung verwendet werden.

Die Komplexität wird dadurch noch entschieden erhöht, dass es Leiden nicht nur auf ganz verschiedenen Ebenen gibt, die sich wechselseitig beeinflussen, sondern dass darüber hinaus auch die Affektivität des Menschen selbst noch einmal durch Reflexivität geprägt ist: Ein Patient kann nicht nur über sein Leiden nachdenken, sondern es selbst wiederum zum Gegenstand affektiver Regungen werden lassen, z.B. es noch einmal leidvoll oder genüsslich durchkosten, wie etwa im Selbstmitleid und – auf anderer Ebene – im Masochismus. Umgekehrt ist es möglich, an einer gehobenen Stimmung zu leiden, wie es bei manchen manischen Patienten der Fall zu sein scheint. Dieses Ineinandergreifen verschiedener Stufen des Erlebens in Verbindung mit der genannten Reflexivität, dazu noch in einem überwiegend vorprädikativen, d.h. kaum adäquat verbalisierbaren Bereich, macht es so außerordentlich schwierig, hier zu einigermaßen verbindlichen Aussagen zu kommen. Dennoch ist der Versuch einer Differenzierung wichtig.

Es wird eben nicht immer genügend reflektiert, dass das, was der Begriff „Leidensdruck“ zum Inhalt hat, auch für die *Psychopathologie* von grundlegender Bedeutung ist. Zumindest wird die Rolle, die er hier spielt, selten mit derjenigen zusammengesehen, die er innerhalb der psychotherapeutischen Praxis einnimmt. – Seinen besonderen Stellenwert gewann er ursprünglich in der Diskussion um die Abgrenzung zwischen den Symptomneurosen einerseits, den Charakterneurosen und Persönlichkeitsstörungen andererseits (z.B. 47, 57). K. Schneider [59] bezeichnete bekanntlich als „Psychopathen“ solche – von der statistischen Norm abweichenden – „Persönlichkeiten, die an ihrer Abnormität leiden oder unter deren Abnormität die Gesellschaft“ leide. Der „Leidensdruck“ wird hier neben der Abnormität als ein zweites Kriterium für die Abgrenzung der Psychopathie von sonstigen von der Durchschnittsform abweichenden Besonderheiten eines Menschen (unter denen weder er selbst noch die Gesellschaft leidet) eingeführt – und damit neben der Normabweichung als ein Kriterium für das Psycho*patho*logische schlechthin[6]. Die Einführung ergab sich zwingend, wenn überhaupt eine relativ wertneutrale Abgrenzung des Psychopathologischen von bloßen – für die Psychiatrie nicht relevanten – Normvarianten vorgenommen werden sollte. Indem K. Schneider [59] auf diese Weise den Leidensdruck sowohl als subjektives wie auch als intersubjektives bzw. soziales Phänomen in seine Konzeption einbezog, bahnte er – sicher ohne es zu wollen – der Einführung der Subjektivität des Subjekts und nicht minder dem Einbruch der Soziologie in die Psychiatrie den Weg [12]; ein Einbruch, den gegenwärtig die „Interaktionale Psychopathologie“ [23, 24] in die genuine Entwicklung der Psychopathologie zu reintegrieren versucht.

Abgelöst vom speziellen pragmatischen Interesse an dem Zusammenhang zwischen Leidensdruck und Änderungswunsch kann psychopathologisch jeglicher Leidensdruck als eine emotionale Belastung des Ich beschrieben und in eine Phänomenologie menschlichen Befindens [19, 49, 50, 54] einbezogen werden. Vom Leidens*gefühl* unterscheidet er sich lediglich durch den dynamischen Akzent. Das Wort Leidens-„*druck*“ verweist sowohl auf ein Unter-Druck-Stehen als auch auf die Umwandlung desselben in einen Motivations- und Antriebsdruck. Diese Ambiguität von Bedrücktsein und Antriebsbzw. Motivationsdruck macht das Schillernde des Begriffs (und damit zugleich seine Praktikabilität) aus; sie ist es auch, die zu der besagten Gleichsetzung von Leidensdruck und Therapiemotivation verleitet hat.

Leidensgefühl und Leidensdruck unterscheiden sich sowohl von der distanzierten Krankheits*wahrnehmung* als auch von der rationaleren Krankheitseinsicht und zwar als ein unvermittelt subjektbezogenes und zugleich *wertendes* Erleben des eigenen Zustandes. Das Ausmaß wird bestimmt von einem in das Selbsterleben internalisierten *Maßstab*, der – von vielen (unter anderem auch sozialen) Variablen abhängig – von Mensch zu Mensch und bei ein und demselben Menschen zu verschiedenen Zeiten beträchtlich differieren kann. Dieser Maßstab legt fest, von welchem Punkt ab mangelndes Wohlbefinden bzw. Missbefinden zum Leiden wird. Leidensdruck und Leidensgefühl gehen also in den subjektiven Aspekt von „Krankheit“ ein [64, 65] und finden dementsprechend in der neuerlich aktivierten Diskussion, ob man „Krankheit“ messen kann, Berücksichtigung [8, 49].

Wenn wir vom Problem des Leidensdrucks her eine Brücke zur Psychopathologie schlagen wollen, kommen wir nicht umhin, nach seinem Gegenpol zu fragen. Als Gegenpol zum Leidensdruck ist nicht einfach nur ein Mangel desselben etwa in Form einer Identifikation mit der Symptomatik anzusehen, auch nicht der schon genannte Krankheitsgewinn (der ein Gegengewicht, aber keinen Gegenpol darstellt), sondern – i.S. einer Umkehrung – das überwältigende Gefühl einer

Leid*ent*lastung und Gehobenheit. Diese finden wir z.B. bei Manien, in milderer Form bei Hyperthymien, in davon unterscheidbarer Weise [3] als Euphorien bei manchen körperlich begründbaren (insbesondere toxischen und postkontusionellen) Psychosen wie auch anderen Zustandsbildern. Im Kontrast dazu begegnet uns ein abnormer, überhöht erscheinender Leidensdruck bei Depressiven und Hypochondern. Zweifellos ist dabei viel Heterogenes zusammengerückt. Wir müssen daher differenzieren.

Vor allem gibt es eindrucksvolle *Dissoziationen* im Leiden und somit auch bei dem, was wir „Leidensdruck" nennen. Sie werden dadurch möglich, dass Leiden und Genießen, wie betont, auf verschiedenen Ebenen des leiblich-seelisch-geistigen Lebens zu Hause sind und keineswegs in allen Schichten immer kongruieren. Bekannt ist jene Dissoziation, die der „belle indifference" hysterischer Patienten zugrunde liegt; ebenso diejenige, die die Schmerzunempfindlichkeit in der Hypnose ermöglicht [32]. Weit elementarerer Art sind hirnanatomisch begründbare Dissoziationen zwischen Schmerzerleben (das im Normalfall unabwendbar mit Leiden verbunden zu sein pflegt) und Leidensdruck nach psychochirurgischen Eingriffen (Leukotomien, stereotaktischen Operationen), seit langem als „relief of pain" beschrieben: Der Patient gibt an, nach wie vor Schmerzen zu haben, aber kaum noch darunter zu leiden [1, 20]. Ein gleiches sehen wir nach entsprechenden Operationen bei Zwangskranken im Hinblick auf ihre Zwänge.

Unter dem Titel „dissociation of pleasure in psychopathology" [15] wurden in den USA in den letzten Jahren speziell die Dissoziationen zwischen „emitted pleasurable behaviour and self-perception activity" bei Schizophrenen und Depressiven [15, 17] untersucht, wobei in unserem Zusammenhang lediglich das Wort „pleasure" durch „suffering" zu ersetzen wäre.

Wenn wir als Erstes den Leidensdruck *Schizophrener* betrachten, ist vor allem an jene chronisch Kranken zu denken, die mit völlig teilnahmsloser Miene von ihren entsetzlichen Qualen infolge „elektrischer Schläge" u.ä. berichten, ohne irgendwelche Konsequenzen daraus zu ziehen. Suicidalität ist bei diesen Patienten selten. Gelegentlich hört man: Dazu sei es „jetzt zu spät" [10]. – Weit darüber hinaus wirft die Frage nach dem Leidensdruck bei Schizophrenen eine Vielfalt von Problemen auf [11, 35]. Auf der einen Seite sehen wir die akute Überwältigung durch psychotische Vernichtungsangst – in seltenen Fällen auch ohne jede paranoide Ausgestaltung, zumeist jedoch motiviert durch eine Fülle halluzinatorischen und paranoiden Erlebens, z.B. imperativen „Stimmen", denen sich der Patient ausgeliefert fühlt; sei es, dass er ihnen völlig hörig ist, sei es, dass er sie als abnorm oder sogar als krankhaft beurteilt, ohne sich aber dennoch ihrer erwehren zu können. Auf der anderen Seite finden wir – nichtpsychotisches – Leiden aufgrund des mehr oder weniger klaren Bewusstseins, an einer Psychose erkrankt zu sein. Beides hat in seinem Wesen kaum etwas miteinander zu tun. Ferner gibt es die Wahnstimmung, die für den Betroffenen oft mit weit größerem Leidensdruck einhergeht als ein auskristallisierter Wahn. Letzterer bringt in der Regel eher eine Entlastung mit sich und ist seit langem im Hinblick auf diese Entlastungsfunktion psychodynamisch interpretiert worden. Weiterhin ist auf den Leidensdruck bei postremissiver Depressivität hinzuweisen, in den psychotisch Depressives, (bis heute nicht endgültig geklärte) depressiogene Psychopharmakawirkungen und viel Reaktives eingehen: Leiden unter der Tatsache, überhaupt erkrankt zu sein, unter den Nebenwirkungen der Psychopharmaka, und nicht zuletzt „sekundärer" Leidensdruck aufgrund der Ausgrenzungsakte (Stigmatisation) seitens der Gesellschaft. Völlig Ungleichartiges, Inkommensurables geht somit im Leidensdruck Schizophrener oft nur schwer durchschaubare Querverbindungen ein. Wenn auch nicht immer hinreichend möglich, müssen wir uns doch stets von neuem bemühen, mehrdimensional zu klären, was hinsichtlich der multifaktoriellen Genese zu klären ist, um dem Patienten in der rechten Weise begegnen und vor allem auch seine mögliche Suicidalität realistisch einschätzen zu können.

Das Problem des Leidensdrucks wird in den Psychosen dadurch kompliziert, dass es nicht nur um die besondere „Gestalt" eines Leidens geht (so wie man davon gesprochen hat, dass jeder Schmerz seine eigene „Melodie" habe), sondern dass derjenige, der etwas erleidet, durch die Psychose selbst mehr oder weniger von Grund auf ein anderer geworden ist. Dies ist auch bei endomorph *Depressiven,* wenngleich weniger auffällig als bei Schizophrenen, der Fall. Wir können drei Stufen eines sich qualitativ wandelnden Leidensdrucks bei ihnen unterscheiden:

1. Zunächst einmal finden wir ein Leiden unter körperlichen, vorwiegend vegetativen Beschwerden, die sich auf den ersten Blick nicht immer eindeutig von jenen unterscheiden, die wir auch bei primär körperlich Kranken finden. Sie erfordern eine sorgfältige (mehrdimensionale) Differentialdiagnostik gegenüber somatischen Erkrankungen. Eine genauere Analyse des Beschwerdesyndroms und der

Art, wie der Patient es vorbringt, wie er davon tangiert ist, verweist allerdings in der Regel bereits auf pathognomonische Unterschiede; das erlebende Ich scheint aber zunächst nur ansatzweise verändert zu sein. Von der klinischen Nosologie her haben wir es mit der larvierten oder vegetativen Depression zu tun.

2. Auf einer zweiten Stufe finden wir das Leiden unter Insuffizienz- und Schuldgefühlen mit dem mehr oder weniger deutlichen Empfinden, an dem Versagen selbst schuld zu sein und auch sonst an allem nur Möglichen Schuld zu haben. Das Verhältnis zum eigenen Erleben- und Sichverhaltenkönnen ist hier schon von Grund auf ein anderes, ohne dass es schon als wahnhaft zu bezeichnen wäre:

3. Davon zu unterscheiden ist das Leiden wahnhaft Depressiver: Hier ist es nicht mehr nur das Erleben von Schuld und Ungenügen als ein subjektives, was den Patienten bedrückt. Nicht allein das Selbstverhältnis, die objektive Realität ist für ihn eine andere geworden. Für ihn handelt es sich nicht mehr um Schuldgefühle, sondern um real vorhandene Schuld, nicht mehr nur um übermäßige Sorgen hinsichtlich der eigenen materiellen Absicherung und Zukunft, sondern um tatsächlich eingetretene oder unmittelbar bevorstehende Verarmung. Mitunter geht es nicht nur um den Ruin der eigenen Existenz, wie etwa bei dem unkorrigierbaren Wahn, bis ans Lebensende die von der Krankenkasse angeblich nicht gedeckten Krankenhauskosten abzahlen zu müssen, sondern auch um den Ruin der gesamten Natur – „Sehen Sie nicht, wie die Felder verdorren, wie alles zurückgeht?“ – freilich kaum je in der Form eines Weltuntergangswahns wie bei Schizophrenen, weil dem Depressiven im Allgemeinen von der Grundstruktur seiner Persönlichkeit her jeder Totalitätsanspruch abgeht.

Mit diesen drei Stufen wandelt sich ja auch der Leidensdruck. Aber nicht nur beim Schizophrenen, sondern auch beim depressiv Erkrankten taucht die Frage auf, *in welcher Weise* man denn hier überhaupt von einem Leidensdruck sprechen kann bzw. muss. Einerseits scheint der Depressive Leiden in reinster Form zu personalisieren. Auf der anderen Seite spricht aber z.B. Benedetti [8] wohl nicht ganz zu Unrecht von Leiden als einem „dialektischen Gegensatz zur Depression“. Es ist nicht nur das Mitleiden mit anderen, was der Depressive nicht vermag, sondern das Leiden überhaupt, scheint ihm in der Art, wie es der Gesunde kennt, nicht möglich zu sein. Nicht grundlos hob W. Schulte [60] das „Nichttraurigseinkönnen im Kern melancholischen Erlebens" hervor. Unter anderem ist es das „Gefühl der Gefühllosigkeit", was das Leiden des Depressiven zu etwas Andersartigem macht. Jedenfalls sind die Aussagen von Depressiven ernst zu nehmen, die betonen, niemand, auch nicht der Psychiater, der es selbst noch nicht durchgemacht hat, könne sich vorstellen, wie einem in der Depression zumute sei; besonders eindrucksvoll ist es, dies von einem Fachkollegen nach der ersten von ihm selbst durchgemachten Phase gesagt zu bekommen. Aber trotz aller qualitativen Unterschiede – oder gerade wegen derselben – kann an der maximalen Intensität eines wie auch immer gearteten Leidensdrucks bei Depressiven nicht gezweifelt werden.

Völlig anderer Art ist die Struktur des Leidensdrucks bei *Suchtkranken*. Zumeist dominiert hier auf den ersten Blick ein sekundärer Leidensdruck, worunter nicht nur der Druck seitens Angehöriger und Arbeitgeber sowie sonstige situative Unannehmlichkeiten zu zählen sind, sondern auch die multiplen körperlichen Beschwerden und andere Folgeerscheinungen der Sucht. Selbst die Beschimpfungen und Vorhaltungen, denen der Alkoholhalluzinant sich ausgesetzt erfährt, kann man noch als Internalisierung eines sekundären Leidensdrucks auffassen. Dennoch wird man vielen Süchtigen einen primären Leidensdruck subtiler Art nicht absprechen. Dass er oft schwer freizulegen[7] ist, – sofern dies gelingt, ein wesentlicher Schritt der Therapie– , hängt bekanntlich damit zusammen, dass der Betroffene in einem verhängnisvollen circulus vitiosus nicht nur den sekundären, sondern gerade auch den primären Leidensdruck zum Anlass nimmt, diesen immer wieder durch das Suchtmittel zu betäuben. Das braucht hier nicht näher erläutert werden.

Nur *eine* spezielle Sucht bedarf an dieser Stelle besonderer Erwähnung, nämlich diejenige, die Leiden bzw. einen Leidensdruck selbst zu ihrem Inhalt hat: der Masochismus. Etwas von ihm ist nach der Auffassung vieler Kenner jeder Sucht beigemengt. Zu den schwierigsten Problemen in der Praxis gehören süchtige Selbstbeschädigungstendenzen und süchtige Suicidalität. Sie lassen sich häufig nicht ausschließlich nur als härtester Protest und Anklage gegen die Umwelt auffassen, sondern enthalten unter anderem auch die Sucht zur Selbstzerstörung als letzter Konsequenz eines Leidens an sich selbst als Lebenselement.

Zusammenfassend kann man für die Psychopathologie sagen: Zwischen erhöhtem und erniedrigtem Leidensdruck erstreckt sich ein polar strukturiertes Spektrum pathischen Erlebens mit mannigfaltigen

Überschneidungen, Verschränkungen, Dissoziationen. Von hier führt ein gerader Weg in die Medizinische Anthropologie, die W. v. Weizsäcker [65] am Ende seines Lebens als „Pathosophie" fasste. Es wäre zu fragen, in welchem Verhältnis der Leidensdruck zum „Lastcharakter des Leibes" steht; eine Frage, der der Internist Plügge [49, 50] in Anknüpfung an den Sartreschen Begriff einer „douleur pure" nachging. Gehört ein gewisser „verdünnter" Leidensdruck zu den grundgebenden Konstituentien menschlicher Existenz überhaupt oder ist er prinzipiell eliminierbar [7]? Die Beantwortung solcher Fragen bleibe hier offen. Wie auch immer sie erfolgt – wenn auch noch so unausgesprochen –: Sie prägt implizit ganz wesentlich die ärztliche und auch pflegerische [54] Einstellung gegenüber dem Kranken und zur eigenen Aufgabe, d.h. die Art des je eigenen Engagements.

In der gegenwärtig noch anhaltenden Paradigmakrise unseres Faches kann darüber hinaus eine differenzierende Besinnung auf den Leidensdruck, unter dem die Patienten wie auch ihre Angehörigen stehen, ein wichtiges Korrigens abgeben gegenüber der – Heterogenes in einen Topf werfenden – Festlegung auf „Abweichendes Verhalten" als *den* Gegenstand der Psychopathologie.

Von einer Topologie des Leidensdrucks der Patienten unseres Fachgebietes sind wir noch weit entfernt. Zur Nosologie ergeben sich, wie wir gesehen haben, nur lockere, aber interessante Beziehungen. Was hinzugekommen ist, ist die Einbeziehung der gesellschaftlichen Dimension. Sie lässt Leiden und Leidensdruck nicht mehr isoliert als ein nur am einzelnen Individuum ins Auge zu fassenden Phänomen ins Blickfeld treten, sondern wirft unabweisbar die Frage nach einer Verteilung von „Leidensdruck" über das einzelne Individuum hinaus innerhalb der Gruppe, in der es lebt, auf. Dadurch haben sich nicht zuletzt für die Therapie (Familientherapie) neue Perspektiven eröffnet. Die Idee einer Metamorphosenlehre von Leiden und Leidensdruck kann dabei zu einer hilfreichen Arbeitshypothese werden, die freilich – als heuristischer Leitfaden – mit der gebotenen Lockerheit gehandhabt werden muss, soll sie nicht die Wirklichkeit dogmatisch verzerren und ein neues System von Zwängen heraufbeschwören.

Anmerkungen

1 Der Begriff „Leidensdruck“ findet sich weder im „Vocabulaire de la Psychoanalyse“ von Laplanche und Pontalis [39] noch in den Sachverzeichnissen einer Reihe von namhaften Handbüchern und grundlegenden Schriften der Psychoanalyse und Psychotherapie.

2 Außer Malan betont auch Beck [5, 6] die Bedeutung des Leidensdrucks speziell für die psychoanalytische Kurztherapie.

3 Dieser kommt infolge von Vergünstigungen zustande, die dem Patienten aufgrund seiner Symptome von der Umwelt zugestanden werden, oder auch durch Machtgewinn über sie – ein Gesichtspunkt, der besonders von Adler und seiner Schule (Ansbacher u. Ansbacher [4]) herausgearbeitet wurde. – Freud spricht gelegentlich (V, 202-203; XL, 597ff.) auch von den „äußeren Anteilen“ des primären Krankheitsgewinns, betonend, dass es hier keine scharfen Grenzen geben könne.

4 Eine detaillierte Übersicht über diese und weitere Literatur zum Thema findet sich bei M. Steller [63, 64J.

5 Die Hypothese eines verborgenen Gewinns im Leiden verändert das Verhältnis zum Patienten und seinem Leiden, kann die Annahme desselben sogar unterminieren. Eine genauere Beobachtung zeigt die Tendenz zu gewissen Alternativeinstellungen beim Therapeuten: entweder Leidabwehr in der genannten Art oder übermäßige Leidbezogenheit (aus der heraus der Patient schließlich *nur* noch als der Hilfsbedürftige gesehen wird). Dass es nicht leicht ist, sich die notwendige Einstellungsbeweglichkeit zu bewahren, zeigen Schwierigkeiten, die auftreten, wenn ein Arzt häufig zwischen der Behandlung Depressiver oder hirnorganisch Kranker und dem mehr konfrontativen therapeutischen Umgang mit Suchtkranken alternieren muss.

6 Dass K. Schneider [59] trotz dieser Unterscheidung, die er offenbar lediglich aus pragmatischen Gründen für notwendig erachtete, an der Nichtkrankhaftigkeit der Psychopathie festhielt, braucht uns hier nicht zu beschäftigen.

7 In Abhebung von dem bei Suchtkranken zumeist erst relativ spät, wenn nicht gar *zu* spät – irgendwann allerdings dann zwangsläufig – einsetzenden Leidensdruck spricht man heute in der Suchtarbeit von einem „Konstruktiven Druck“ [23], wenn ein Druck auf den Betreffenden präventiv gezielt zur Abwendung einer Suchtkarriere eingesetzt wird. Den Begriff präzisierend sollte man allerdings nur dann von einem wirklich „konstruktiven“ Druck sprechen, wenn es gelingt, auf den süchtig werdenden (oder schon gewordenen) Patienten einen solchen „Druck“ auszuüben, der nicht irgendwelchen Protest-, Verzweiflungs- oder vor allem Selbstbestrafungstendenzen zusätzlich Nahrung gibt und auf diese Weise selbst suchtfördernd wirkt, sondern tatsächlich Selbstbesinnungs-, Selbständerungs- und Selbstaktualisierungspotenzen mobilisiert.

Literatur

1. Adler M, Saupe R (1979) Psychochirurgie. Zur Frage einer biologischen Therapie psychischer Störungen. Enke, Stuttgart.
2. Aichhorn A (1925/1974) Verwahrloste Jugend. Die Psychoanalyse in der Fürsorgeerziehung. 8. Aufl. Huber, Bern/Stuttgart/Wien.
3. Alsen V (1960) Euphorie. Hüthig, Heidelberg.
4. Ansbacher HL, Ansbacher RR (1972), Alfred Adlers Individualpsychologie. Reinhardt, München/Basel.
5. Beck D (1967) Die Indikation zur psychoanalytischen Kurztherapie. Z Psychosom Med 13:258-265.
6. Beck D (1974) Die Kurzpsychotherapie. Huber/Bern/Stuttgart.
7. Benedetti Chr (1981) Psychiatrie und Leiden in der säkularen Gesellschaft. In: Battegay R (Hrsg) Herausforderung und Begegnung in der Psychiatrie. Festschr G. Benedetti. Huber, Bern/Stuttgart/Wien.
8. Benedetti G (1975) Psychiatrische Aspekte des Schöpferischen und schöpferische Aspekte der Psychiatrie. Vandenhoeck & Ruprecht, Göttingen.
9. Biefang S, Pohlmeyer H (1979) Gesundheitsindikatoren – Ein Versuch, Gesundheit zu messen. MMG 4:22-27.
10. Blankenburg W (1967) Der schizophrene ‚Defekt' in der Selbstwahrnehmung des Kranken. In: Forum 8 der Psychiatrie Nr 19, Enke, Stuttgart, S 199-208.
11. Blankenburg W (1971) Der Verlust der natürlichen Selbstverständlichkeit. Ein Beitrag zur Psychopathologie symptomarmer Schizophrenien. Enke, Stuttgart.
12. Blankenburg W (1978) Grundlagenprobleme der Psychopathologie. Nervenarzt 49:140-146.
13. Blaser A (1977) Der Urteilsprozess bei der Indikationsstellung zur Psychotherapie. Huber, Bern/Stuttgart/Wien.
14. Bochnik J, Richtberg W (1977) Prinzipien der Bestimmung des Leidensschwerpunktes zwischen Krankheit, Person und Sozialfeld. METAMED l: 226-236.
15. Brown SL (1981) Dissociation of pleasure in psychopathology. J Nerv Ment Dis 169: 3-17.
16. Brown SL, Sweeney DR and Schwartz GE (1979) Differences between self-reported and observed pleasure in depression and schizophrenia. J Nerv Ment Dis 167: 410-415.
17. Dewald PA (1964) Psychotherapy. Blackwell Scient Publ, Oxford.
18. Dreitzel HP (1980) Die gesellschaftlichen Leiden und das Leiden an der Gesellschaft. 3. überarb. Aufl Enke, Stuttgart.
19. Engelhardt K (1978) Patientenzentrierte Medizin. Enke, Stuttgart.
20. Freeman W, Watts JW (1946) Pain of organic disease relieved by prefrontal lobotomy. Proc R Soc Med 39: 445-447.
21. Freud A (1936) Das Ich und die Abwehrmechanismen. Neuausgabe o. J. Kindler, München.

22. Freud S (1952) Gesammelte Werke. Imago Publ., London spätere Nachdrucke Fischer, Frankfurt a.M.
23. Glatzel J (1978) Allgemeine Psychopathologie. Enke, Stuttgart.
24. Glatzel J (1981) Spezielle Psychopathologie. Enke, Stuttgart.
25. Halder P (1977) Verhaltenstherapie und Patientenerwartung. Huber, Bern.
26. Harrow M, Grinker RRSr, Holzman PS, Kayton LC (1977) Anhedonia and schizophrenia. Am J Psychiatry 134 : 794-797.
27. Hartmann F (1977) Ärztliche Antworten auf elementare menschliche Leidensverfassungen. Therapiewoche 27: 6919-6933.
28. Heidenbrink H (1981) Konstruktiver Druck – Leidensdruck. Weggefährte 4: 1-2.
29. Heigl F (1958) Vergleichende Betrachtung der prognostischen Kriterien bei Schultz-Hencke und Alexander. Z Psychosom Med 4: 108-114.
30. Heigl F (1964) Gemeinsamkeiten der Neurosenlehre von E.Fromm, K. Horney und H. Schultz-Hencke verglichen mit der Psychoanalyse S. Freuds. Fortschr Psychoanal 1 : 75-100
31. Heigl F (1972) Indikation und Prognose in Psychoanalyse und Psychotherapie. Hogrefe, Göttingen.
32. Hilgard EA (1973) A neodissociation interpretation of pain reduction in hypnosis. Psychol Rev 80: 396-411.
33. Hirschmann H (1961) Die Indikation zur Psychotherapie bei Rechtsbrechern aus der Sicht des Psychiaters. NJW 6: 245-249.
34. Hollander MH (1964) Selection of patients for definite forms of psychotherapy. Arch Gen Psychiatry 10: 261-369.
35. Kaplan B (ed) (1964) The inner world of mental illness. Harper & Row, New York/Evanston/London.
36. Kind H (1973) Leidensdruck. In Müller C (Hrsg) Lexikon der Psychiatrie. Springer, Berlin/Heidelberg/New York.
37. Künzel R (1979) Therapiemotivation – eine psychologische Ergänzung des soziologischen Labeling-Ansatzes. Inaug Diss Bochum.
38. Kaufmann A (1971) Die Strafvollzugsreform. CF Müller, Karlsruhe.
39. Laplanche J, Pontalis J-B (1967/1973) Vocabulaire de la Psychoanalyse. PUF, Paris (1967), deutsch: Das Vokabular der Psychoanalyse. Suhrkamp, Frankfurt a.M. 1973.
40. Mahoney NJ (1974) Cognition and behaviour modification. Cambridge.
41. Main TF (1981) Das Leiden. Hilpert H, Schwarz R, Beese F (Hrsg) Psychotherapie in der Klinik. Springer, Berlin/Heidelberg/New York, S 154-182.
42. Malan DH (1965) Psychoanalytische Kurztherapie. Suhrkamp, Frankfurt a.M.
43. Matthes J (1968) Das Selbsterleben von Patienten und die Indikation zur Psychoanalytischen Therapie. Psyche 22: 767-777.
44. Mauch G, Mauch R (1971) Sozialtherapie und die sozialtherapeutische Anstalt – Erfahrungen in der Behandlung Chronisch- Krimineller. Enke, Stuttgart.
45. Meltzoff J, Kornreich M (1970) Research in psychotherapie. Athlerton, New York.
46. Minsel W-R (1974) Praxis der Gesprächspsychotherapie. Böhlau, Wien/Köln/Graz.

47. Nunberg J (1948) Practice and theory of psychoanalysis. Nervous and mental monographs, New York.
48. Peters UH (1977) Wörterbuch der Psychiatrie und medizinischen Psychologie. 2. Aufl, Urban & Schwarzenberg, München/Wien/Baltimore.
49. Plügge H (1962) Wohlbefinden und Missbefinden. Niemeyer, Tübingen.
50. Plügge H (1967) Der Mensch und sein Leib. Niemeyer, Tübingen.
51. Pohlmeyer H, Biefang S (1977) Kann man Krankheit messen? MMG 2: 158-165.
52. Quensel S, Quensel E (1971) Probleme der Behandlung im geschlossenen Vollzug. In: Kaufmann A (Hrsg) Die Strafvollzugsreform. CF Müller, Karlsruhe.
53. Rado S(1956) Psychoanalysis of behaviour. New York London.
54. Ridder P (1980) Patient im Krankenhaus: personenbezogener Dienst auf der Station. Bd 1. Die Trauer des Leibes. Enke, Stuttgart.
55. Rogers CR (1961) On becoming a person. A therapist's view of psychotherapy. Houghton Missling Comp, Boston.
56. Rolinski K (1972) Die sozialtherapeutische Anstalt – eine Herausforderung. Psychologische Rundschau 3: 195-207.
57. Schenk J (1977) Abweichendes Verhalten. In: Pongratz I.J. (Hrsg) Klinische Psychologie. Handbuch der Psychiatrie Bd 8. Hogrefe, Göttingen/Toronto/Zürich, S 63-115.
58. Schmidbauer W (1977) Die hilflosen Helfer. Rowohlt, Reinbeck bei Hamburg.
59. Schneider K (1980) Klinische Psychopathologie. 12. Aufl, Thieme, Stuttgart.
60. Schulte W (1961) Das Nichttraurigseinkönnen im Kern melancholischen Erlebens. Nervenarzt 32 : 314-320.
61. Schultz-Hencke (1965) Lehrbuch der analytischen Psychotherapie. 2. Nachdruck, Thieme, Stuttgart.
62. Skinner BF (1953) Science and human behaviour. MacMillan, New York.
63. Steller M (1974) „Leidensdruck" als Indikation für Sozialtherapie? Eine Analyse motivationaler Klienten-Variablen und ihres Einflusses auf die Wirksamkeit von Psychotherapie bei Delinquenten. Inaug Diss, Kiel.
64. Steller M (1977) Sozialtherapie statt Strafvollzug. Psychologische Probleme der Behandlung von Delinquenten. Kiepenheuer & Witsch, Köln.
65. Weizsäcker V v (1956) Pathosophie. Vandenhoeck & Ruprecht, Göttingen.
66. Wyss D (1977) Die tiefenpsychologischen Schulen von den Anfängen bis zur Gegenwart. 5. Aufl. Vandenhoeck & Ruprecht,Göttingen.
67. Wyss D (1980) Zwischen Logos und Antilogos. Vandenhoeck & Ruprecht, Göttingen, S 419ff.

Körper und Leib in der Psychiatrie

Die deutsche Sprache erlaubt terminologisch zwischen Körper und Leib zu differenzieren. Die Möglichkeit einer solchen Unterscheidung birgt Vorzüge, aber auch Gefahren in sich. Zunächst einmal lenken die beiden Worte die Aufmerksamkeit darauf, dass das, was andere Sprachen – z.B. die französische mit „corps", die englische mit „body" – einheitlich in einem Wort umreißen, ganz verschiedene Aspekte bietet. Von der Unterscheidung zwischen dem Körper, den ich habe, und dem Leib, der ich bin[1], sind wesentliche Anstöße zu einer differenzierteren Phänomenologie der Leiblichkeit ausgegangen.

Körper kommt von lat. corpus, Leib von ahd. lib, nhd. Leben.[2] Was wir darunter zu verstehen haben, ist durch die beiden Worte nur sehr allgemein in der Bedeutungsrichtung vorgegeben. Oft werden sie synonym gebraucht. Sobald wir präzisieren, was wir im Einzelfall meinen, zeigt sich, dass jeweils sehr Unterschiedliches im Blick ist und wir eigentlich eine viel größere Zahl von Vokabeln bräuchten, um dasjenige zu differenzieren, was unter diesen Bezeichnungen alles rangieren kann. Man sollte sich also hüten, aus dieser Doppelbezeichnung Kapital schlagen zu wollen. Auch G. Marcel (1978) – einer der wesentlichen Vorkämpfer für eine Phänomenologie der Leiblichkeit[3] – hat in einer posthum erschienenen Studie eindringlich davor gewarnt. Er sah nicht nur eine Gefahr darin, die Vielfältigkeit dessen, was im Blick ist, auf eine einzige Dualität zu reduzieren, sondern mehr noch die Gefahr, die innere Verschränkung des Unterschiedenen außer Acht zu lassen. Marcel (1978, 49) präzisierte: „Indem ich Leib bin, habe ich einen Körper – aber zugleich verfüge ich nur scheinbar über diesen Körper, eben weil ich Leib bin." Darin liegt eine gewisse Ambiguität, die aber nicht die einzige ist, mit der wir es hier zu tun haben.

Daneben gibt es jene Ambiguität[4], die dadurch bedingt ist, dass der Körper einerseits der Welt angehört – als Vorkommnis innerhalb der Natur zum Gegenstand naturwissenschaftlicher Forschung gemacht werden kann –, andererseits dem Ich zugehört (und als solcher nicht Gegenstand, sondern Voraussetzung eines forschenden Ichs ist). Eine weitere Ambiguität ist die zwischen bewusst *er*lebtem und unbemerkt *ge*lebtem Leib; ferner die zwischen tragendem und lastendem Leib, zwischen weltbezogen sich öffnendem Leib („welthafter Leib" i.S.

von Zutt, 1963) und selbstbezogen dem eigenen Aufbau dienendem Leib, womit die Reihe der Ambiguitäten, die in der Zwischenstellung des Leibes zwischen Selbst und Welt begründet sind, noch nicht abgeschlossen sein dürfte.

Das Thema „Körper und Leib in der Psychiatrie" ist also *mehrdimensionaler* Natur.

Dem vorliegenden Referat fällt die Aufgabe zu, diese Mehrdimensionalität ins Zentrum der Aufmerksamkeit zu rücken. Ich unterscheide 8 Betrachtungsebenen bzw. Zugangsweisen. Andere Gliederungen wären möglich. Eine in jeder Hinsicht befriedigende ist nicht leicht zu finden Das nachstehende Schema soll lediglich als eine Art Wegführer durch die komplexe Problematik dienen:

Körper und Leib in der Psychiatrie

Aspekte

1. Der Körper als Bedingung für psycho(patho)logische Gegebenheiten
2. Der Leib als Orientierungsnullpunkt des Lebenswelt-bezogenen Subjekts
3. Der Leib als „Gegenstand" von eigenleiblichen Wahrnehmungen = „Empfindnissen"
4. Der Leib als Organ der Spontaneität, als Voraussetzung des „ich kann"
5. Der Leib als Bezugsfeld des Befindens, des Leidens, der Qual, des Sterbens
6. Der Leib als Ausdrucksorgan, als Organ der Selbstdarstellung
7. Der Leib als Artikulationsstelle zwischen Selbst und Welt; insbesondere: als intersubjektiv konstituierter und zugleich Interpersonalität ermöglichender Leib
8. Der Leib als „Partner"

1. Der Körper als Bedingung für psycho(patho)logische Gegebenheiten

Zunächst einmal kennen wir den menschlichen Körper als Gegenstand der Morphologie (Anatomie) und Physiologie. Als solcher hat er – isoliert für sich betrachtet – nichts mit der Psychiatrie zu tun, bei der wir ja gerade nicht an körperliche, sondern an seelische Veränderungen denken. Er hat aber sehr viel mit Psychiatrie zu tun, sobald wir nicht auf der deskriptiven Stufe stehenbleiben, nicht nur fragen, *was* sich verändert hat, sondern auch fragen, wo die *Bedingungen* dafür zu suchen sind. Am klarsten ist dies bei den sog. „körperlich begründbaren Psychosen" (K. Schneider).

Dabei ist zu berücksichtigen, dass „Bedingungen" mehreres bedeuten kann: Jede Manifestation eines psychischen Geschehens ist natürlich an somatische Voraussetzungen gebunden und insoweit körperlich bedingt. Damit ist aber noch nicht ausgesagt, inwieweit dieses Geschehen somatisch determiniert ist. Nicht unwesentliche Unterschiede ergeben sich, je nachdem, ob wir *jeden* psychischen Vorgang als somatisch determiniert betrachten oder nur „gestörte", d.h. ob wir bei gesund Beurteilten soweit wie möglich „Seelisches aus Seelischem" zu verstehen suchen.

Die somatische Bedingtheit psychopathologischer Erscheinungen zu erforschen ist Aufgabe der Biologischen Psychiatrie. Über sie existiert eine kaum übersehbare Literatur (vgl. z.B. Bd. 1/2 der „Psychiatrie der Gegenwart"[5]). Es gibt genügend Kongresse, die sich ihr widmen. Aber nicht nur sie ist im Blick, wenn wir uns hier mit dem Thema „Leib und Körper in der Psychiatrie" beschäftigen. Dennoch darf die somatische Bedingtheit seelischer Störungen als ein *Haupt*gesichtspunkt, unter dem der Körper in der Psychiatrie zum Thema wird, selbstverständlich nicht in Vergessenheit geraten, wenn im Folgenden auch ganz andere Aspekte Berücksichtigung finden.

2. Der Leib als Orientierungsnullpunkt des Lebenswelt-bezogenen Subjekts

In Abhebung von dieser Sicht, die den Leib auf den Körper reduziert und ihn somit als Ort von – seelisches Leben teils determinierenden, teils nur ermöglichenden – Prozessen bestimmt, kann man den Leib i.e.S als einen „blinden Fleck" der naturwissenschaftlich objektivierenden Einstellung zur Wirklichkeit bezeichnen.[6] So wie sich der Körper als ein morphologisches Gebilde oder als eine Regelkreis-Einheit chemisch-physikalischer Vorgänge innerhalb der Natur darstellt, so bildet der Leib *als* Leib den Mittelpunkt einer konzentrisch strukturierten Lebenswelt und wird als solcher – d.i. als „Subjektleib" (Husserl) – zum Gegenstand ethologisch orientierter Forschung. Innerhalb der Biologie wurde das Problem der Subjektbezogenheit und damit auch Leibbezogenheit einer Welt qua Umwelt erstmals durch J. v. Uexküll (1928) wissenschaftlich zum Thema gemacht. Nach der „Einführung des Subjekts" (V. v. Weizsäcker) fand diese Sichtweise auch Eingang in die psychiatrische Anthropologie (vgl. Blankenburg, 1980). Hinsichtlich psychobiologischer Aspekte wäre auf R. Bilz (1981) und seine

Nachfolger zu verweisen. Auf dem Weg zur Ausarbeitung der phänomenologischen Frage nach der Leibbezogenheit unserer – im Übrigen stets auch intersubjektiv konstituierten – Lebenswelt wie nach der Lebensweltbezogenheit unseres Leibes bedeuten diese Ansätze einen wichtigen, wenn auch nur vorläufigen Schritt.

Im Gegensatz zum naturwissenschaftlich objektivierbaren Körper zeichnet sich der je eigene Leib dadurch aus, dass er einen Orientierungsnullpunkt für das erfahrende Subjekt darstellt. In Bezug auf ihn gibt es nicht einander gleichwertige Raumpunkte. Vielmehr ist jedes „Dort" auf ein „Hier" bezogen (Husserl, 1952, 56, 158 f.). In der „Phänomenologie und Psychologie der Perspektivität" (Graumann, 1960) wurde diese Blickrichtung erweitert und vertieft. Einerseits ist der Leib als dieses „Hier" das für uns Nächste (im extremen Schmerz scheint sich uns die ganze Welt auf dieses „Hier" zusammenzuziehen). Andererseits ist der eigene Leib für ein gesundes, wach in die Welt hinauslebendes Individuum das stets Übergangene, Transzendierte – „passé sous silence" (Sartre, 1943) – und insofern gerade nicht das Nächste. Er bleibt in der Regel unthematisch. Der Leibbezug des Gesunden zeichnet sich hier durch eine besondere Form von Inaktualität aus (Husserl, 1952, 52; 1962, 109).

Dies gilt nicht nur für die im nächsten Abschnitt zu besprechende Erlebnisseite bzw. Binnensicht, sondern bereits auch schon für die hier zur Diskussion stehende Verhaltensphänomenologie. Zumindest dort, wo das Individuum bei vollwachem Bewusstsein in Aktion ist, scheint sein eigener Leib für es selbst nur in Parenthese gegeben zu sein. Inwieweit diese „Inaktualität" des Leibes primär (d.h. vorgegeben) ist, inwieweit Ergebnis eines Entaktualisierungs- bzw. Entthematisierungsprozesses, soll hier offen bleiben. Wahrscheinlich wäre es ebenso einseitig zu behaupten – wie dies in überpointierter Kritik an der zweitgenannten Auffassung zu geschehen pflegt –, wir seien primär „bei der Sache" (= bei dem uns Begegnenden), wie es einseitig wäre zu behaupten, wir seien primär „in" unserem Leib, bei uns selbst, und erst sekundär bei dem uns Begegnenden. Doch damit vollziehen wir bereits den Übergang von einer Betrachtung der Leib-Umwelt-Beziehung zur deskriptiven Phänomenologie des Leib-Erlebens, die das Thema des folgenden Abschnittes ist.

3. Deskriptive Phänomenologie der Leib-Empfindnisse

Etwas anderes als das Fahnden nach somatischen Vorgängen (als möglichen Ursachen psychischer Auffälligkeiten bzw. Veränderungen –

seien diese nun unmittelbar leibbezogen oder nicht) und etwas anderes als der Leib qua lebensweltbezogene Subjektivität ist die Beschreibung dessen, was ein Mensch (in unserem Falle: ein Patient) leiblich spürt bzw. erlebt.

Die phänomenologische Literatur spricht seit Husserl von „Empfindnissen". Damit sind Sensationen gemeint, die im Gegensatz zu den auf die gegenständliche Außenwelt bezogenen Wahrnehmungen im Leib selbst lokalisiert und auf diesen bezogen sind. Husserl (1952, § 37) zählte dazu die Tastempfindungen, die Kribbel-, Schmerz-, Temperatur- und Geschmacksempfindungen, ferner die in seiner Theorie eine wichtige Rolle spielenden Kinästhesien (Bewegungsempfindungen), und zwar in Abhebung von visuellen, akustischen und Geruchserfahrungen als (nicht leibbezogenen) Wahrnehmungen. Hiernach wären es die Empfindnisse, worin uns der eigene Leib gegeben ist. Diese Analysen hat neuerdings Schäfer (1981, 1982) aufgegriffen und zur Grundlage einer präziseren Untersuchung der Hypochondrie und des hypochondrischen Wahns gemacht.

An Husserls Konzeption ist jedoch in mehrfacher Hinsicht Kritik zu üben, ohne dass verkannt werden soll, dass sie – gerade auch da, wo sie zum Widerspruch herausfordert – wichtige Anstöße für die Phänomenologie der Leiblichkeit (vs. Körperlichkeit) abgegeben hat. Hauptpunkte der Kritik sind: 1. Wie hier Empfindnisse gegen Wahrnehmungen abgegrenzt werden, 2. in welcher Weise sie als *die* Grundlage für die Erfahrung des eigenen Leibes angesetzt werden.

1. Die Unterscheidung zwischen Empfindnissen als im Leib befindlichen und Wahrnehmungen als außenweltbezogenen berücksichtigt nicht, dass jeder Wahrnehmung Empfindnisse zugrunde liegen, die bei den (Dinge der Außenwelt erfassenden) Sinneswahrnehmungen freilich übergangen bzw. transzendiert werden auf das „draußen" Begegnende hin. Es gibt Empfindnisse – z.B. die dem Sehen und Hören zugrunde liegenden –, die von vornherein für die Konstatierung von Begegnendem mehr oder weniger *transparent* sind und so die Grundlage für Wahrnehmungen abgeben. Bei anderen, z.B. denjenigen, die dem Geruch, dem Geschmack, der Wahrnehmung der Temperatur (bzw. des Temperaturgefälles) zugrunde liegen, ist das schon weniger der Fall – bis hin zu jenen Empfindnissen, bei denen überhaupt kein Transzendieren (Transparentwerden) i.S. gegenstandsbezogener Wahrnehmung in Betracht kommt. Dass hier, phylogenetisch gesehen, manches in Fluss sein mag, ist ein in-

teressantes Problem, das uns an dieser Stelle nicht zu beschäftigen braucht.

Wenn Husserl meinte, den Geruch als Wahrnehmung, den Geschmack als Empfindnis ansehen zu müssen, zeigt sich schon darin die Willkürlichkeit der Konstruktion. Denn dieser Schritt lässt sich keineswegs dadurch rechtfertigen, dass der Geschmack im Inneren der Mundhöhle, der Geruch dagegen als von außen kommend wahrgenommen wird (ganz abgesehen davon, dass der Geruch bekanntlich bei dem, was wir landläufig als „Geschmack" bezeichnen, unmittelbar beteiligt ist). Entscheidend ist vielmehr die Art der *Intentionalität.*

Mit einfachen Worten ausgedrückt: Ob wir ein Empfindnis verspüren („eigenleibliches Spüren", wie Schmitz dies nennt) oder eine Wahrnehmung machen, hängt davon ab, ob wir im Erfahren, Erleben, Erleiden einer Zuständlichkeit verharren oder ob Zuständlichkeit auf Gegenständlichkeit hin transparent wird.

Befinden wir uns z.B. in einem Raum, in dem ganz allmählich ein schlechter Geruch entsteht, aber so schleichend, dass wir ihn als solchen nicht wahrnehmen, uns vielleicht nur unbehaglich fühlen, dann haben wir es mit einem Empfindnis (bzw. mit einer Befindensstörung) zu tun; sobald wir aber draußen in frischer Luft gewesen sind und sodann, wieder hineingehend, aufgrund des Kontrastes den Geruch als solchen feststellen, handelt es sich um eine Wahrnehmung. Ein ähnliches Umschlagen gibt es zwischen Wärmeempfindungen und der Temperaturwahrnehmung eines berührten Gegenstandes. Dass es in Wahrheit das Temperaturgefälle ist, das wir wahrnehmen, tut nichts zur Sache: Durch das Wahrnehmen des Temperaturgefälles *hindurch* versetzen wir uns in den berührten Gegenstand, sind somit *bei ihm*; dagegen bleiben wir beim Empfinden von Wärme als einem leiblichen Erleben bei uns selbst. Besonderes Interesse verdient die Selbstberührung, bei der man intentionales Berühren, Tastwahrnehmung und lokalisiertes Empfindnis (evtl. bis hin zur Schmerzempfindung und damit einhergehenden Befindensstörung) unterscheiden kann; darauf ist hier nicht näher einzugehen. Vorstehendes sollte lediglich der Abgrenzung zwischen gegenstandsbezogenem Wahrnehmen und leibbezogenem Empfinden (Spüren) als einer Abgrenzung zwischen Gegenständlichkeit und Zuständlichkeit dienen.

2. Die Hauptkritik wendet sich aber in unserem Zusammenhang dagegen, *wie* hier Empfindnisse zur Grundlage alles Leib-Erlebens schlechthin gemacht werden. Schon M. Scheler[7] hatte sich mit allem

Nachdruck dagegen gewendet, das Leib-Erleben in der „Summe" von Organ-Empfindnissen aufgehen zu lassen. Dass die Empfindnisse *kein ganzheitliches Kontinuum* darstellen, sondern „ein Gewoge verschwommener Leibinseln", betonte am eindringlichsten Schmitz (z.B. 1980, 95). Der Hauptfehler dieser Konzeption besteht aber darin, dass die Empfindnisse analog den äußeren Sinnesdaten eben auch als „-daten" verstanden werden, was auf einer Überbewertung der Rezeptivität beruht. Zwar spielt auch bei Husserl (1952, § 38) „der Leib als Willensorgan und Träger freier Bewegung" eine wichtige Rolle. Dennoch gilt ihm „die Auszeichnung des Leibes als Lokationsfeld" (von Empfindnissen) als *die* „Voraussetzung für die weiteren Auszeichnungen des Leibes".

4. Der Leib als Organ der Spontaneität, als Voraussetzung des „ich kann"

In Wahrheit ist der Leib als Organ der Spontaneität, der Eigenbeweglichkeit, des Willens, des Handelns, des „ich kann", ja der gesamten Intentionalität nicht etwas, was zum Leib als Lokalisationsfeld von Empfindnissen *hinzu*kommt. Er bestimmt vielmehr von vornherein die besondere Art der Rezeptivität leiblicher Sensationen. Ein wichtiges Charakteristikum der Empfindnisse, das bei deren isolierter, durch das Gegenstandstheorem voreingenommenen Betrachtung gern übersehen wird, ist die beim gesunden Menschen stets vorhandene Tendenz zur Inaktualisierung der Empfindnisse, d.h. zum Transzendieren derselben. Sie werden verdrängt, nicht ins Unbewusste, aber ins Vorbewusste. Dieses Charakteristikum kann man als Entthematisierungs-Tendenz bezeichnen. Sie ist nicht etwas Sekundäres, Nachträgliches, sondern für das Leib-Erleben *konstitutiv*. Im Missbefinden und mehr noch im Schmerz tritt sie zurück. Aber sie ist auch dort noch, bei verschiedenen Schmerzarten in verschiedener Weise, nachweisbar. Formalistisch ausgedrückt, kann man beim Schmerz von der Negation der Leibempfindung als einem positiven Phänomen sprechen. Dort, wo die Entthematisierungs-Tendenz im Leib-Erleben verloren geht, wie in hypochondrischen Syndromen verschiedenster Art, liegt ein zentraler psychopathologischer Tatbestand vor. Die Durchlässigkeit der menschlichen Leiblichkeit auf Begegnendes hin – „à travers", wie die französischen Phänomenologen[8] sagen – wird uns als ein positives Phänomen, ja als ein Wunder, das es aufzuklären gilt, erst angesichts hypochondrischer Fehleinstellungen und Fehlentwicklungen in vollem Umfang bewusst.

Was das Leib-Erleben im Tagesbewusstsein des Gesunden zurückdrängt, ihm seinen Hintergrund-Charakter verleiht, ist jene schwer zu erfassende Dynamik, die zugleich die Grundlage des „ich kann“, die Grundlage der Spontaneität und des Transzendieren-Könnens überhaupt abgibt. Dieser Aspekt unseres Leibes – besser: dieser Aspekt leiblichen Sichdarlebens – lässt sich eher *ge*wahren als wahrnehmen. Man versucht ihm – und damit der Besonderheit des Leibes als eines Organs der Eigenbeweglichkeit – vielfach in der Weise gerecht zu werden, dass – die Verwendung der Begriffe ist allerdings leider nicht einheitlich – zwischen „Körperschema“ und „Körperimago“ unterschieden wird.[9] Von „Körperschema“ spricht man dann, wie z.B. Frostig (1975), in bezug auf das Leib-Erleben nur insoweit, wie dieses der Spontaneität des Sichbewegenkönnens dient, wogegen als „Körperimago“ alle – im Allgemeinen sowohl rezeptiver als auch bewusster – aufgenommenen Erfahrungen vom eigenen Leib zusammengefasst werden. Dennoch ist es bisher nicht gelungen, zwischen beiden empirisch eine klare Trennung zu vollziehen; die wechselseitigen Beziehungen sind zu eng.

Der Terminus „Körperimago“ legt die Täuschung nahe, als ob uns im Leib-Erleben als dem Zusammenschluss aller Körper-Empfindnisse (s.o.) ein einheitliches „Bild“ präsentiert würde. Dies ist nicht der Fall. Jede genaue Selbstbeobachtung kann bestätigen, dass wir eher von „Leib-Inseln“ (Schmitz, 1965, 1980), genauer: von „Leib-Erlebnis-Inseln“, sprechen müssen, wenn wir unvoreingenommen beschreiben, was wir etwa bei geschlossenen Augen von unserem Leib spüren. Zwar schließt sich dies alles in dem, was wir „Befinden“ nennen, zu einer gewissen Einheitlichkeit zusammen, die jedoch gerade keinen Bildcharakter trägt. Leib-Empfindnisse und Befinden sind zweierlei. Das Befinden (Blankenburg, 1978, 1981, 1982) ist globalerer Art; es stellt eine Synthesis dar und impliziert bereits einen Wertmaßstab.

Als eine These, die hier im Einzelnen nicht zu belegen ist, sei zur Diskussion gestellt: Was die vielen, sehr verschiedenartigen Leib-Empfindnisse zur Einheit *eines* Befindens zusammenschließt, ist nicht ein schlichter Vorgang der Addition, sondern die Art und Weise, wie – gleichsam im Sinne eines Negativbildes – die Einheit des „ich kann“ (= der Leib als Organ der Spontaneität) durch das Vielerlei der leiblichen Sensationen mehr oder weniger beeinträchtigt wird.[10] Das bedeutet: *Zwischen* der Mannigfaltigkeit von Leib-Empfindnissen und der globalen, freilich vagen Einheit des Befindens bzw. *Miss*befindens steht das „ich kann“ bzw. „ich kann *nicht*“. Dies ist der Grund, warum der Leib als lastender Leib, als Ort des Leidens, der Qual, der Todesbedrohung und schließlich als der Ort des Sterbens[11] hier nicht im Anschluss an die Rezeptivität von Leib-Empfindnissen aufgeführt wird, sondern erst jetzt an fünfter Stelle *nach* dem Leib als Inbegriff (zugleich Organ und Feld) von Spontaneität, Vermögen, Selbstentfaltungsmöglichkeiten.

5. Der Leib als Bezugsfeld des Befindens, des Leidens, der Qual

Im Kontrast zum Leib als einem Organ der Spontaneität, als einem Instrument des In-die-Welt-Hineinlebens, stellt sich der Leib nicht nur als Ort des Empfindens und Befindens dar, sondern darüber hinaus auch als ein solcher des *Leidens.* Kisker (1975) hat ihn zum Gegenstand einer gesonderten Studie gemacht. Dieser Aspekt ist für den Arzt, speziell für den Psychotherapeuten und Psychiater, von besonderer Bedeutung. Das darf aber nicht dazu verführen, diesen Aspekt zu verabsolutieren, wie es umgekehrt auch nicht mit dem Aspekt des „passé sous silence“ transzendierten Leibes geschehen darf. Das menschliche Leben vollzieht sich in der Ambiguität zwischen beidem. Es herrscht ein ständiges zähes Ringen um die Dominanz. Im Wachbewusstsein (im Gegensatz zu Stadien der Müdigkeit, des Einschlafens, des Schlafes) steht beim Gesunden das Transzendieren des Leibes im Vordergrund; beim körperlich Kranken, bei manchen psychisch Kranken, vor allem – für uns von besonderem Interesse – beim Hypochonder, dagegen die Fixierung auf den eigenen Körper. Solange das Bewusstsein überhaupt erhalten ist, hat immer jeweils die andere Tendenz ein Mitspracherecht: Auch bei einer schweren Verwundung kann der Schmerz zurückgedrängt werden durch die Inanspruchnahme seitens der äußeren bedrohlichen Situation, und umgekehrt: auch da, wo ein Mensch ganz „fit“ bei einer Sache ist, sich einer Aufgabe hingegeben fühlt, wird er den Leib als „lastenden“ nicht ganz vergessen können.[12]

Es genügt demnach nicht, nur von Leib-Sein und Leib-Haben zu sprechen. Der Leib, der uns trägt („tragender Leib“ i.S. von Zutt) kann zu einem werden, der uns hat, der uns bis aufs Äußerste peinigt. Wenn wir in der Psychiatrie und Psychotherapie von „Leidensdruck“ (Blankenburg, 1981) sprechen, haben wir zwar keineswegs nur das körperliche Leiden vor Augen, sondern auch seelisches Leiden, das Leiden unter sich selbst und unter der Gesellschaft. Aber auch dieses kann sich bis hin zum „leibhaften“ Leiden verdichten. Die Beeinträchtigung der Selbstverfügbarkeit schließt die verschiedenen Formen des Leidens zusammen. Die Einschränkung der Selbstverfügbarkeit in der Form eines mehr oder weniger ausgeprägten, elastischen Widerstandes, den wir mehr oder weniger ständig spüren, ist vielleicht die Gestalt, in der uns der

Leib am unmittelbarsten präsent ist. Darüber wurde an anderer Stelle (Blankenburg, 1979) mehr gesagt, was hier nicht zu wiederholen ist.

6. Der Leib als Ausdrucksorgan, als Organ der Selbstdarstellung

Der Leib ist nicht nur Gegenstand von Empfindnissen, Organ oder Instrument unserer Intentionen, nicht nur ein Ort des Lastens und Leidens, sondern er ist auch unmittelbarer *Ausdruck* in Gestik, Mimik, Blick, Stimme[13], Gangart usw. Zutt hat vom „In Erscheinung stehenden Leib" gesprochen. Das bedeutet: Der Leib ist ganz wesentlich auch ein Organ unmittelbarer, mehr oder weniger unbeabsichtigter Selbstdarstellung.

Dem Ausdrucksgeschehen entspricht beim Betrachter ein entsprechender Eindruck. Wie weit dieser Gesichtspunkt bis ins Morphologische hinein (d.h. bis in die Physiognomie hinein als gleichsam sedimentierte oder „geronnene" Form eines bestimmten Sichdarlebens) zu verfolgen ist, soll uns hier nicht beschäftigen. Dass aber überhaupt dieser Aspekt in Bezug auf die Verleiblichung, nicht allein des Menschen, sondern auch der Tiere, Berücksichtigung verdient, zeigte besonders eindringlich der Biologe Adolf Portmann (1960). In der Psychiatrie hat das Thema „Der Leib als Ausdruck" eine ehrwürdige Tradition. Die Literatur[14] ist kaum übersehbar. Hier kann darauf nicht eingegangen werden, obwohl dieser Aspekt ein integrierender Bestandteil unserer Erfahrung vom Leib ist, der bereits in der älteren Psychiatrie – für unser Jahrhundert denke man an so hervorragende Arbeiten wie die von Klaesi, Mall, Spoerri, Wyrsch u.a. – eine bedeutende Rolle spielte.

Das Für-andere-Sein – die Selbstdarstellungsfunktion – des Leibes ist am offenkundigsten bei der Konversionshysterie.[15] An ihr haben wir gelernt, körperliche Auffälligkeiten, Normabweichungen, Symptome „nicht allein als Funktionsstörungen des Organischen zu verstehen, sondern als eine zu entschlüsselnde Sprache des Leibes"; als eine Sprache des Leibes, die ihre Kommentare gibt „und selbst neue Akzente setzt" (Bräutigam,1980). „Die proteischen Leistungen der Hysterie, die den Leib zum Symbol psychosozialer Konflikte werden lässt, bezeugen in nuce die Wandlungsfähigkeit der Menschennatur in der Geschichte (ihrer Selbsterzeugung)", schreibt H. Dahmer (1973, 53). Doch ist dabei stets im Auge zu behalten, dass auch unabhängig von ihrem Bezug zu den psychosozialen Konflikten die bewusste und unbewusste Ausdrucksfähigkeit des menschlichen Leibes ihre Geschichte hat, die hier nicht zu verfolgen ist. Von besonderem Interesse ist dabei für uns nicht so sehr die Fülle konkreter leiblicher Symptome und Sensationen, wie sie uns bei hysterischen Patienten begegnen, als vielmehr die generelle Veränderung der Verleiblichung im Sinne einer „Instrumentalisierung" (Blankenburg, 1974/80) leiblichen Sichdarlebens. Die Instrumentalisierung kann eine wichtige „versucherische" Voraussetzung für die Einspannung leiblicher Funktionen in unbewusst inszenierte Arrangements bilden; sie muss aber keineswegs letztere nach sich ziehen. Freilich scheint sich häufiger eine gewisse zusätzliche Instrumentalisierung des Leibes erst unter einem Konversionsdruck (d.h. unter einem leibbezogenen Konfliktlösungsdruck bzgl. bewusst nicht zu verarbeitender Konflikte) zu entwickeln. Nicht weniger vielfältig als bei Konversionsneurosen ist das Ausdrucksgeschehen bei Psychosen. Doch muss hier ein Hinweis darauf genügen.

7. Der Leib als Artikulationsstelle zwischen Selbst und Welt

(Der Leib als intersubjektiv konstituierter und Interpersonalität konstituierender)

Im Zusammenhang mit dem Vorangegangenen ist der Leib nicht nur ganz allgemein als Artikulationsstelle zwischen Selbst und Welt, Subjekt und Objekt, Bewusstsein und Natur zu betrachten, sondern auch als ein Ort, in dem und an dem gesellschaftlicher Wandel seinen Niederschlag findet. Leibsein und – mehr noch – Körperhaben sind nicht nur im Rahmen des Individuums zu sehen, sondern unterliegen soziokulturellen Einflüssen. Diesbezüglich hat die Soziologie gerade in den letzten Jahren wichtige Einsichten gewonnen (Elias, Gleichmann, Blacking u. a.[16]). Wertvolle Hinweise darauf verdanke ich diesbezüglich meinem Mitarbeiter B. Hildenbrand. Ein interessanter Beitrag zum Thema („Notes on the Art of Walking"), – methodisch im Grenzbereich zwischen Ethnomethodologie und Interaktionismus angesiedelt – stammt von Ryave und Schenkein (1978). Darin wird die Sozialisation eines so alltäglichen Vorganges wie desjenigen des Gehens (= „doing walking") einer Analyse unterzogen, und zwar auf dem Hintergrund einer „conception of walking as the concerted accomplishment of members of the community involved as a matter of course in its production and recognition". Nicht nur manche körperliche Funktionsabläufe, Mimik, Gestik, und leibbezogene Alltagsverrichtungen wie Körperpflege, Schlafgewohnheiten, Ess- und Trinksitten, Wohn- und Lebensformen usw. unterliegen sozialen Prägungen. In einzelnen Kulturen wurden darüber hinaus sogar morphologische Leibverformungen (z.B. des Kopfes, Verkrüppelungen der Füße, Beschneidungen usw.) vorgeschrieben.

Einerseits wird damit der Leib zum sozialen Symbol, andererseits wieder aber auch unmittelbar bis ins Physiologische hinein gesellschaftlich geprägt. Dass das Zentralnervensystem (z.B. im Bereich der Sprachzentren) durch soziales Geschehen (z.B. Sprache) mitstrukturiert wird, wissen wir, wenn auch die Grenzen noch strittig sind. – Umgekehrt setzt das Sozialverhalten bzw. die Sozialisationsfähigkeit des Menschen bestimmte, leiblich (d.h. im ZNS) verankerte Bereitschaften (angeborene Auslöser-Mechanismen) voraus.

Wichtige Hinweise (aus phänomenologischer Sicht), die die Verleiblichung als Geschehen des Miteinander (d.h. als sozialen Prozess) ins Blickfeld bringen, enthalten die beiden letzten Bände des umfangreichen, über weite Strecken um Probleme der Leiblichkeit und des leibbezogenen Erlebens kreisenden Werks von H. Schmitz (1980 a, b). Von daher sind bestimmte psychosomatische und psychiatrische Krankheitsbilder besser zu verstehen (z.B. nicht nur hysterische, sondern psychogene Störungen überhaupt, sog. „Manager"-Erkrankungen, neurotische Depressionen, viele Suchtformen u.a.). An der Bedeutung gesellschaftlicher Faktoren bestehen heute keine Zweifel mehr. Die Intensität und Art der Leibbezogenheit, unter anderem die Neigung zu hypochondrischer Beschäftigung mit dem eigenen Körper oder eine relative Ignorierung leiblicher Befindlichkeiten, unterliegen in hohem Masse soziokulturellen Einflüssen. Hierfür ließe sich ein reiches Material beibringen.

Allerdings darf über den Sozialbeziehungen der menschlichen Leiblichkeit nicht vergessen werden, dass es letztlich doch wiederum der Leib ist, der das Individuum gerade nicht zu einem reinen Sozialwesen werden lässt, sondern es stets von neuem (z.B. über das Schmerzerleben) auf sich selbst zurückwirft. Der Leib ist einerseits als Träger elementarer Grundbedürfnisse etwas, was uns mit anderen „gemein" macht, indem er uns in die Natur einbezieht und – am unmittelbarsten in der Sexualität – auf den anderen Menschen hin polt. Andererseits gibt uns der Leib in seiner Eigenschaft als ein von der übrigen Natur separierter Organismus durch die damit verbundene Selbstbezogenheit (z.B. im Schmerz, in der Todesangst) einen ersten Anstoß zur Individuation.

8. Der Leib als Partner

Ein letzter, aber wichtiger Aspekt, unter dem der Leib hier ins Blickfeld gerückt werden soll, ist: der Leib nicht nur als passives Medium oder als aktiver Vermittler zwischen Ich und Welt, sondern: der Leib selbst als

„Partner". Diese Wendung geht auf H. Ruffin (1959) zurück. Sie wurde von D. Eicke (1973) übernommen und zum Titel einer Aufsatzsammlung gemacht. Der Gesichtspunkt als solcher reicht weiter zurück, mindestens, bis zu Nietzsches Philosophieren „am Leitfaden des Leibes" (111/476). Als „Partner" kann man den Leib in zweierlei Hinsichten sehen – in einer Richtung negativ, in der anderen positiv:

1. Im negativen (pejorativen) Fall einer Fehlentwicklung tritt der Leib an die Stelle eines Partners, an die Stelle des „Partners Welt" (Lechler, 1976); er wird zum eigentlichen Lebens-Partner, um den sich alles dreht, wie dies beim Hypochonder der Fall ist. Die Psychoanalyse spricht vom Rückzug libidinöser Besetzungen aus der Welt auf bestimmte Körperpartien.
2. Im positiven Sinn aber bedeutet „Partner", dass wir den Leib *ernst* nehmen, und zwar als einen Partner, der gerade in Bezug auf unser Selbst- und Weltverhältnis manchmal anders – mitunter auch „weiser" – urteilt als unser Tagesbewusstsein (Gendlin, 1980).

Ich hebe diesen Aspekt des Leibes besonders hervor, weil er in neueren leibbezogenen Therapien, z.B. in der Gestalttherapie, Bioenergetik, Konzentrativen Bewegungstherapie oder im Focusing, eine bedeutende Rolle spielt. Wenn man etwa in der Gestalttherapie oder im Focusing (Gendlin, 1980) fragt: „Was sagt der Leib zu dem, was du da gerade denkst, fühlst, willst?" – anerkennt man den Leib als einen eigenständigen Partner, der ein gewichtiges Wort mitzusprechen hat, auf den man hören lernen sollte, ohne ihm freilich hörig zu werden. Konzentrative Bewegungstherapie (Gindler, Meyer, Stolze,Becker), Gestalttherapie (Perls), Focusing (Gendlin), Entspannungstherapien (Andreoli, 1976, Klotz-Wiesenhütter, 1982) und davon deutlich unterschieden die Heileurhythmie (Steiner, Treichler) können als Wege angesehen werden, zu diesem Aspekt des Leibes einen Zugang zu bekommen. Bewegungstherapien (Blankenburg, 1979), Körpertherapien (Petzold, 1974, 1977) sind in vielen Kliniken nicht mehr aus dem Gesamtarsenal psychiatrischer und psychotherapeutischer Behandlungsmöglichkeiten wegzudenken. Wo sie kompetent angewendet werden, gibt es immer wieder Patienten, die spontan betonen, dass ihnen auf diesem Wege am meisten geholfen worden sei. Allerdings wird man sich von der unkritischen Euphorie, mit der sie an manchen Orten betrieben werden, freihalten müssen; man kann mit ihnen auch Schaden anrichten. Doch überwiegt gegenwärtig noch die Unterschätzung der mit ihnen an die

Hand gegebenen Möglichkeiten. Auch bei kritischer Besonnenheit, die nottut, darf man annehmen, dass es hier noch viel Neuland gibt, das für die Therapie hinzuzugewinnen ist.

„Der Leib als Partner" stellt keineswegs den einzigen Gesichtspunkt dar, unter dem sich die genannten Therapierichtungen betrachten lassen. Da er aber in der Vergangenheit stark vernachlässigt worden ist, verdient er besondere Beachtung. Doch können wir uns mit einem Hinweis begnügen, da er an anderer Stelle (Blankenburg, 1980) eingehender behandelt wurde.

Damit ist der Überblick über die acht Perspektiven, unter denen Körper und Leib hier ins Auge gefasst werden sollten, vorläufig abgeschlossen. Die daraus resultierenden Aspekte sind nicht unverbunden nebeneinander, sondern als ineinander verschränkt zu betrachten. Nachdem bisher mehr methodologische Gesichtspunkte leitend waren, sollen nunmehr (klinik- und praxisnäher) einzelne psychiatrische Krankheitsbilder bzw. Syndrome ins Auge gefasst werden, bei denen Leiblichkeit und Leiberleben des Patienten, bzw. sein Verhältnis zum eigenen Leib, eine besondere Rolle spielen. Vollständigkeit anzustreben, ist nicht beabsichtigt. Es soll lediglich an einigen Beispielen die Fruchtbarkeit der Fragerichtung aufgezeigt werden. Einzelne hierhergehörige Syndrome und Krankheitsbilder finden überdies in anderen Beiträgen dieses Bandes eine gesonderte Darstellung, so dass auf sie nicht näher eingegangen werden muss.

Bevor ich aber darauf eingehe, an welchen Stellen in der Psychiatrie das Leib-Problem besonders aktuell wird, möchte ich die Aufmerksamkeit darauf lenken, dass das Verhältnis zur eigenen Körperlichkeit und Leiblichkeit schon beim gesunden Menschen interindividuell und intraindividuell außerordentlich verschieden aussehen kann. Dies in Abhängigkeit von der jeweiligen Situation. Sowohl ontogenetisch als auch phylogenetisch sowie in seiner soziokulturell verfolgbaren Geschichte[17] unterliegt das Verhältnis zum eigenen Leib beim Menschen einem ständigen Wandel. Was darüber bekannt ist, kann hier nicht im Einzelnen referiert werden. Aber an einem Hinweis darauf darf es nicht fehlen, weil von daher die pathologischen Entgleisungen eher zu verstehen sind.

Bei jedem Menschen entwickelt sich seit frühester Kindheit[18] ein Körper- bzw. Leibbewusstsein in Zusammenhang mit seinem „Körper-Ich" (Hoffer, 1978). Dabei unterscheiden wir (vgl. Anm. 9)

Entwicklung des Körper*schemas*

Entwicklung der Körper*imago*

Entwicklung des Körper*wissens* (das gegenüber Körperschema und Körperimago sekundären Charakter trägt und vom Bildungsstand des Betreffenden, somit von akzidentellen Faktoren, abhängig ist)

Das Körperbewusstsein – und damit im Zusammenhang später das Körper-Ich bzw. Leib-Ich – entwickelt sich in Erfahrungen, die der Säugling in Erkundungen über Nahrungsaufnahme, Ausscheidungsfunktionen, Spiel mit den eigenen Gliedmaßen, Selbstberührungen usw. mit sich selbst macht.[19] Dies geschieht wesentlich gesteuert durch die mehr oder weniger liebevolle Zuwendung, die die Mutter (oder nächste Bezugsperson) den einzelnen Körperteilen und Körperfunktionen des Kindes zukommen lässt. Bekannt sind die Spiele, die in dieser Hinsicht mit dem Kleinkind getrieben werden. Hier setzt die psychoanalytische Auffassung der libidinösen Besetzung der einzelnen Körperpartien ein. Für die weitere Entwicklung müssen wir ein dialektisches Wechselspiel annehmen von distanzierend-gewahrenden und identifikatorischen Akten in Bezug auf den eigenen Körper, wobei jede Identifikation alsdann wiederum von einer Entaktualisierung zugunsten des Aufbaus von Welterfahrung (bzw: von „Objektbeziehungen") gefolgt sein muss.

Wenn wir nunmehr fragen, an welchen Stellen das Leibproblem für die Psychiatrie aktuell wird, können wir mit einem Hinweis auf den *Frühkindlichen Autismus* beginnen. Bei ihm ist nicht nur das Verhältnis zur Welt, zu den Anderen, insbesondere zu den nächsten Angehörigen, gestört, sondern auch das Verhältnis zur eigenen Körperlichkeit bzw. Leiblichkeit.[20] Dass ein perspektivischer Standpunkt – vor allem die Perspektive zur Mitwelt hin – nicht entwickelt werden kann, hängt offenbar damit eng zusammen. Der eigene Leib wird kaum auf die Welt hin, am wenigsten auf die Mitwelt hin, transzendiert. Allenfalls ist es mechanisch zu bewegendes Spielzeug, was das Kind fasziniert; speziell alles, was sich in rotierende Bewegung versetzen lässt, wobei die Assoziation einer in die Außenwelt verlagerten Pirouette naheliegt. Das Um-sich-selber-Kreisen scheint in den Gegenstand hineinprojiziert zu sein. Dieses Um-sich-kreisen-Lassen oder auch ein mechanisches Hin und Herr schirmt ab gegen das Eintauchen in die Dimension der Geschichtlichkeit, d.h. in den Strom lebensgeschichtlichen Werdens.

Bekannt ist der in der University of Queensland/Australien von J. Rendle-Short gedrehte Film „Frühkindlicher Autismus". Dort wird nicht nur gezeigt, wie sehr neben dem Verhältnis zur Mitwelt und gesamten Umwelt auch der Bezug zum eigenen Leib gestört ist, sondern darüber hinaus, dass auf dem Wege einer Körperschema-Therapie, d.h.

über das differenzierte Kennenlernen und Erfassenlernen der wichtigsten Körperteile, nicht etwa, – wie man meinen könnte – eine autistische (sei es mehr narzisstische oder mehr hypochondrische) Fixierung auf die eigene Leiblichkeit gefördert, sondern gerade der Weg zur Welt (Mit- und Umwelt) hin freigelegt wird. Analoges haben wir in Bremen bei erwachsenen neurotischen Patienten erprobt (tangentiales Entlangfahren mit einem Stab an den eigenen Leibesgliedern), wie dies eine Passage des vom WDR (zum großen Teil in der Bremer Klinik) gedrehten Films „Die sanfte Methode“ (1978) zeigt.

Ich halte diese Erfahrungen für wichtig und bedenkenswert. Sie werfen ein Licht auf die komplexen Beziehungen zwischen dem Verhältnis zur eigenen Körperlichkeit, d.h. der Leibbezogenheit, und dem Weltverhältnis des Menschen. Man könnte daraus die These ableiten, dass eine gewisse „Kenntnis“ – besser ein „Er-fahren“ – des eigenen Leibes das Transzendieren desselben fördert. Bis zu welchem Grade ein solches Kennen- oder Erfahrenlernen des eigenen Körpers bzw. Leibes als Voraussetzung für ein adäquates Weltverhältnis notwendig ist – von welchem Punkt ab eine Beschäftigung mit dem eigenen Körper dem hinderlich wird, ist eine wichtige Frage, der weiter nachzugehen sich lohnt. Sie dürfte für verschiedene Altersstufen, wahrscheinlich auch für verschiedene Individualitäten, unterschiedlich zu beantworten sein.

Groß ist die Bedeutung, die J. Lacan – auf ältere Entwicklungspsychologen (z.B. Baldwin) und psychoanalytisch gewonnene Hypothesen sich stützend – dem „stade de miroir“ beimisst. Es handelt sich dabei bekanntlich um die Selbstidentifikation des Kleinkindes anhand des eigenen, im Spiegelbild verobjektivierten Körpers. Was Lacan darüber ausführt, erscheint zum Teil überpointiert. Dass aber die Aneignung des eigenen Körpers – und damit die Entwicklung des Leib-Erlebens und des Körper-Ichs (Hoffer, 1978; Hartmann, 1962) – außerordentlich wichtige Entwicklungsschritte impliziert, ist evident. Demgegenüber zeigen autistische Kinder, vor einen Spiegel gestellt, angesichts des eigenen Spiegelbildes ein abnormes Verhalten. Sie haben es schwer, sich mit dem Bild ihrer selbst, das sie im Spiegel sehen, zu identifizieren. Der Prozess der allmählichen Identifikation des Ichs mit dem eigenen Leib als Voraussetzung für ein normales Weltverhältnis will nicht gelingen. Das erwähnte „stade de miroir“ wird spontan nicht bewältigt. Es kann nicht ungehindert durchlaufen werden. Es bedarf, wie wir gesehen haben, einer Nachhilfe (vgl. dazu Ebtinger, 1975).

Von hier aus lassen sich direkte Verbindungslinien[21] zur – oft „hypochondrisch“ anmutenden – Beschäftigung mit der eigenen Körperlichkeit im Vorfeld schizophrener Adoleszenz-Psychosen ziehen. Bekannt ist in der Symptomatologie das „signe de miroir". Als Frühsymptom hebephrener Psychosen wurde es erstmals von Abèly (1927) und Dumas (1929) beschrieben. Seither spielt es eine gewisse Rolle in der deskriptiven Psychopathologie vor allem der französischen Schule. Das „Spiegelzeichen" besagt, dass manche später schizophren werdende Patienten – schon vor der eindeutigen Manifestation ihrer Psychose – endlose Zeit vor dem Spiegel verbringen, um sich ihrer selbst zu vergewissern bzw. zu sehen, ob sie sich nicht doch irgendwie körperlich verändert haben. Die Dysmorphophobie[22] hat neuerdings – mit unterschiedlicher diagnostischer Wertung – wieder vermehrt Aufmerksamkeit gefunden.

Eine tatsächlich stattfindende Veränderung im Leib-Sein/Corps vécu (d.h. in der Verleiblichung der Existenz) wird fehlinterpretiert als eine vermeintliche Veränderung des Körpers. Diese Fehlinterpretation liegt nahe, weil das gängige Alltagsbewusstsein nicht zwischen Körper und Leib unterscheidet. Die verzweifelte (ambivalente) Suche nach körperlichen Veränderungen, die der Außenstehende nicht wahrnimmt und daher für wahnhaft halten muss, darf als Hinweis auf das sachlich Sinnvolle dieser Unterscheidung zwischen Körper und Leib genommen werden. Es geht hier nicht um körperliche Veränderungen, sondern um Veränderungen in der Verleiblichung der Existenz.[23] Das ist etwas von Grund auf anderes.

Rosenzweig und Shakow (1973) haben das Verhalten von Schizophrenen und Gesunden vor dem Spiegel (von diesen unbemerkt) experimentell untersucht. Sie fanden, dass Hebephrene – im Vergleich mit den anderen Probanden – ihrem Spiegelbild bei weitem am meisten Aufmerksamkeit zollten. Unter 51 einschlägigen Beobachtungen bei Hebephrenen war nur eine einzige, die ein normal anmutendes Verhalten feststellte.

Andere, damit in engem Zusammenhang stehende Frühsymptome der Schizophrenie wie das ratlose Betrachten der eigenen Hände, die manchmal vor den Augen langsam hin und her bewegt werden, sind geläufig. Callieri, Fiume, Scarenci (1973) und aus psychoanalytisch-psychotherapeutischer Sicht Pankow (1961) haben sich eingehend damit beschäftigt. Man sollte in diesen und ähnlichen „Symptomen" keineswegs nur das Pathologische sehen. Vieles spricht dafür, dass es sich dabei um tastende Versuche einer Selbstheilung, also um (wenngleich zumeist missglückende) autoprotektive Vorgänge handelt.

Dafür, dass ein Patient geradezu darum bitten kann, derartiges in den Gang einer Therapie einzubauen – zugleich aber auch, dass das

Problem der intersubjektiven Konstitution der Leiberfahrung nicht vernachlässigt werden darf –, findet sich ein eindrucksvolles Beispiel bei Benedetti (1976): Ein schizophrener Patient äußerte gegenüber seiner Therapeutin, in seinem rechten Ohr müsse etwas sein, wie Fleisch, das ihn hindere, die Stimmen seiner Mitmenschen anzuhören. Deswegen sei er gezwungen, die inwendigen Stimmen zu hören. Ob sie, die Therapeutin, diese inwendigen Stimmen auch wahrnehmen könne? Die Therapeutin legte daraufhin ihr Ohr an das Ohr des Kranken, so dass beide Ohrnischen sich für eine Weile berührten. „Mir scheint", sagte die Therapeutin, „ein Ozeanrauschen zu hören." In dem Moment, wo er die Gemeinsamkeit des Horchens akzeptierte, begann sich der Patient aufzuschließen und von sich zu erzählen. Dann sagte er, jetzt möchte er *mit* seiner Therapeutin vor den Spiegel treten, wenn beide Gesichter sich *nebeneinander spiegeln* könnten, würde er *seine Identität* besser erkennen (Hervorhebung vom Ref.). Als Ergänzung, dazu eine ältere Beobachtung von Freeman et al. (1958): Im Rahmen einer durch B. Rank angeregten leibzentrierten Therapie reagierte die Patientin zunächst verwirrt, dann aggressiv. Sie schlug den Therapeuten. Anschließend erklärte sie: „Ich fürchte mich, wenn Sie so nahe sind, weil ich nicht sehen kann." Auf die Frage, wen oder was sie nicht sehen könne, erwiderte sie: „Dich und mich." Sie begann dann ihre Hände (s.o.) und ihren Körper zu studieren. Mitunter stellte sie sich vor einen Spiegel, lächelte und sagte dann zu sich selber: „Ich fange jetzt an zu sehen. Ich kann dich und mich sehen." Es liegt nahe zu vermuten, dass der Akzent dabei auf dem „und" lag. Offenbar hatte sich ein neues Gefühl für die zwischenmenschlich/zwischenleibliche Beziehung herangebildet.

Die auf eine Ich-Stärkung und Ich-Strukturierung hinauslaufende, leibbezogene Therapie Schizophrener, die Scharfetter und Benedetti (1978) und weiterhin Scharfetter (1982) vorantreiben, setzt an eben dieser Stelle ein. In ihrer „Verflechtung von Körperlichem und Mitmenschlichem stellt die Schizophrenie einen höchst instruktiven Sonderfall der psychischen Realität dar", betont Benedetti (1976). Es ist als eine wichtige Erkenntnis zu werten, dass eine Ich-Psychologie als Grundlage der Psychopathologie schizophrener Psychosen als unzureichend angesehen werden muss, solange nicht die Inkarnation, d.h. die Verleiblichung – phänomenologisch gesprochen: die leibliche Konstitution – dieses Ichs im vollen Umfang mitberücksichtigt wird. Das Verhältnis zwischen „Leib-Sein" und „einen Körper haben" hat bei diesen Kranken einen tiefgreifenden Wandel durchgemacht. Die Beziehung des Ichs zum Körper wird fragwürdig.

Narzisstische Tendenzen sind oft genug deutlich. Nicht zufällig hat Freud die Schizophrenie vom Konzept einer narzisstischen Neurose her interpretiert. Dem gestörten Weltverhältnis entspricht demnach ein primär gestörtes Selbstverhältnis unter Einschluss eines gestörten Verhältnisses zum eigenen Leib. Dieses narzisstische Selbstverhältnis kann man bis zu einem gewissen Grade ebenso wie den schizophrenen Autismus als einen Versuch verstehen, durch forcierte Zuwendung zu sich selbst und zum eigenen Leib eine basale Ich-Schwäche zu substituieren. In phänomenologische Begrifflichkeit gefasst, heißt das: Der Patient versucht die Blöße, die Schwäche seines transzendentalen Ichs durch vermehrte Zuwendung zu seinem natürlichen Ich zu decken bzw. zu kompensieren. Benedetti (1976, 86) drückt den gleichen Sachverhalt aus, wenn er von einer „Überbesetzung des schwachen Ich-Bewusstseins" spricht.

Das scheinbare genüssliche Behagen, das manche Patienten dabei ausstrahlen, darf nicht darüber hinwegtäuschen, dass diese intensive Zuwendung zum eigenen Ich und zum eigenen Leib einer elementaren Not entspringt und wohl überwiegend autoprotektiven Funktionen dienen soll: als ein letzter Versuch, den drohenden Zerfall des Ichs auf der Leib-Ebene aufzuhalten.

Mag auch die coenästhetische Form der Schizophrenie oder das voll ausgeprägte Bild einer leibhalluzinatorischen Psychose – mit von jedem einzelnen Körperorgan (Herz, Leber, Nieren usw.) ausgehenden „Strahlungen", „Signalen", die auf entsprechende „Sender" in diesen Organen zurückgeführt werden, o.ä., wie wir dies von manchen Patienten zu hören bekommen – auf den ersten Blick den leiblichen Bezug einer Schizophrenie eindrucksvoller illustrieren, so befinden wir uns mit den hier genannten Frühsymptomen doch eher an der Wurzel derselben. In der Katatonie haben wir sodann diesen Leibbezug in konzentriertester Gestalt vor uns. Die Dreiheit von Körperschema, Körperimago, Körperwissen finden wir in der Symptomatologie Schizophrener wieder: Körperschema-Störungen können wir in den linkischen eigentümlichen Bewegungen, Bizarrerien, Stereotypien usw. Hebephrener bis hin zu den Haltungs- und Bewegungsanomalien Katatoner beobachten; Störungen der Körperimago finden wir bei leibhalluzinatorischen Schizophrenien, krankhaftes Körperwissen begegnet uns vor allem in den hypochondrischen Vorstellungsgebilden paranoider Patienten.

Bei 19 von insgesamt 117 Hebephrenen, deren Krankheitsverlauf der Autor (Blankenburg, 1971) genauer verfolgte, fiel im Beginn des sich anbahnenden Wesenswandels – als erstes deutliches Symptom –

eine übermäßige Beschäftigung mit dem eigenen Körper auf (i.S. einer abnormen Körperbeachtung, -pflege, -kosmetik, eines Kreisens um einzelne leibliche Sensationen oder auch dysmorphophober Ängste), was gleichzeitig vorhandene Tendenzen zu körperlicher Vernachlässigung bis hin zur Verwahrlosung bekanntlich keineswegs ausschließt.

Ein weiteres Krankheitsbild, das in der Pubertät und Adoleszenz wie auch in späteren Jahren auftritt, in welchem ebenfalls das Verhältnis zum eigenen Leib als von Grund auf verändert angesehen werden muss, ist das der *Anorexia nervosa*. Sicher ist es hier nicht nur ganz generell das Verhältnis zum eigenen Leib, das gestört ist, sondern in erster Linie die Annahme der eigenen Leiblichkeit als derjenigen z.B. einer werdenden Frau (mitsamt der dazugehörigen Rolle als Frau und Mutter). Häufig wird aber die – zweifellos in fast allen Fällen vorhandene – Sexualabwehr eher überbetont. Es gibt unter den jungen Frauen, und mehr noch unter den seltenen männlichen Patienten mit einer Anorexia nervosa, solche, bei denen die Abwehr nicht sosehr primär der Sexualrolle, sondern der Abwehr irdischen Daseins in der Form vitaler Fülle, des „Fettseins", der Genussbejahung (man denke an Rubens-Bilder) überhaupt gilt. Der Leib wird hier nur als ein Instrument akzeptiert, und zwar als ein Instrument höchst sublimierter Bedürfnisse. Das Leib-Sein als solches erzeugt bereits Abscheu und Ekel. Der Geschlechtlichkeit als einem Kulminationspunkt der Verleiblichung menschlichen Daseins muss konsequenterweise ein Maximum an Ablehnung zukommen. Dass im Rahmen dieser Störung nicht nur ganz allgemein die Annahme und Übernahme der Leiblichkeit verweigert wird, sondern ganz konkrete Veränderungen der Körperwahrnehmung auftreten, ist von einer Reihe verschiedener Autoren eindringlich belegt worden.

Auf die entgegengesetzte Störung der Esssucht (Fettsucht), die in Form der bekannten „Speisekammer-Anekdote" auch im Hintergrund jeder Anorexie lauert, sei hier nur kurz hingewiesen. Letztlich haben wir es bei beiden einander polar entgegengesetzt erscheinenden Störungen mit einer Flucht zu tun: einmal mit der Flucht vor der Verleiblichung überhaupt, zum anderen mit einer Flucht in die primitivste Stufe derselben. Flucht vor der Fülle und vor der Leere von Verhältnis zueinander.

Von Magersucht und Fettsucht ausgehend, wäre ein Eingehen auf die *Sucht* ganz allgemein als eine besondere Form missglückender, d.h. entgleisender Inkarnation angebracht. Gerade an ihr könnte man recht gut den Unterschied von Körperbezug und Leibbezug in der Psychiatrie verdeutlichen. Die Sucht ist nicht in jedem Fall – wenn man etwa an die nichtsubstanzgebundenen Suchtformen wie Kleptomanie, Spielleidenschaft, Arbeitssucht usw. denkt – etwas Körperliches. Sie kann aber in jedem Falle als eine Entgleisung der Verleiblichung menschlicher Individualität angesehen werden. Die Perpetuierung einer in sich ebenso frustranen wie endlosen Kettung von aussichtslosen Kurzschluss- und Ersatzbefriedigungen mit dem dazu gehörigen Aufgehen im Augenblick anstelle der Entfaltung im lebensgeschichtlichen Werden ist zwar kein körperliches Geschehen, sehr wohl aber ein Geschehen, das die Leiblichung (Inkarnation) der menschlichen Existenz betrifft, die nicht nur die Räumlichung, sondern auch die lebensgeschichtliche Zeitigung einbegreift.

Während der Anorektiker den Leib aktiv verleugnet, geschieht diese Verleugnung bei der *Depersonalisation* in Form eines anonymen Geschehens: Der eigene Leib erscheint dem Betroffenen entfremdet, unlebendig, kaum zu ihm gehörig, kurz: wie der Körper eines Fremden. Diese Veränderung des Erlebens beschränkt sich allerdings zumeist nicht allein auf den eigenen Körper. Ähnliches finden wir als „Derealisation" im Hinblick auf das Erleben der Umwelt. Beides wird unter die „Entfremdungserlebnisse" subsumiert. Sie sind für keine spezielle psychiatrische Erkrankung pathognomonisch. Wir finden sie bei endogenen Depressionen (sog. „Entfremdungsdepressionen"), bei neurotischen Depressionen, bei abnormen Persönlichkeiten, als unspezifisches Symptom bei Schizophrenen, bei körperlich bzw. toxisch bedingten Psychosyndromen und schließlich auch in Ausnahmezuständen bei Gesunden.

Mag auch dem entfremdeten eigenen Leib, der zum bloßen „Körper" wird, als intentionalem Objekt neben der entfremdeten Umwelt keine Sonderstellung zukommen – warum bei einem Patienten mehr Depersonalisation, beim anderen mehr Derealisation im Vordergrund steht, ist noch wenig geklärt –, so muss doch hervorgehoben werden, dass gerade hier deutlich ist, dass wir vom „Leib" in zweierlei Bedeutung reden: Einerseits ist er als entfremdetes Objekt der entfremdeten Umwelt analog oder fast gleichzusetzen. Andererseits haben wir es in der Abwandlung des vitalen Bezugs nicht nur mit einer Veränderung des „erlebten" Leibes zu tun. Die Veränderung dieses *vitalen* Bezugs ist vielmehr selbst als solches ein leibliches Geschehen. Hinter dem als entfremdet erlebten Leib kann man eine Veränderung des „lebenden" oder „gelebten" Leibes (corps vécu), wie wir ihn nennen können, konstatieren. Insofern verweist uns auch die Depersonalisation auf die Mehrschichtigkeit dessen, was wir als Leib bezeichnen.

Battegay (1981) hat die Körperverfremdung als eine „Grenzsituation" herausgestellt. Neben einer Verfremdung einzelner Körperteile, die – mitunter mit einer Dysmorphophobie verbunden – Frühsymptom schizophrener Psychosen sein kann, verweist er in diesem Zusammenhang auch auf den *Transsexualismus*, der eine besonders eindrucksvolle Abwandlung der Apperzeption des eigenen Leibes darstellt.

Noch vieles andere wäre anzuführen. Auf psychosomatische Störungen i.e.S., auf leibbezogene Phobien, auf die eindrucksvolle Polarität von lastendem Leib in der Depression und volativem Leib in der Manie und manches andere wurde hier nicht eingegangen. Die Hypochondrie – als wohl eindrucksvollste Veränderung der Leibbezogenbeit des Menschen – ist Thema gesonderter Beiträge (Delahousse in diesem Band sowie Blankenburg, 1982).

Zum Abschluss soll noch einmal hervorgehoben werden, worauf es hier ankam.

Das Verhältnis zum eigenen Körper und Leib ist außerordentlich komplex und vielschichtig. Einige Dimensionen wurden herausgearbeitet. Die Methode war vorwiegend die polarer Kontrastierungen; dies im Hinblick auf die in mehrfacher Hinsicht ambiguitäre Struktur (Merleau-Ponty) des menschlichen Leibes. Zum Schluss sei der Versuch gemacht, einiges von dem Gesagten in schematischer Form zu verdeutlichen. Eine solche Schematisierung darf nicht als Verdichtung von Endresultaten verstanden werden. Sie wirft mehr Probleme auf, als sie Lösungen anzeigt. Vor allem ist zu beachten, dass die Gegenüberstellungen nicht einfach parallelisiert werden dürfen. Sie verfolgen zum Teil einen unterschiedlichen Richtungssinn, stehen z.B. gleichsam „schräg" oder auch „quer" zueinander. Die Verhältnisse sind recht kompliziert. Dennoch wird man den Versuch machen müssen, sie zu kategorialisieren. Für die Zukunft erscheinen Quantifizierungen (zunächst über rating scales) nicht aussichtslos. Die ambiguitäre Struktur der meisten in Betracht kommenden Dimensionen legt ein Arbeiten mit Polaritäten-Profilen nahe. Lewin befand sich mit seiner Feldtheorie, die auch leibliche Gegebenheiten einbezog, bereits auf diesem Wege. Dass der Versuch, mit quantitativen Methoden in den subjektiven Bereich (unterschiedlicher Weisen der Leibbezogenheit) vorzustoßen, mit Gefahren verbunden ist, liegt auf der Hand. Doch werden Wesenseinsichten, wie sie uns die Phänomenologie der Leiblichkeit beschert hat, sich gegenüber der objektivierenden Forschung kaum behaupten können, wenn sie nicht irgendwann Kategorien für differentielle Empirie abgeben. In dieser Richtung erste Schritte zu unternehmen, ist an der Zeit.

KÖRPER und LEIB

KÖRPER	LEIB
Teil der gegenständlichen Welt	durch Zuständlichkeit hindurch gegeben, sowohl dem eigenen persönlichen Ich zugehörig als auch der (vorgegenständlichen) Welt
Teil der objektivierbaren Natur	Teil auch der Geschichte (Lebensgeschichte)
Der Körper ist lokalisierbar im dreidimensionalen homogenen Raum Seelisches bedingend – determinierend oder Der Körper ist durch Seelisches determiniert	Der Leib räumlicht sich im subjektzentrierten, nichthomogenen Raum Der Leib ist (mehr oder weniger) durchseelt

THEMATISIERUNG

im Wahrnehmen, Beachten, Werten von Leib-Sensationen

ÜBER-THEMATISIERUNG	UNTER-THEMATISIERUNG
Narzisstische/überbesorgte Beachtung körperlicher Vorgänge	Vernachlässigung leiblicher Bedürfnisse Verleugnung von Körperwahrnehmungen
HYPOCHONDRIE	ANOSOGNOSIE

INSTRUMENTALISIERUNG

des Leibes bzw. Körpers

ÜBER-INSTRUMENTALISIERUNG	UNTER-INSTRUMENTALISIERUNG
Bewusst: Der Leib wird zum Apparat Unbewusst: Der Leib wird zum Arrangement	Der Körper wird entfunktionalisiert Der Leib wird opaque
KONVERSIONSNEUROSE Spiel mit den Körperfunktionen Leiblichkeit als Arrangement	LEIBNAHE DEPRESSIVITÄT Stagnation der Körperfunktionen Leiblichkeit wird etwas, worin der Patient „versackt“

Es handelt sich hier nicht nur um ein *theoretisches* Arbeitsgebiet. Das Gesagte hat vielmehr praktisch-therapeutische Konsequenzen. Die Anwendung liegt vor allem im Bereich der leibbezogenen Psychotherapien oder, wie man heute sagt: „Körpertherapien“, die seit einigen Jahren (leider noch nicht in allen Kliniken) zunehmende Bedeutung gewinnen. Dort, wo sie kompetent – ohne unkritische Euphorie, die zu Fehlindikationen führen kann – durchgeführt werden, gibt es immer wieder Patienten, die mit gutem Grund behaupten, dies sei es, wodurch ihnen am meisten geholfen worden sei. Bislang wurden diese Therapien vorwiegend intuitiv entwickelt. Sie bedürfen aber – ebenso wie das Autogene Training und andere, das Wechselverhältnis zwischen Weltbezogenheit und Leibbezogenheit des Menschen berücksichtigende Therapien – der Grundlegung. Die Phänomenologie der Leiblichkeit, die hier nur in Umrissen skizziert werden konnte, vermag dazu einen wesentlichen Beitrag zu leisten. Sie tut dies, indem sie die Rolle der Leiblichkeit zwischen Selbstverhältnis und Weltverhältnis des Menschen klärt. Auf dem Weg dahin liegt noch manches vor uns. Auch für uns gilt die Novalis-Frage: „Wer hat des irdischen Leibes hohen Sinn erraten?“ Ein Wort von Revers (1974), das er für die Psychologie prägte, abwandelnd, kann man abschließend als These formulieren, ohne dass sich diese These heute schon in der Weise belegen lässt, wie dies wünschenswert wäre: Das Problem der Leiblichkeit in der Psychiatrie ist das Problem der Personalität des Leibes.

Anmerkungen

1 Graf Dürckheim hat zu diesem Thema ein sehr eindrucksvolles Referat gehalten, ohne allerdings dabei die Voraussetzungen dieser Unterscheidung und die Frage eines wissenschaftlichen Zuganges zu erörtern.

2 Vgl. Grimm J. u. W. (1854), Kluge u. Götze (1953) u.a.; auf sprachgeschichtliche bzw. etymologische Untersuchungen zum Thema soll hier nicht weiter eingegangen werden, weil sie, so interessant sie sein mögen, für die sachliche Aufklärung von zweifelhaftem Wert bleiben.

3 Zu berücksichtigen ist nicht nur „Etre et Avoir" (1955), sondern mehr noch das „Journal Métaphysique" (1927).

4 Der Begriff der Ambiguität als eine Grundkategorie der Phänomenologie der Leiblichkeit wurde von M. Merleau-Ponty (1945) geprägt; vgl. dazu Boer (1978), Coenen (1979), Frostholm (1978), Maier(1964), Métraux (1975, 1978), Plügge (1962, 1967), Podlech (1956), de Waelkens (1950, 1951), Waldenfels (1980). Zaner (1964).

5 Vgl. insbesondere den Beitrag von R. Jung, (1980); ferner die diversen Zeitschriften und Sammelbände zu diesem Hauptthema der gegenwärtigen Psychiatrie.

6 Dies ist von Buytendijk, P. Christian, E. Straus, D. Wyss, J. Zutt und anderen immer wieder eindringlich herausgearbeitet worden.

7 M. Scheler (Bd. II, 1966, S. 398 ff.); vgl. auch Lorscheid (1962), Schmitz (1965) u.a.

8 An dieser Stelle ist zu vermerken, dass eine differenziertere Erfassung der Leiblichkeit und des Leiberlebens ganz entscheidend von französischen Phänomenologen und Psychiatern gefördert wurde. Darüber, warum dies so ist, ließen sich leicht (die französische Wesensart betreffende) Vermutungen anstellen; sie gehören jedoch nicht hierher. Inzwischen ist das Schrifttum zur Phänomenologie der Leiblichkeit stark angewachsen: außer Marcel (1927, 1935, 1978), Merleau-Ponty (1942,1945), Sartre (1943) seien genannt: Buytendjjk (1961, 1967), Kaulbach (1980), Maier (1964), Métraux (1975, 1978), van Peursen (1970), Podlech (1956), Ricœur (1965), Schmitz (1965, 1967, 1980), de Waelhens (l950, 1951), Waldenfels (1980), Zaner (1964); von internistischer und psychiatrischer Seite: Christian (1960, 1963) K. Engelhardt (1977) Kütemeyer (1965), Plügge (1962, 1967, 1970) und H. J. van den Berg (1952), Callieri (1972, 1982), Follin (1965), von Gebsattel (1954), Lang (1978), Ruffin (1959), Straus (1956, 1960), Tatossian (1979), Trillat et Sabourin-Sivadon (1973), Wyss (1973, 1976), Zutt (1963).

9 Die Begriffe „Körperschema" und „Körperimago" finden sich in vielen älteren Schriften nicht getrennt, in anderen durchaus; vgl. dazu Ajuriaguerra (1962), Bourgeois (1973), Canestrari et. al. (1980), Chasseguet-Smirgel (1963), Chirpaz (1960), Fisher and Cleveland (1968), Frostig (1975), Head (1911), Hécaen (1946), Lhermitte (1939), Maleval (1980), McAninch (1966), Pankow (1976), Plügge (1970), Poeck u. Orgass (1964), Rosolato (1971),

Schilder (1923/1975), Wapner and Werner (1965), Wigersma (1973) u.a. Wir unterscheiden hier (s.u.) mit M. Frostig deutlich zwischen Körperschema, Körperimago und Körperwissen, ohne dabei terminologisch Körper und Leib gegeneinander abzuheben.

10 Aus phänomenologischer Sicht lässt sich dies präziser fassen (Blankenburg 1979).

11 Vgl. Wulf(1982).

12 Am ehesten vielleicht noch in manischen Psychosen, wo sich positiv getönte Leibgefühle (strotzendes Wohlbefinden, vitale Gehobenheit) in den Vordergrund drängen.

13 Die Stimme und mehr noch der Blick sind – wie Lächeln, Seufzen, Jauchzen, Erröten, Erblassen usw. – leibseelische Phänomene par excellence, deren Relevanz für die Psychiatrie von R. Held (1952) und vor allem von Kulenkampff und Zutt (1963) herausgearbeitet wurde.

14 Zusammenstellungen der älteren Literatur finden sich bei Kirchoff (1965) und Mall (1967). In der neueren Zeit verbindet sie sich mit derjenigen über nonverbale Kommunikation. An wichtigen Beiträgen sind zu nennen: Argyle (1979), Benthall and Polhemus (1975), Feer (1979), Heimann u. Spoerri (1957), Kietz (1956), Richter (1956), Rudert (1965), Schrenk (1959, 1964), Spoerri u. Heimann (1957), Ulrich (1979).

15 Auf die Fülle der Literatur zum Konversionsproblem, die sich mit dem rätselhaften „Sprung aus dem Seelischen in die somatische Innervation" (Freud VII, 382) befasst, kann hier nicht eingegangen werden.

16 Außer den genannten Autoren wären zu nennen: Bernard (1980), Coenen (1979), Douglas (1974), Klossowski (1979), zur Lippe (1982), Mauss (1975), Miller (1978), Kamper u. Wulf (1982). Rittner (1982), Sutherland (1977), Unschuld (1978) sowie weitere Beiträge aus den genannten Sammelbänden von Blacking (1977), Kamper u. Rittner (1976), sowie Kamper u. Wulf (1982). Coenen (1979a) beginnt seine umfangreiche Arbeit mit dem Satz: „Das Hauptthema dieses Buches ist die Relevanz der Leiblichkeit für das soziologische Denken." Auch die umgekehrte In-Beziehung-Setzung erfreut sich gegenwärtig größter Beachtung. Man kann geradezu von einem Boom der Literatur zu diesem Thema sprechen. „Das Interesse am Körper, das sich in den Sozialwissenschaften breit macht", folge dem „gesteigerten Interesse der Individuen am Körper" wie auch einem elementaren Bedürfnis nach Konkretheit, schreibt Rittner (1982). Nicht zufällig führt dieses Interesse zugleich zu einer intensiven Beschäftigung mit den modernen „Körpertherapien", wobei Anthropologie unversehens in „Anthropopoetik" (Wimmer 1982) übergeht, was in seinen Licht- und Schattenseiten näher zu untersuchen wäre.

17 Vgl. Kamper u. Rittner (1976), zur Lippe (1982) u.a.

18 Zur Entwicklung des Körperbewusstseins bzw. Leiberlebens beim Kind und beim Jugendlichen vgl. Ajuriaguerra (1971), Bruch (1981), Canestrari et al. (1980), Göppert (1965), Plügge (1970), Poeck u. Orgass (1964) u.a. Da der Begriff „Körperschema" sowohl von Neurologen (Head, Hécaen, Lhermitte usw.) als auch von Psychiatern und Psychoanalytikern (Schilder, Chasseguet-Smirgel) in zum Teil ganz unterschiedlicher Bedeutung verwendet wird (vgl. Anm. 9) und somit durch Äquivokationen fast unbrauchbar (überdies das

Headsche Konzept unabhängig davon fragwürdig) geworden ist, empfiehlt es sich, mit Poeck (1964, 1965) von der „Orientierung am eigenen Körper" zu sprechen.

19 Hier wäre an die Arbeiten von R. Spitz, M. Klein u.a. bis hin zu den neueren Narzissmustheorien zu erinnern.

20 Die Autismus-Literatur kann hier nicht in extenso angeführt werden. Wichtige Hinweise auf den Leibbezug autistischer Kinder sind nicht nur den klinisch-nosologischen, sondern vor allem auch den therapiezentrierten Arbeiten zu entnehmen (B. Rank u.a.).

21 Diese Verbindungslinien sind auch historisch nachweisbar. So ließen sich z.B. Freeman, Cameron und McGhie (1958) von therapeutischen Erfahrungen anregen, die B. Rank (1949) an und mit autistischen Kindern gemacht hatte (s.u.).

22 Zur Dysmorphophobie vgl. aus den letzten Jahren: Andreasen and Bardach (1977), Braddock (1982), Péruchon et al. (1981). Dort finden sich auch Hinweise auf die umfangreiche ältere Literatur. Die Dysmorphophobie ist ein nosologisch uneinheitliches Syndrom mit einer gewissen Lebensphasenspezifität. Im weiteren Verlauf stellt sich bei den Betroffenen aber doch recht häufig – mit unterschiedlichen Prozentzahlen je nach Probandenselektion (je nachdem, ob es sich um Patienten aus einer psychiatrischen Sprechstunde oder um Beratungsuchende bez. einer kosmetischen Operation handelt, unter Letzteren sehr viel häufiger bei nicht von einem Unfall Betroffenen) – eine Schizophrenie heraus.

23 Über die Veränderungen der Leibgefühle bei Schizophrenen gibt es ein umfangreiches Schrifttum (vgl. etwa die Dissertation, die in den zwanziger Jahren K. Schneider in Köln von Kopp (1929) darüber schreiben ließ bis hin zu den neueren Arbeiten aus der Schule von Huber (1971) über coenästhetische Schizophrenien und die Leib-Symptomatik in den Basisstadien (Meyer 1981)). Nach der Auffassung von Glatzel (1969) demaskieren die von ihm als „heteronom" bezeichneten und damit als sekundär aufgefassten Leibgefühlsstörungen einen tieferliegenden Verlust der Gliederung des Körperganzen, d.h. eine Störung der Verleiblichung in dem hier gemeinten Sinn.

Literatur

Ajuriaguerra J. de: Le corps: Le corps comme relation. Revue de psychologie pure et appliquée 21, 137-157 (1962).

Ajuriaguerra J. de, Angelergues R.: De la psychomotricité du corps dans la relation avec autrui. A propos de l'oeuvre de Henri Wallon. Evol. Psychiatr. 27, 13-25 (1962).

Ajuriaguerra J. de: L'enfant et son corps. Information psychiatrique 47(1971).

Andreasen N. C., Bardach J.: Dysmorphophobia: symptom or disease? Am. J. Psychiatry 134, 673-675 (1977).

Andreoli A.: Corps et psychose à travers les traitements de relaxation. Evol. Psychiatr. 41, 933-962 (1976).

Anzieu D.: „Le Moi-Peau". Nouvelle revue de psychoanalyse 9, 195-203 (1974).

Apel K. O.: Das Leibpriori der Erkenntnis. In: Gadamer H.-G., Vogler P. (Hrsg.): Neue Anthropologie, Bd. 7, S. 264-288, Stuttgart: Thieme 1975.

Argyle M.: Bodily communication. London: Methuen & Co. 1975; dt. Übers.: Körpersprache und Kommunikation (Innovative Psychotherapie u. Humanwissenschaften, Bd. 5). Paderborn: Juntermann 1979.

Baczko B.: Zum Problem der Leiblichkeit in der Anthropologie von Marx. In: Biemel W. (Hrsg.): Die Welt des Menschen – Die Welt der Philosophie. The Hague: Nijhoff 1976.

Battegay R.: Körperverfremdung als Grenzsituation. In: ders.: Grenzsituationen. Bern/Stuttgart/Wien: Huber 1981.

Benedetti G.: Der Geisteskranke als Mitmensch. Göttingen: Vandenhoeck & Ruprecht 1976.

Bernard M.: Der menschliche Körper und seine gesellschaftliche Bedeutung. Bad Homburg 1980.

Benthall J., Polhemus T. (eds.): The body as a medium of expression. London: Allen Lane 1975.

Berg J. H. van den: The human body and the significance of human movement. Philos. and phenomenol. Res. 13, 159-183 (1952/53), 1982.

Blacking J.: Towards an Anthropology of the Body. In: Blacking J. (ed.) p. 1-28 (1977).

Blacking J. (ed.): The Anthropology of the Body. London/New York/San Francisco: Academic Press 1977.

Blankenburg W.: Grundlagenprobleme der Psychopathologie. Nervenarzt 49, 140-146 (1978).

Blankenburg W.: Bewegungstherapie. In: Friessem D. H. (Hrsg.): Kritische Stichwörter zur Sozialpsychiatrie. München: Fink 1979, S. 228-237.

Blankenburg W.: Hysterie in anthropologischer Sicht (1.974) mit einem Nachtrag 1980. In: Bräutigam W. (Hrsg.): Medizinisch-psychologische Anthropologie, S. 49-371. Darmstadt: Wissenschaftliche Buchgesellschaft 1980.

Blankenburg W.: Die Befindlichhkeit des psychisch Kranken. In memoriam A. Derwort. Vortrag in der Psychiatrischen Klinik der Univ. Gießen am 6. 11. 1981.

Blankenburg W.: Der „Leidensdruck“ des Patienten in seiner Bedeutung für Psychotherapie und Psychopathologie. Nervenarzt 52, 535-543 (1981).

Blankenburg W.: Der Leib als Partner. In memoriam H. Ruffin. Vortrag in der Univ.-Nervenklinik in Freiburg i. Br. 1982.

Bourgeois Ph.: Les limites de l'image du corps dans l'anorexie mentale. L'Evolution Psychiatrique 38. 73-121 (1973).

Braddock L. E.: Dysmorphophobia in Adolescence: A Case Report. Brit. J. Psychiatr. 140, 199-201 (1982).

Bräutigam W.: Einleitung in: Bräutigam W. (Hrsg.): Medizinisch-psychologische Anthropologie. Darmstadt: Wissenschaftliche Buchgesellschaft 1980.

Bruch H.: Developmental considerations on anorexia nervosa and obesity. Can. J. Psychiatr. 26. 212-217 (1981).

Buvtendijk F. J. J.: The Body in Existential Philosophy and Psychiatry 2. 149-172 (1961).

Buytendijk F. J. J.: Prolegomena zu einer anthropologischen Physiologie. Salzburg: Müller 1967.

Cachard C.: Enveloppes de corps, membranes de rêves. Enveloppes et entourages: hypotheses psychosomatiques. Evol. Psychiatr. 46, 847-856 (1981).

Canestrari R., Magri M. T., Muscianesi-Picardi F.: L´image du corps chez l'adolescent. Neuropsychiatr. Enfance Adolesc. 28 (10-11), 511-519 (1980).

Chaney C. M., Kephart N. C.: Motoric aids to perceptual training. Colombus, Ohio 1968.

Christian P.: Zur Phänomenologie des leiblichen Daseins. Jb. Psychol. Psychother. 7, 1-15 (1960).

Christian P.: Medizinische und philosophische Anthropologie. In: Büchner F. (Hrsg.): Handbuch der Pathologie. Bd. 1, S. 232-278. Berlin/Heidelberg/New York: Springer 1963.

Chasseguet-Smirgel S.: Corps vécu et corps imaginaire dans les premiers travaux psychoanalytiques. Revue française de psychoanalyse 27. 255-270 (1963).

Chirpaz F.: Le Corps. Paris 1963.

Callieri B.: Quando vince l'ombra. Problemi di psicopatologica clinica. Roma: città nuova editrice 1982.

Coenen H.: Diesseits von subjektivem Sinn und kollektivem Zwang. Phänomenologische Soziologie im Feld des zwischenleiblichen Verhaltens. Diss. Tilburg 1979.

Dahmer H.: Libido und Gesellschaft. Frankfurt/M: Suhrkamp 1973.

Dreitzel H.-P.: Der Körper in der Gestalttherapie. In: Kamper D. u. Wulf Chr. (Hrsg.): Die Wiederkehr des Körpers. Frankfurt/M: Suhrkamp 1982.

Dührssen A.: The self and the body. Rev. of Met. 10, 28-34 (1956/57).

Ebtinger R., Ebtinger J.: Psychose im Kindesalter und das Spiegelstadium. Z. f. Kinder- und Jugendpsychiatrie 3. 3-16 (1975).

Eicke D.: Der Körper als Partner. Plädoyer für eine psychosomatische Krankheitslehre. München: Kindler 1973.

Engelhardt H. T.: Mind and Body. A Categorical Relation. The Hague: Nijhoff 1973.

Engelhardt K. E.: Patienten-zentrierte Medizin. Stuttgart: Enke 1977.

Feer H.: Nichtverbale Kommunikation und ihre Implikationen für die Psychiatrie. Confin. Psychiatr. 22. 1-19 (1979).

Federn P.: Ego psychology and the psychoses. New York: Basic Books 1955.
Feigl H.: Leib-Seele, kein Scheinproblem. In: Gadamer H.-G., Vogler P. (Hrsg.): Neue Anthropologie Bd. 5, S. 3-14, Stuttgart: Thieme 1973.
Feldmann H.: Hypochondrie. Berlin/Heidelberg/New York: Springer 1972.
Fisher S., Cleveland S. E.: Body Image and Personality. New York 1968.
Follin S.: Leib und Leiberleben bei Psychosen. Die Alteration des Körpererlebnisses bei Psychotikern. In: IMA (s. d.), S. 110-135 (1965).
Freeman Th., Cameron J. L., McGhie A.: Chronic Schizophrenia. Tavistock 1958.
Frostholm B.: Leib und Unbewusstes. Bonn: Bouvier 1978.
Frostig M.: Bewegungs-Erziehung. München 1975.
Gauthier J.-M.: La dépersonnalisation: son espace et la motricité. Evol. Psychiat. 46, 893-907 (1981).
Gebsattel V. E. v.: Prolegomena zu einer medizinischen Anthropologie. Berlin/Göttingen/Heidelberg: Springer 1954.
Glatzel J.: Leibgefühlsstörungen bei endogenen Psychosen. In: Huber G. (Hrsg.): Schizophrenie und Zyklothymie. Stuttgart: Thieme 1969.
Göppert H.: Leib und Leiberleben bei psychosomatischen Erkrankungen. In: IMA – International Medical Congress in Austria. Studiengruppe für Grundlagen und Grenzgebiete der Medizin (Hrsg.): Die Leiblichkeit des Menschen in einer Anthropologischen Medizin. S. 39-54. Obertraun: IMA.
Göppert H.: Leib und Leiberleben – Entwicklung und Prägung durch die Umwelt. In: IMA (s. d.), S. 66-74 (1965).
Graumann C. F.: Grundlagen einer Phänomenologie und Psychologie der Perspektivität. Berlin: de Gruyter 1960.
Grene M.: Mind and Brain. The Embodied. In: Spicker St. F., Engelhardt H. Tr. gr. (eds.): Philosophical Dimensions of Neuro-Medical Sciences. Lawrence/Mass.: Reidel 1976.
Hammer F.: Leib und Geschlecht. Bonn: Bouvier 1974.-
Hécaen H.: La notion de schéma corporel et les applications en Psychiatrie. Evol. Psychiat. II. 75-112 (1946).
Heimann H., Spoerri Th.: Das Ausdruckssyndrom der mimischen Desintegrierung bei chronischen Schizophrenen. Schweiz. med. Wschr. 87 (1957) 1126.
Hoffer W.: Die Entwicklung des Körper-Ichs. In: Overbeck G. u. A. (Hrsg.): Seelischer Konflikt – körperliches Leiden. Reinbek: Rowohlt 1978.
Huber G.: Die. „coenästhetische Schizophrenie“ als ein Prägnanztyp schizophrener Erkrankungen. Acta psychiat. scand. 47. 349-362 (1971).
Husserl E.: Husserliana Bd. IV. Nijhoff: Den Haag 1952.
IMA – International Medical Congress in Austria: Die Leiblichkeit des Menschen in einer anthropologischen Medizin. Obertraun/Österreich 1965.
Jung. R.: Neurophysiologie und Psychiatrie. In: Kisker K. P. et al. (Hrsg.): Psychiatrie der Gegenwart Bd. 1/1. Berlin/Heidelberg/New York: Springer 1979.
Kamper D., Rittner V. (Hrsg.): Zur Geschichte des Körpers. München/Wien: 1976.
Kamper D., Wulf Ch. (Hrsg.): Die Wiederkehr des Körpers. Frankfurt/M.: Suhrkamp 1982.

Kaulbach F.: Leib, Körper. In: Ricker G., Gründer K.-F. (Hrsg.). Historisches Wörterbuch der Philosophie. Bd. 5. Basel: Schwabe 1980.
Kietz G.: Der Ausdrucksgehalt des menschlichen Ganges. Leipzig 1956.
Kirchhoff R.: Ausdruckspsychologie. In: Handbuch der Psychologie Bd. 5. Göttingen: Hogrefe 1965.
Klotz-Wiesenhütter M.: Selbstfindung über den Leib. Funktionelle Entspannung als tiefenpsychologisch fundiertes Verfahren. Stuttgart: Hippokrates 1982.
Kopp P.: Über die Leibempfindungen der Schizophrenen. Inaug. Diss. Köln 1929.
Kunz H.: Die Frage nach der Natur des Menschen. Psyche 17, 685-703 (1963).
Kütemeyer W.: Die Leiblichkeit des Menschen in der „Anthropologischen Medizin". In: IMA (s. d.), S. 75-94 (1965).
Lacan J.: Ecrits. Paris: Edit. du Seuil 1966.
Lang H.: Geschichtlichkeit des Daseins oder Entwicklung des Soma? In: A. Kraus (Hrsg.): Leib, Geist, Geschichte. Brennpunkte anthropologischer Psychiatrie. Heidelberg: Hüthig 1978, 121-138.
Lechler, L.: Gesund ist, wer noch krank werden kann. In: Rein H. (Hrsg.): Dienstgespräche. Stuttgart/Berlin: Kreuz 1976, S. 63-94.
Lhermitte J.: L'image de notre corps. Paris 1939.
Lorscheid B.: Das Leibphänomen. Schelers Wesensontologie des Leiblichen. Bonn: Bouvier 1962.
Mall G.: Das Gesicht des Seelisch-Kranken. Konstanz: Schnetztor 1967.
Maier W.: Das Problem der Leiblichkeit bei Jean-Paul Sartre und Maurice Merleau-Ponty. Tübingen: Niemeyer 1964.
Malevae. C.: La déstructuration de l'image du corps dans les névroses et les psychoses. I. Evol. psychiatr. 45, (1980), 91-130.
Marcel G.: Etre et avoir. Paris: Aubier1955.
Marcel G.: Leibliche Begegnung. In: Kraus A. (Hrsg.): Leib, Geist, Geschichte: Brennpunkte anthropologischer Psychiatrie: Heidelberg: Hüthig 1978.
McAninch M.: Body image as related to perceptual-cognitive motor disabilities. In: Hellmuth J. (ed.): Learning Orders, vol. II. Seattle, Washington 1966, p. 138-170.
Merleau-Ponty M.: Phénoménologie de la perception. Paris: Gallimard 1945; dt.: Phänomenologie der Wahrnehmung. Berlin: de Gruyter 1965.
Merleau-Ponty M.: La structure du comportement. Paris: Gallimard 1942; dt.: Die Struktur des Verhaltens, übers. u. eingel. von B. Waldenfels. Berlin: de Gruyter 1978.
Métraux A.: Zur Erfahrung des Leibes. In: Métraux A., Graumann C. F. (Hrsg.): Versuche über Erfahrung, S. 51-68. Bern/Stuttgart/Wien: Huber 1975.
Métraux A.: Leiblichkeit und Fremdwahrnehmung. In: A. Kraus (Hrsg.): Leib, Geist, Geschichte. Brennpunkte einer anthropologischen Psychiatrie. Heidelberg: Hüthig 1978.
Meyer H.: Zur Klinik und Psychopharmakotherapie coenästhetischer und anderer sog. larvierter endogener Psychosen. Vortrag beim Symposion „Neuere Ansätze in der Therapie endogener Psychosen" in Köln am 11. 12. 1981.
Miller R. S.: The Social Construction and Reconstruction of Physiological Events. In: Denzin N. K. (ed.): Studies in Symbolic Interaction. Greenwich, Conn.: Jay Press vol. 1, pp. 181-204 (1978).

Pankow G.: Sexe et image du corps dans la psychose. Evol. Psychiat. 41. 919-931 (1976).
Pankow G.: Das Körperbild in der hysterischen Psychose. Z. f. Klin. Psychiat. Psychother. 24, 232-250 (1976).
Péruchon M., Destruhaut J., Léger J.-M.: De l'angoisse de dysmorphie (Compréhension dynamique de la dysmorphophobie en fonction de la représentation de soi). Evol. psychiatr. 46. 909-928 (1981).
Petzold H.: Psychotherapie und Körperdynamik. Verfahren psycho-physischer Bewegungs- und Körpertherapie. Paderborn: Junfermann 1974.
Petzold H.: Die neuen Körpertherapien. Paderborn: Junfermann 1977.
Peursen C. A. van: The Concept of the body in transcendental phenomenology and in modern biology. In: Analecta Husserliana, Vol. I, 131-151 (ed. T. Tymieniecka). Dordrecht: Reidel 1970.
Poeck K.: Über die Entwicklung des Körperschemas. Untersuchungen an gesunden, blinden und amputierten Kindern. Fortschr. Neurol. Psychiat. 32, 538-555 (1964).
Poeck K., Orgass B.: Die Entwicklung des Körperschemas bei Kindern im Alter von 4 bis 10 Jahren. Neuropsychologica 2, 109-130 (1964).
Plessner H.: Conditio humana. Pfullingen: Neske 1964.
Plügge H.: Wohlbefinden und Missbefinden. Tübingen: Niemeyer 1962.
Plügge H.: Der Mensch und sein Leib. Tübingen: Niemeyer 1967.
Plügge H.: Der Spielraum des Leibes. Salzburg: O. Müller 1970.
Podlech A.: Der Leib als Weise des In-der-Welt-Seins. Bonn: Bouvier 1965.
Portmann A.: Neue Wege der Biologie. München: Piper 1960.
Rank B.: Adaptation of the Psycho-Analytic Technique. For the Treatment of Young Children With Atypical Development. Am. J. Orthopsychiat. 19, 130-137 (1949).
Reenpää Y.: Über das Körper-Seele-Problem. In: Neue Anthropologie hrsg. von H.-G. Gadamer und P. Vogler. Bd. V. S. 14-50. Stuttgart: Thieme 1973.
Revers W. J.: Das Leibproblem in der Psychologie. In: Rocek R., Schatz O. (Hrsg.): Philosophische Anthropologie heute, 5. 130-141. München: Beck 1972.
Revers W. J.: Psychosomatische Einheit versus psychophysischer Dualismus. Hexagon Roche (Basel) 4, 11-17 (1976).
Richter H.: Zur Theorie und Phänomenologie der Ausdruckserscheinungen. Z. Psychol. 159 (1956).
Ricoeur P.: Phänomenologie der Leiblichkeit. In: IMA (s. d.) S. 1-13 (1965).
Ridder P.: Patient im Krankenhaus. Bd. 1. Die Trauer des Leibes. Stuttgart: Enke 1981.
Rittner V.: Krankheit und Gesundheit. Veränderungen der sozialen Wahrnehmung des Körpers. In: Kamper u. Wulf (s.d.) 1982.
Rudert J.: Vom Ausdruck der Sprechstimme. In: Handbuch der Psychologie Bd. 5. Göttingen: Hogrefe 1965.
Rosolato G.: Recension du corps. Nouvelle revue de psychoanalyse 3. 5-28 (1971).
Ruffin H.: Leiblichkeit und Hypochondrie. Nervenarzt 30, 195-203 (1959).
Ryave A. L., Schenkein J. N.: Notes on the Art of Walking. In: Methodical Bases of Interaction.

Sami Ali S.: Le corps et ses métamorphoses. Contributions à l'étude de la dépersonnalisation. Revue française de psychoanalyse 25. 333-377 (1961).
Sami Ali S.: Corps réel et corps imaginaire. Paris: Dunod-Bordas 1977.
Sartre J.-P.: Le corps. In: L'être et le néant. Paris: Gallimard 1943.
Schäfer, M. L.: Der hypochondrische Wahn. Ein Beitrag zur Phänomenologie abnormer Leiberlebnisse. Seminar-Vortrag in Marburg/L. 1981.
Schäfer M. L.: Phenomenology and hypochondria. In: A. J. J. de Koning, F. A. Jenner (eds.): Phenomenology and Psychiatry, pp. 217-244, London: Academic Press; New York/San Francisco: Grune & Stratton 1982.
Scharfetter Chr., Benedetti G.: Leiborientierte Therapie schizophrener Ich-Störungen. Schw. Arch. Neurol. Neurochir. Psychiat. 123. 239-255 (1978).
Scharfetter Chr.: Leiborientierte Therapie schizophrener Ich-Störungen. In: Helmchen H. et al. (Hg.): Psychotherapie in der Psychiatrie. Berlin/Heidelberg/New York: Springer 1982.
Scheler M.: Gesammelte Werke. Bern: Francke 1954ff.
Schilder P.: Das Körperschema. Berlin 1923; Frankfurt/M.: Suhrkamp 1975.
Schipperges H.: Am Leitfaden des Leibes. Zur Anthropologie und Therapeutik Friedrich Nietzsches. Stuttgart 1975.
Schipperges H.: Kosmos Anthropos. Entwürfe zur Philosophie des Leibes. Stuttgart: Klett-Cotta 1981a.
Schipperges H.: Idee und Wirklichkeit des Leibes im abendländischen Denken. In: Rössner H. (Hrsg.): Reproduktion des Menschen. Beiträge zu einer interdisziplinären Anthropologie, S. 143-173, Frankfurt M./Berlin/Wien: Ullstein 1981b.
Schmitt R.: On knowing one's own body. In: Tymieniecka A.-T. (ed.) Analecta Husserliana 1, 152-169 (1971).
Schmitz H.: Der Leib. Bonn: Grundmann 1965.
Schmitz H.: Die Person. System der Philosophie. Bd. IV. Bonn: Bouvier/Grundmann 1980.
Schmitz H.: Die Aufhebung der Gegenwart. Bonn: Bouvier/Grundmann 1980b.
Schrenk M.: Gehen und Stehen. Ein anthropologischer Beitrag zur Psychopathologie. Jb. Psychol. Psychother. 6. 328 (1959).
Schrenk M.: Gestalt und Symbol des menschlichen Leibes. Horizont 7, 110-128 (1964).
Selvini M.-P.: Contribution à la psychopathologie du vécu corporel. Evol. Psychiatr. 32. 141-171 (1967).
Siewerth G.: Der Mensch und sein Leib. Einsiedeln 1952.
Spicker S. F. (Ed.): The Philosophy of the Body. Rejections of Cartesian Dualism. Chicago 1970.
Spoerri Th., Heimann H.: Ausdruckssyndrome Schizophrener. Nervenarzt 28 (1957).
Straus E.: Vom Sinn der Sinne. Berlin/Göttingen/Heidelberg: Springer 1956.
Straus E: Psychologie der menschlichen Welt. Gesammelte Schriften. Berlin/Göttingen/Heidelberg: Springer 1960.
Sutherland A.: The Body as a Social Symbol Among the Tom. In: Blacking J. (Ed.): Anthropology of the Body. New York, 1977.
Tatossian A.: Phénoménologie des psychoses. Paris/New York/Barcelona/Mailand: Masson 1979.

Trillat E., Sabourin-Sivadon D.: Le corps en psychiatrie. Paris: Masson 1973.
Ulrich G.: Über den Zusammenhang videoanalytisch gewonnener Masse des non-verbalen Verhaltens mit selbsteingeschätzter Befindlichkeit. Schw. Arch. Neurol. Neurochir. Psychiatr. 125. 349-35 (1979).
Waelhens A. de: La Phénoménologie de Corps. Revue Philosophique de Louvain 48 (1950), S. 395; ders.: Une philosophie de l'ambiguité. Louvain 1951.
Waldenfels B.: Das Problem der Leiblichkeit bei Merleau-Ponty. In: ders.: Der Spielraum des Verhaltens. Frankfurt/M.: Suhrkamp 1980.
Wapner S., Werner H. (eds.): The body percept. New York: Random House 1965.
Warsitz P.: Der Körper als Signifikant. Zum Zweifel an der Einheitserfahrung im Anschluss an D. Wyss und J. Lacan. Vortrag im Rahmen des Seminars „Der Leib in der Psychiatrie" von W. Blankenburg in Marburg am 23.6. 1981.
Weizsäcker, V. v.: Der Gestaltkreis. Stuttgart: Thieme 3. Aufl., 1947.
Wienau R.: Krankheitskonzept und Körperkonzept. In: Kamper u. Wulf (Hrsg.) s.d. 1982.
Wigersma P. H.: Psychomotorik, Körperschema und Körpererleben. In: Eggert D., Kinhard E. J.: Die Bedeutung der Motorik für die Entwicklung normaler und behinderter Kinder. Schorndorf 1973, S. 98-120.
Wimmer M.: Der gesprochene Körper. Zur Authentizität von Körpererfahrungen in Körpertherapien. In: Kamper u. Wulf (Hrsg.) s. d. 1982.
Wulf Chr: Körper und Tod. In: Kamper u. Wulf (Hrsg.) s. d. 1982.
Wyrsch J.: Über die Intuition bei der Erkennung des Schizophrenen. In: ders.: Psychiatrie als offene Wissenschaft. Bern: Francke 1969.
Wyss D.: Beziehung und Gestalt. Göttingen: Vandenhoek & Ruprecht 1973.
Wyss D.: Die anthropologisch-existentialontologische Psychologie und ihre Auswirkungen insbesondere auf die Psychiatrie und Psychotherapie. In: Psychologie des 20. Jahrhunderts, Bd. 1, hrsg. von H. Balmer, S. 460-569, Kindler 1976.
Zaner R. M.: The Problem of Embodiment. Some contributions to a phenomenology of the body. Den Haag: Nijhoff 1964.
Zutt J.: Über die verstehende Anthropologie, Versuch einer anthropologischen Grundlegung der psychiatrischen Erfahrung. In: Psychiatrie der Gegenwart, Bd. 1/2, S. 763-852. Berlin/Göttingen/Heidelberg: Springer 1963a.
Zutt J.: Auf dem Weg zu einer anthropologischen Psychiatrie. Berlin/Göttingen/Heidelberg: Springer 1963b.

Futur-II-Perspektive in ihrer Bedeutung für die Erschließung der Lebensgeschichte des Patienten

„Futur-II-Perspektive"[1] – ein ungewöhnlicher Begriff. Was ist damit gemeint? Die grammatikalische Figur „es-wird-gewesen-sein" ist hinreichend bekannt. Wir bringen mit ihr zum Ausdruck, was jetzt zukünftig ist, in der Zukunft aber einmal gewesen sein wird. Warum beschäftigen wir uns damit? Die Bewegung, die wir innerlich vollziehen, wenn wir diese grammatikalische Form verwenden, ist die eines Vorausspringens – um alsdann wieder zurückzuspringen (evtl. bis in die Gegenwart). Auf diesen zweiten Akt kommt es uns an. Seine Intentionalitätsrichtung weist nicht in der geläufigen Weise aus der Vergangenheit (oder Gegenwart) in die Zukunft. Wir sind vielmehr gehalten, von der imaginierten Zukunft her den Weg zurück bis zur Gegenwart und über sie hinweg in die Vergangenheit einzuschlagen. Veränderungen der Perspektiven sind dabei unvermeidlich. Das erleichtert eine Befreiung aus den Befangenheiten der Gegenwart, zugleich ein Abstandnehmen von der Übermacht der Vergangenheit; denn auch diese muss *suspendiert* werden. Auch sie erscheint in einem neuen Licht, wenn sie nicht von der Gegenwart her, zu der sie sich verdichtet hat, sondern aus der fiktiven Zukunft angeschaut wird, die ganz offenkundig von ihr allein her nicht vorausberechenbar ist; wogegen wir hinsichtlich der Gegenwart (infolge gelebter und erlebter Kontinuität) viel eher – von Ausnahmesituationen abgesehen – der Illusion unterliegen, sie sei die unmittelbare, bruchlose Fortsetzung und Konsequenz der Vergangenheit.

Mit einer Umkehr der gewöhnlichen Zeitperspektive (Frank 1939, Lewin 1940) haben wir es allerdings auch schon bei einer Rückschau aus der Gegenwart in die Vergangenheit zu tun. Aber bei ihr unterliegen wir stärker den Gewohnheiten einer Sicht, die von den Vorurteilen der Innen-Außen-Perspektive geprägt ist. Hiernach ist die innere Lebensgeschichte des Menschen dasjenige, was er aus der Vergangenheit mitbringt. Das jeweils Auf-ihn-zu-Kommende, Zu-Integrierende, wird als ein wenigstens zunächst Äußeres, als ein Nicht-Ich konzipiert, das erst sekundär – als etwas Hinzukommendes – in die „eigene" Entwicklung, die mit dem „Ich" identifiziert wird, hineingenommen und ihr einverleibt werden muss. Daraus ergibt sich, dass wir gewöhnlich

– ohne weitere Reflexion – unser Ich als „so *gewordenes*“ mit der eigenen Vergangenheit identifizieren, wogegen wir das Auf-uns-zu-Kommende als ein dem Ich Äußeres, d.h. Fremdes, empfinden. Es bedarf schon eines „Sprunges nach vorn“ und von dort wieder zurück in die Gegenwart und Vergangenheit, um zu gewahren (bzw. in der Therapie gewahr werden zu lassen), dass das Ich oder „Selbst“ des Menschen nicht nur aus seiner Vergangenheit her „da“ ist, sondern dass es ebenso aus der Zukunft auf ihn zukommt, das heißt, dass es nicht weniger aus seiner jeweiligen Zukunft ihm *zu*wächst, als es aus seiner Vergangenheit *hervor*wächst.

Die gewöhnliche biographische Sicht deckt sich dagegen weitgehend mit der Perspektive des Alltagsbewusstseins unserer Kultur. Die hier vertretene Gleichwertigkeit der „Genese“ des Selbst aus der Zukunft mit derjenigen aus der Vergangenheit verlangt nicht nur eine Veränderung der theoretischen Perspektive. Sie impliziert auch eine solche der *vor*theoretischen Welt- und Selbsterfahrung.

Welches Übergewicht in unseren Augen gewöhnlich der Vergangenheit für die „Genese“ – d.h. für die „Konstitution“ eines menschlichen Selbst zugemessen wird, geht schon aus der hier ins Spiel gebrachten Doppeldeutigkeit des Wortes „Genese“ hervor. Für die „Konstitution“ von etwas wird gewöhnlich dem „Gewordensein“ aus der Vergangenheit so sehr die größere Bedeutung zugemessen, dass das, was aus der Zukunft auf den Menschen zukommt, entweder als etwas *Zuträgliches*, mehr oder weniger leicht (in das vorbestehende Ich) Einzuverleibendes gilt oder als etwas zu vernachlässigendes Akzidentelles, *oder* aber als etwas *Widriges*, das nach Möglichkeit zu bewältigen, wenn nicht zu beseitigen ist. Die eigenständige, „konstitutive“ Potenz des auf den Menschen jeweils Zukommenden wird demgegenüber zumeist vernachlässigt.

„Futur-II-Perspektive“ meint also nicht nur Psychiatrie und Psychotherapie aus dem Blickwinkel der *Antizipation*, wie dies der französische Psychiater Sutter (1984) zu einem zentralen Thema seiner Forschungen gemacht hat. Antizipation und Zukunftsbezogenheit (Bergius 1957, Finke 1964, Janzarik 1965, 1988) – ob nun kurzfristig im Sinne einer „Protention“ (Husserl 1929) bzw. „Prolepsis“ (v. Weizsäcker 1986) oder langfristig, wie sie hier in Betracht kommt – sind zwar wichtige, lange vernachlässigte Themen. In unserem Zusammenhang kommt es aber ebenso sehr auf das Zurückspringen aus der Zukunft in die Vergangenheit an. Zu dieser Vergangenheit gehört dann *auch* die *Gegenwart*.

Wie bereits betont, wird die Zeitlichkeit einer menschlichen Biographie gewöhnlich unter dem Aspekt ihrer „Genese“ betrachtet. Genese meint dabei die Herleitung des Gegenwärtigen aus dem Vergangenen; dies entsprechend dem geläufigen zeitlichen Verständnis des Ursache-Wirkungs-Zusammenhanges. Dagegen gibt es seit Kierkegaard die These: „Entgegen dem biologischen Verlauf wächst die Seele“, wie dies K. Jaspers lapidar zusammenfasste. Damit ist etwas anderes im Blick. Wir sind aufgefordert, unsere Vorstellungen von Genese – wie wir sie nicht nur in der Medizin, sondern auch aus der Entwicklungspsychologie her kennen – neu zu überdenken.

Die Frage nach der Genese – unter der wir zumeist ein nicht nur zeitliches, sondern auch kausales Hervorwachsen aus der Vergangenheit verstehen – prägt unser ganzes medizinisches Denken wie kaum etwas anderes. Vertieft werden kann sie in Richtung auf das Problem der „Chronogenese“ (vgl. Kuhn, S. 58ff.). Wir suchen dann mit Freud (IV/305, VIII/374, X/286, XV/80f) den Weg zurück aus der geschichtlichen Zeit in die „Zeitlosigkeit“ des Unbewussten. Aber es geht uns hier nicht allein um eine Vertiefung, sondern um eine *Relativierung* des *genetischen* Denkens. Verfolgen wir doch mit ihm nur *eine* Dimension („Ekstase“ i. S. von Heidegger[2]) der Zeitlichkeit. Die Gegenwart – und erst recht die Zukunft – stellt sich in dieser Blickrichtung lediglich als ein Resultat, als ein Produkt der Vergangenheit dar. Sie imponiert als eine *Wirkung* zurückliegender Ursachen. Wir machen uns gewöhnlich nicht klar, in welch starkem Maße unser Denken von diesem „Ursache-Wirkungs-Schema“ geprägt wird, auch da, wo wir heute – vorsichtiger geworden – statt von „*der* Ursache“ nurmehr von „Bedingungen“ oder sogar nur noch von „Risikofaktoren“ sprechen. Dies gilt nicht nur für die *Pathogenese* in den somatischen Disziplinen, sondern auch für Psychiatrie und Psychotherapie. Die Psychoanalyse kann geradezu als *die* große Lehrmeisterin genetischen Verstehens gelten (vgl. Bräutigam und Lang in diesem Band). Sie hat zu einer neuen Würdigung der Kindheit, insbesondere der frühen Kindheit, des Menschen geführt. Es genügt, auf die kleine Schrift „Erinnern, Wiederholen und Durcharbeiten“ von Freud (1915) zu verweisen. Die Psychoanalyse repräsentiert *die* große Kunst einer Aufarbeitung der Vergangenheit, verbunden mit der Erwartung, durch Vergangenheitsbewältigung „eigentlichere“ Zukunft zu erschließen. Niemand wird die Bedeutung dieses Zurückfragens nach dem „Woher“ in Zweifel ziehen wollen. Es hat zu überraschenden Einsichten geführt. Aber bei manchen Analysen bekommt man den Eindruck, dass von den erhellenden Einsichten der Analytiker mehr profitiert als der Analysand. Hinzu kommt, dass die *Prognosen*, die aus einer sorgfältigen Durchforschung der Vergangenheit abgeleitet werden, nicht selten in die Irre gehen. Es ist fraglich, ob dies allein daher rührt, dass wir die ausschlaggebenden Faktoren nicht genau genug kennen, oder ob nicht auch eine Rolle spielt, dass wir den Vergangenheitsdeterminanten zu viel, dem aus der Zukunft auf den Menschen Zukommenden aber zu wenig an Einfluss zutrauen.

Dass uns die Psychoanalyse durch „Erinnern, Wiederholen, Durcharbeiten" zu einer „Freiheit *von* ..." zu verhelfen vermag (d.h. von Determinanten, die seitens der Vergangenheit den Menschen in seinen Freiheitsspielräumen einengen und seine Wahrnehmungs-, Erlebnis- und Handlungsfähigkeit einschränken), ist einsichtig. Solche Faktoren sollen durch Aufarbeitung, Bewusstwerden, Noch-einmal-Durcherleben ihre einschränkende Macht verlieren. Das bedeutet aber nicht notwendig, dass der Patient dadurch auch schon frei wird *„für"* seine Zukunft. Diese Erwartung erfüllt sich zwar oft, aber nicht immer. Das zeigen nicht nur Analysen, die – entgegen den Absichten des Therapeuten – eher zu einer Fixierung an die Vergangenheit führen als zu einer Befreiung von ihr, sondern auch Irrtümer der psychiatrisch-psychotherapeutischen Prognostik.

Es ist wertvoll, immer wieder Katamnesen zu verfolgen und sich dabei zu vergegenwärtigen, wie sehr der tatsächliche biographische Ablauf den früher gestellten Prognosen widersprechen kann. Wenn man unvoreingenommen sich Lebensverläufe über weite Strecken vergegenwärtigt, sieht man, dass es häufig ganz andere Faktoren waren, die eine Wendung in der Krankengeschichte herbeiführten: Faktoren, die auch aus einer psychodynamischen Sicht heraus keineswegs immer voraussehbar oder gar vorausberechenbar waren.

Das bekannteste Beispiel hierfür ist die Kranken- und Lebensgeschichte der Anna O.[3], die nach der berühmt gewordenen Behandlung durch Breuer keineswegs genas, vielmehr zunächst noch einmal mit zeitweise psychotischer Symptomatik im Sanatorium Kreuzlingen vom Vater L. Binswangers therapiert, nur partiell gebessert entlassen, dann noch dreimal in einem österreichischen Sanatorium hospitalisiert wurde, bis sie dann ab 1888 als eine erstaunlich stabilisierte Persönlichkeit – Berta Pappenheim – in Frankfurt auftauchte und dort bis in die Zeit des Nationalsozialismus hinein sozialpädagogisch eine beachtliche Rolle spielte. Offenbar waren es andere Lebensfaktoren und nicht so sehr die Therapie, was letztlich zur Besserung führte. Derartige Erfahrungen sollten eigentlich nicht überraschen. Aber jeder, der mit medizinischem Denken vertraut ist, weiß, wie sehr dieses Denken auf die genetische Sicht fixiert ist. Auch der praktische Arzt fragt – seit Hippokrates' Zeiten – als erstes nach der Genese einer Störung, weit weniger dagegen nach aus der Vergangenheit nicht ableitbaren Faktoren, die zu einer Gesundung beitragen können.

Für Beseitigungs- oder Substitutionsstrategien ist diese Perspektive fraglos die geeignete, nicht aber zur Entdeckung von Möglichkeiten einer kreativen Umwandlung oder Neuorientierung (im Sinne eines Wechsels des Bezugsrahmens).

Generell kann man von einer Überbewertung der Vergangenheitsperspektive durch den Arzt sprechen. Er interessiert sich vornehmlich dafür, wie das, was vorliegt, entstanden ist. Das überkommene kausale Denken verleitet dazu, alles, was ist oder was sein wird, als „Bewirktes", als „Produkt", „Folge", „Resultat" von Vorausgegangenem anzusehen. Selbst wenn wir, wie bereits gesagt, heute statt von „Ursachen" nurmehr von „Bedingungen" sprechen, unter denen etwas zustande kommt, wird doch in jedem Fall das Zustandegekommene als durch zeitlich weiter *Zurück*liegendes „bedingt" betrachtet.

Dazu gehört auch die immer noch weit verbreitete Ansicht, die lebensgeschichtliche Entwicklung des Menschen stelle ein „Produkt" von Anlage (Genom) und Umweltfaktoren dar. Zweifellos gibt es – fasst man diese beiden Begriffe weit genug – nichts anderes als Anlage und Umwelt, worauf sich das, was wir als die „Biographie einer Persönlichkeit" kennen, aufbaut und „zurück"führen ließe. Nicht zufällig verwenden wir oft ganz automatisch statt des Wortes „Erklären" das Wort „*Zurück*führen auf …". Aber ein solches Zurückführen reicht schon nicht aus, wenn wir Kochsalz auf Natrium und Chlor (aus denen es zweifellos besteht) „zurück"führen: Die *Eigenart* von Kochsalz lässt sich niemals auch nur annähernd befriedigend aus der Eigenart von Natrium und Chlor ableiten. „Aus" beidem ist etwas Neues – aus Bedingtem ist selbst wiederum Bedingendes – geworden. Diesem Umschlag gilt es, genauer nachzugehen. Das Gewordene hat sich relativ verselbständigt. Weit mehr als beim Kochsalz ist dies bei der menschlichen Person der Fall. Es liegt nahe, hierfür die Emergenztheorie heranzuziehen. Ganz allgemein kann man formulieren: *Ein „Entstandensein aus …" ist keine hinreichende Grundlage, um daraus das Wesen einer Sache (oder gar eines Menschen) herzuleiten oder zu verstehen.*

Überdies müssen wir uns klarmachen, dass die Umwelt den Menschen keineswegs in der gleichen Weise „bestimmt" wie das, was er selbst aus seiner eigenen Vergangenheit her mitbringt.

Was von der Umwelt her auf den Menschen „zukommt", was ihm „zu-stößt" oder „zu-fällt" (der „Zu-fall"), *ist* in gewisser Hinsicht seine „Zukunft". Es hat nicht den gleichen Notwendigkeitscharakter wie das, woraus er sich „von innen her" entwickelt. – Ein Diktum wie: Was der Mensch aus dem, was ihm zustößt, „mache", hänge ganz und gar von dem ab, was er aus seiner Vergangenheit her mitbringe, unterschätzt die konstitutive (in den ersten Stadien der Entwicklung sogar stark prägende) Macht desjenigen, was auf den Menschen aus der Außenwelt zukommt. Straus sprach schon 1930 von einem „Zwang zur Sinnentnahme".

Als These sei postuliert: Sosehr sich Naturvorgänge (mit Ausnahme der großen Evolutionsschritte) auf jeweils Vorhergehendes zurückführen lassen – *das menschliche Ich entfaltet sich nicht minder aus dem Zukünftigen*. Zwar nehmen wir zumeist an, dass es sich aus der Vergangenheit heraus entwickelt und dann gleichsam „von außen", von einem „Ereignis" (einem „life event") bzw. von einem Schicksalsschlag – etwa einer das ganze Leben verändernden Krankheit „getroffen" wird. Aber wenn man nach vielen Jahren zurückblickt, kann dieses Ereignis kaum mehr als ein „von außen" her einwirkendes, als eines, das das „Ich" von außen getroffen hat, gelten; es zeigt sich dann vielmehr als in die Geschichtlichkeit seiner Biographie „einverleibt" – als in sie *hinein*verwoben. Das heißt: Es „wirkt" nicht nur im Sinne eines Beeinflussungsfaktors von außen, sondern wird zu einem nicht mehr wegzudenkenden Wesensbestandteil dieses Menschen. Das „Geschehnis" wurde zu einem „Erlebnis" und als solches zu einem integrierenden Bestandteil („Er*eignis*") seiner Biographie.

Wer oder was „integriert" hier wen oder was? Es gibt die Auffassung, es sei das menschliche „Ich", das die jeweils „von außen kommenden" Lebensereignisse mehr oder weniger integriere bzw. assimiliere (Piaget 1975). Aber überschätzt man dabei nicht die Gestaltungskraft eines menschlichen Ich? Was zu assimilieren ist, ist keineswegs nur (mehr oder weniger willfähriges) Material für bedeutungsverleihende Akte. Es hat vielmehr seine eigene Prägekraft. Am deutlichsten wird dies bei der Begegnung mit einem anderen Menschen.

Beim erwachsenen Menschen wird man freilich (im Hinblick auf das, was von seiner Um- und Mitwelt ausgeht) weniger von einem „Prägen" als von einem (im Wortsinn verstandenen) „Provozieren" sprechen können. Dieses Provozieren ist aber nicht nur in einem dynamischen Sinn (d.h. im Sinne von Nietzsches „Was mich nicht umbringt, macht mich stärker") zu verstehen, sondern auch als ein qualifizierendes und richtungweisendes Moment.

Die „provokative Potenz" eines Lebensereignisses kann den Betroffenen stimulieren, sich in einer bestimmten Richtung zu entfalten (Vorformen davon gibt es bereits auf somatischem Feld). Nicht zuletzt erhebt die Psychotherapie selbst den Anspruch, beim Patienten nicht so sehr etwas nach einem linear verstandenen Ursache-Wirkungs-Prinzip zu bewirken als vielmehr etwas zu provozieren. Das gilt nicht nur für analytische Deutungen, sondern auch für manches verhaltenstherapeutische Vorgehen. Neben lerntheoretisch fundierten bzw. konditionierenden Verfahren, für die dies nicht gilt, gibt es die paradoxen Interventionen, die ausgesprochen provokativen Charakter tragen und von daher zu verstehen sind (vgl. Blankenburg 1989; dort auch Hinweise auf die umfangreiche Literatur).

Diese Verfahren sind im Gegensatz zu den die Vergangenheit aufbereitenden analytischen Vorgehensweisen ausgesprochen zukunftsorientiert; sie lösen schockartig aus Verhaftungen in der Vergangenheit. (Im therapieunabhängigen Lebenslauf können Konfrontationen mit dem Tode einen ähnlichen Effekt haben.) Ein Faktor neben anderen ist dabei das Durchbrechen des Erwartungshorizontes, d.h. der Erwartung, das Leben werde in dem gewohnten konstitutiven Stil seinen Fortgang nehmen. Es geht um einen Rahmenshift – nicht durch ein reflexives In-Frage-Stellen (wie im Verlauf einer Analyse), sondern durch ein radikales Ad-absurdum-Führen der bisher gültigen Rahmenbedingungen, also um die Provokation eines „Context-shifts" (O' Hanlon & Wilk 1986).

Dass Verstöße gegen altbewährte Regeln (vgl. Blankenburg 1988c), dass das Unerwartete, die Regel Durchbrechende, gelegentlich einmal weiterführen kann (und damit auch *mehr* Zukunft eröffnen kann) als ein Festhalten an einem noch so gut fundierten und vielfach bewährten methodischen Vorgehen, mitunter auch eine festgefahrene Therapie wieder in Bewegung zu versetzen (ja, der Biographie eine von Grund auf veränderte Richtung zu geben) vermag, ist eine wichtige Erfahrung, die wahrscheinlich jeder Arzt schon einmal gemacht – wenn auch vielleicht nicht genügend beachtet – hat. Darauf einen Akzent gelegt zu haben, gehörte unter anderem zum Ertrag der 1986 veranstalteten Tagung zum Thema „Der Einzelfall und die Regel" (Bochnik u. Mitarb. 1988).

Dass die Zukunft etwas nicht Berechenbares ist, kann als Trivialität gelten. Was in einem solchen Fall verändernd in das Schicksal eingreift, pflegen wir als „*Zufall*" zu bezeichnen. Das bedeutet, dass auch das, was am Ende herauskommt, als etwas sehr Zufälliges anzusehen wäre. Wenn man diesen Gedankengang konsequent weiterverfolgt, erscheint jede menschliche Existenz, jede menschliche Lebensgeschichte, als etwas erschreckend Zufälliges, und es mutet wie ein großes Wunder an, dass sich letztlich eben doch so etwas wie eine ganzheitliche Gestalt, die wir „Biographie" nennen, darbietet.

Ein Vergleich der Lebensgeschichte des Einzelnen mit der *Geschichte im Großen* kann hilfreich sein. Verwiesen sei auf das Buch von Demandt (1984) „Ungeschehene Geschichte". Schon bei Tolstoi[4] findet sich eine lange Passage über die Bedeutung des Zufalls in der Weltgeschichte, die nichtsdestoweniger eine innere Gesetzmäßigkeit zu haben scheint, obwohl sie nicht selten von den ganz kleinen, lächerlichen Zufällen des Alltags entscheidend mitbestimmt wird. Es ist schwer, darüber nicht in eine „Kammerdienerperspektive"[5] hineinzugeraten. Dass etwa ein banaler Infekt Napoleons die Schlacht bei Waterloo entschieden haben soll oder Adolf Hitler nur „per Zufall" am 8.11.1938 den Bürgerbräukeller etwas früher als sonst verließ und dadurch der Zeitzünderbombe im Rednerpult nicht zum Opfer fiel – kaum auszudenken, wie die deutsche Geschichte weiterverlaufen wäre –, ist nicht leicht akzeptabel; diese und ähnliche Beispiele, wie sie sich in großer Zahl finden lassen, kränken unser Bedürfnis nach einer übergeordneten Sinngesetzlichkeit. Es ist schwer, sich vorzustellen, dass nicht etwa große, übergreifende Gesetzmäßigkeiten das Rad der Weltgeschichte bewegen, sondern kleine, banale Ereignisse.

Ein Gleiches gilt für die Biographie: Wenn man ein ganzes Leben überschaut, „fügt" sich vieles zusammen, derart, dass Zweifel aufkommen, ob wir es bei ihr tatsächlich nur mit einem rein „zufällig" zustande gekommenen Gebilde (einem Produkt aus zufälliger Anlage und zufälliger Umwelt) zu tun haben oder mit einem aus der Vergangenheit her „wirkenden" Daseinsentwurf, der gleichsam von der Vorgeschichte eines Menschen her seinen Lebenslauf steuert – beides erweist sich bei einer kritischen Betrachtung von Lebensverläufen als nur begrenzt überzeugend.

Auch gegenüber dem einzelnen Menschen geraten wir nur allzu leicht in eine „Kammerdienerperspektive" hinein, wenn wir das, was ihm begegnet, als reinen „Zufall" interpretieren. Fast automatisch pflegt damit eine Geringschätzigkeit verbunden zu sein. Das „Zustoßende" (lat. „accidens") wird für uns zum bloß „Akzidentellen" = Beiläufigen, Unwesentlichen. Wir tendieren dahin, es – insbesondere wissenschaftlich – nicht ernst zu nehmen. Wenn man aber ernst nimmt, dass das, was daraus erwächst, mitunter doch etwas Neues, Einmaliges und zudem auf einer anderen ontologischen Ebene Beheimatetes sein kann, wird man für die menschliche Biographie eine andersartige Konstitutionsebene (bzw. Strukturierungsebene) postulieren. Aus diesem Grund forderte Straus (1930) eine – gegenüber Naturwissenschaften, Psychologie, Soziologie usw. abzugrenzende – *historiologische* Betrachtungsweise.

Ich meine, dass die genetisch-deterministische Sicht eine zwar wichtige, unumgängliche, aber nicht die einzige ist. Bräutigam hat ihr 1962 eine „präsentisch-offene" gegenübergestellt. Die Einbeziehung der Zukunftsdimension sollte nach alldem kein abstraktes Postulat bleiben. Die Frage lautet vielmehr: Auf welche Weise kann es in der Therapie gelingen, über die (durch die verschiedenen Methoden ermöglichte) Aufarbeitung der Vergangenheit hinaus *Zukunft zu eröffnen*?

Vor einiger Zeit interviewte Hertz aus Jerusalem auf einer unserer Stationen zwei magersüchtige Patientinnen. Ohne unser spezielles diesbezügliches Interesse zu kennen, fragte er sie unter anderem, wie denn wohl ihre Zukunft in etwa 5 Jahren aussehen werde und wie sie von dort her ihre jetzige Situation beurteilen würden. Er wollte sich offenkundig nicht nur in die Perspektiven dieser Patientinnen hineinversetzen, sondern ihnen damit zugleich in therapeutischer Absicht eine neue Perspektivenbeweglichkeit vermitteln. Dies ist genau das, was hier als „Futur-II-Perspektive" anvisiert wird. Es kommt darauf an, im rechten Moment anklingen zu lassen: Wie könnte das, was hier und jetzt geschieht – dieser Satz oder diese Handlung, diese Entscheidung von heute oder gestern – im Lichte der Rückerinnerung nach 5 oder 10 oder 20 Jahren sich ausnehmen? Es geht nicht nur um die Frage: „Wozu könnte dies oder jenes gut (oder ungut) gewesen sein?" – eine Frage, die schon für sich allein wertvoll genug ist –, sondern darüber hinaus darum: Welches Bild ergibt sich überhaupt später einmal von *dem*, was hier und jetzt geschieht?

Aus dieser Perspektive heraus – das habe ich immer wieder erlebt – kann beim Patienten etwas geschehen, was auf anderem Wege entweder nicht oder doch erst sehr viel später erreichbar ist. Es wurde bereits in anderem Zusammenhang (Blankenburg 1989 a, b)[6] über Wirkfaktoren provokativer (z.B. paradoxer) Vorgehensweisen und über kreative Potenzen stimulierende Therapiemöglichkeiten diskutiert. Sie können als ausgesprochen zukunftsbezogene Methoden angesehen werden.

Das Problem der Intervention des Therapeuten – wobei ich auch an die paradoxe Intervention denke, aber nicht nur –, das Heraustreten des Therapeuten aus der Spiegelfunktion, die der Analytiker einnimmt, in die Rolle desjenigen, der dem Patienten etwas zumutet, vielleicht ihm etwas „verschreibt“, jedenfalls etwas ihm „antut“, was für den hier und jetzt befindlichen Patienten „*Zufügung*“ bedeutet, erscheint unter diesen Gesichtspunkten in einem neuen Licht.

Die Kunst, solche Momente herbeizuführen, in denen es gelingt, den Patienten in seine Zukunft vor- und von dort her wieder zurückspringen zu lassen, kann für das, was in einer Psychotherapie faktisch geschieht (bzw. was aus ihr resultiert), entscheidend sein. Wir bedienen uns hierzu in unserer Klinik seit einiger Zeit (Therapeutin M. Egger) des Psychodramas. Dort ist seit längerem als psychodramatische Technik die „Zukunftsprobe“ oder „Zukunftsprojektion“ geläufig. Statt dass der Protagonist Szenen aus der Vergangenheit (z.B. seiner Kindheit) spielt, wird er aufgefordert, antizipatorisch sein Leben vorwegzunehmen, wie es 10 Jahre später aussehen mag, wobei dann zugleich ein „Rückblick“ auf die gegenwärtige Therapie und ihren Stellenwert für die dazwischen liegenden Jahre eingeschaltet werden kann. Die Wirkung ist mitunter verblüffend. Ein solches Vorgehen ergänzt ganz wesentlich die sonst vorherrschende Aufarbeitung der Vergangenheit. Nicht mit den anderen, schlichteren – z.B. „social skills“ trainierenden – Methoden des Rollenspiels zu verwechseln, kann es innerhalb der Therapie wichtige Schrittmacher-Funktionen übernehmen, indem es lebensgeschichtlich notwendige Neuorientierungen anregt und die dazu erforderliche Rahmen-Shifts provoziert.

Ein Hauptdesiderat der gegenwärtigen Psychotherapie ist es – komplementär zur analytischen Aufarbeitung der Vergangenheit –, Therapiemethoden zu entwickeln, die nicht nur „Freiheit *von* …“, sondern „Freiheit *für* …“ vermitteln. Öffnung für die Zukunft ebenso wie die Frage nach der Zeitigung des Daseins in unterschiedlichen Lebenssituationen gehören zu den unabdingbaren Aufgaben einer anthropologisch orientierten Psychotherapie.

Diese Gedanken führen – im Hinblick auf die Zeitigung des Daseins – dahin, die einseitige Konzeption von *Abwehrmechanismen* als ausschließlich vergangenheitsorientierten Determinanten (s. o. S. 3f.) in Frage zu stellen. Im Zuge der Fortentwicklung der klassischen Theorie der zehn Abwehrmechanismen, wie sie Anna Freud (1936) systematisierte, haben Vaillant (1980) und Vaillant u. Mitarb. (1984) sieben weitere „reife“ Abwehrformen, d.h. zusätzlich zu den psychotischen, unreifen und neurotischen Abwehrformen noch fünf weitere „reife“ Abwehrmechanismen beschrieben – eigentlich müsste man sagen: Abwehrleistungen –, von denen man fragen kann: inwiefern handelt es sich dabei überhaupt noch um bloße „Abwehr", bzw. „Abwehrmechanismen", inwieweit sind damit nicht bereits mehr oder weniger kreative Möglichkeiten der *Bewältigung* im Blick?

Unter diesen Abwehrformen findet sich bei Vaillant (1980) an 17. Stelle die der „*Antizipation*" als eine (zu den Selbstheilungsstrategien gehörige) Möglichkeit der Erschließung und Vorwegnahme von Zukunft. Als Motto bietet sich an: „Sei allem Abschied voran, als wäre er hinter dir ..." (Rilke)[7]; eine wichtige Möglichkeit der Immunisierung gegen die Frustrationen des Lebens, bei der aber die „Schleife zurück", wie es Weiß (1987) – die Intentionen des Autors (Blankenburg 1984) aufnehmend – genannt hat, zu kurz kommt.

Wie ist „Antizipation" zu provozieren? Derart, dass ein Patient nicht nur den Therapeuten „vorspringen" lässt, sondern selbst „vorzuspringen" lernt, um aus diesem Vorspringen heraus sein Leben neu in die Hand zu bekommen. Dieses Problem muss in der Psychotherapie praktisch bewältigt werden: Ein Verständnis für die – der Vergangenheit-Zukunfts-Perspektive entgegengesetzte zeitliche Entfaltungsrichtung des Daseins gilt es zu provozieren.

Heidegger (1927) unterschied eine vorspringende von einer einspringenden Fürsorge. Wohin soll „vorgesprungen" werden? In das „eigenste Seinkönnen" des Patienten, in seine „eigensten Möglichkeiten" (wie es bei Heidegger heißt)? Gewöhnlich wird das Möglichsein als eine „*Voraussetzung*" des Wirklichen (d.h. des Wirklich-*Gewordenen*) angesehen und somit in die Vergangenheit lokalisiert. Hier ist dagegen die Möglichkeit als aufgegebene, erst noch zu verwirklichende, im Blick.

Die Sicht der Biographie, auf die bereits kurz hingewiesen wurde, nämlich die Sicht der Biographie aus dem Blickwinkel der Grabrede oder aus der Rückschau am Ende eines Lebens kurz vor dem Tode – diese Sicht der Biographie bildet ein wertvolles Korrektiv derjenigen, die in der Biographie lediglich etwas genetisch Ableitbares sieht. Sehr vieles im Leben bekommt aus dieser Perspektive einen anderen Stellenwert, als es seinerzeit zu haben schien.

Das Wichtigste, die eigentliche These dieser Ausführungen ist, dass die Biographie eines Menschen sich nicht hinreichend genetisch ableiten lässt, auch nicht aus einem „Daseinsentwurf", der, auf einen nicht näher bestimmten „Anfang" verweisend, sich aus der Vergangenheit heraus entfalten – oder ausfalten – soll. Das menschliche Ich oder Selbst (in unserer Studie wurde beides nicht differenziert) kommt zu einem guten Teil – jedenfalls nicht weniger als aus der Vergangenheit – *aus der Zukunft* her auf sich zu. Man wird sich eingestehen müssen, dass der

„Zu-fall“ *mehr* ist als nur „*Material*“ für ein gestaltendes Ich. Andernfalls müsste man auch von vornherein jede menschliche Begegnung entwerten. Menschliche Freiheit wäre gar nicht möglich, wenn das relativ Determinierende aus der eigenen Vergangenheit (genetischer Code wie auch prägende Erlebnisse) und das relative Determiniertwerden durch Ereignisse, die aus der nicht vorrausberechenbaren Zukunft auf den Menschen zukommen, sich nicht wechselseitig, wo nicht *aufheben*, so doch in ihrer Penetranz wenigstens abschwächen würden. Damit ist ein Geschehen angesprochen, das jeden rein kausalgenetischen Ansatz in der Biographieforschung relativiert. Das therapeutische Arbeiten in und mit der „Futur-II-Perspektive“ versucht daraus die Konsequenzen zu ziehen.

Anmerkungen

1 Den Begriff „Futur-II-Perspektive" verwendete der Autor erstmals in dem 1983 gehaltenen Vortrag „Biographie und Krankheit" (Blankenburg 1984), um mit seiner Hilfe eine bestimmte Perspektive und zugleich Provokation von Geschichtlichkeit im Dasein (zum Zweck eines biographisch-hermeneutischen und psychotherapeutischen Zugangs zum Patienten, letztlich zu einem Menschen überhaupt) zu illustrieren. Tölle und Wefelmeyer (1987) griffen diesen Terminus auf, verwendeten ihn jedoch in einem gänzlich anderen Sinn. Sie verstehen unter „Futur-II"-Perspektive die Abgeschlossenheit und den Endgültigkeitscharakter, mit dem Melancholiker die Zukunft – wenn sie überhaupt noch eine solche in Betracht ziehen – erleben. Eine solche Verwendung des Begriffs akzentuiert gerade das, was (neben der Kompliziertheit der Konstruktion) dazu führt, dass in der Alltagssprache die grammatikalische Form des „Futur-II" wenig gebräuchlich ist. Der Nichtdepressive lebt in eine für ihn „offene" Zukunft hinein, die niemals voll und ganz einholbar ist (Müller-Suur 1978). Verständlicherweise wehrt sich etwas im Menschen gegen eine unmittelbare Verbindung von Zukunft und Vergangenheit. Dies gilt jedoch nur für das vordergründige Alltagsbewusstsein. Im real gelebten Leben des Gesunden ist beides ständig aufeinander bezogen und ineinander verfugt; nicht so bei vielen psychisch Kranken, die das aufweisen, was v. Gebsattel und E. Straus als „Werdenshemmung" bezeichneten. Die Futur-II-Perspektive, wie wir sie hier verstehen, versucht gerade dieser Stagnation, die in geringerer Form auch das Leben Gesunder prägen kann, durch eine Steigerung der Beweglichkeit und Bewusstheit der Zeitigung des Daseins entgegenzuwirken.

2 Diesen eigentümlichen Ausdruck („Ekstasen") verwendet Heidegger (1927), um (in Abhebung von dem geläufigen Schema „Vergangenheit-Gegenwart-Zukunft") die ursprüngliche Dimensionalität der Zeitlichkeit zu charakterisieren. Es galt die Aufmerksamkeit darauf zu lenken, dass es sich nicht um das Worinnen in einer vorgegebenen zeitlichen Ordnung handelt, sondern um das lebendige Geschehen der Zeitigung des Daseins als Prozess. (Zur Frage nach dem Sinn und der Berechtigung, an die Stelle des Substantivs „Zeit" die Substantivierung des transitiven Verbs „zeitigen" zu setzen, vgl. Blankenburg 1989).

3 Vgl. Freeman 1973, Hirschmüller 1978, Mattke 1982; dank der freundlichen Genehmigung W. Binswangers (Nachlassverwaltung des Binswangerschen Sanatoriums „Bellevue") konnte der Verf. die Krankengeschichte der dort behandelten Patientin Berta Pappenheim (al. „Anna O.") einsehen.

4 Vgl. „Krieg und Frieden" von L Tolstoi.

5 Hegel Bd. 3:489; 12:48.

6 Vgl. Blankenburg 1989c; dort findet sich auch ein Überblick (mit Literaturzusammenstellung) über *„paradoxes" Vorgehen* in Psychiatrie und Psychotherapie.

7 Rilke I:759. Bei Heidegger (1927:264) begegnet uns diese Antizipation als das „Vorlaufen in die unbezügliche Möglichkeit"; dieses zwinge das „Dasein" in die „Möglichkeit, sein eigenstes Sein von ihm selbst her zu übernehmen", d.h. in die Möglichkeit eines „existenziellen Vorwegnehmens des ganzen Daseins".

Literatur

Bauer, G.: Geschichtlichkeit. Wege und Irrwege eines Begriffs. Duncker u. Humblot, Berlin 1964.

Bergius, R.: Formen des Zukunftserlebens. Barth, München 1957.

Bertaux, D.: Biography and Society. Sage, Beverly Hills 1981.

Binswanger, L: Geschehnis und Erlebnis. In: Vorträge und Aufsätze, Bd. II. Francke, Berlin 1955.

Binswanger, L.: Wahn. Neske, Pfullingen 1965.

Blankenburg, W.: Der Verlust der natürlichen Selbstverständlichkeit. Enke, Stuttgart 1971.

Blankenburg, W.: Biographie und Krankheit. In: Medicus Oecologicus. Ima, Wien 1984 (Wiederabdruck in: Bühler, K.-E. (Hrsg.) 1986 (s.d.)).

Blankenburg, W.: Zur Geschichtlichkeit von Lebensgeschichte und Krankengeschichte. In: Bühler, K.-E., H. Weiß: Kommunikation und Perspektivität. Königshausen u. Neumann, Würzburg 1985.

Blankenburg, W.: Anthropologische Konzeptionen in der gegenwärtigen Psychiatrie. In: Lungershausen, E., R. J. Wirkowski: Zur Lage der Psychiatrie – Erreichtes und Erreichbares. Schattauer, Stuttgart 1988a.

Blankenburg, W.: Das Problem der prämorbiden Persönlichkeit. In: Janzarik, W.: Persönlichkeit und Psychose. Enke, Stuttgart 1988b.

Blankenburg, W.: Die Individualität und allgemeiner Krankheitsbegriff. Zum Umgang mit der Biographie des Kranken. In: Bochnik, H. J., C. Gärtner-Huth, W. Richtberg: Der einzelne Fall und die Regel. Ärzteverlag, Köln 1988c.

Blankenburg, W.: Zum Problem der ‚Zeit' in ihrer Bedeutung für die Psychiatrie. Junfermann, Paderborn 1989.

Blankenburg, W.: Wirkprinzipien paradoxen Vorgehens in der Psychotherapie. In: Lang, H.: Wirkprinzipien in der Psychotherapie. Springer, Berlin 1989.

Bochnik, H. J., C. Gärtner-Huth, W. Richtberg (Hrsg.): Der einzelne Fall und die Regel. Ärzteverlag, Köln 1988.

Bühler, K.-E. (Hrsg.): Zeitlichkeit als psychologisches Prinzip. Grundlagen der Biographie-Forschung. Janus, Köln 1986.

Bräutigam, W.: Genetisch-deterministische und präsentisch-offene Einstellung in der Psychotherapie? Jb. Psychol. Psychother. 8 (1962) 262-274.

Ciompi, L.: Affektlogik. Klett-Cotta, Stuttgart 1982.

Demandt, A: Ungeschehene Geschichte. Vandenhoeck & Ruprecht 1984.

Finke, J.: Über die Zukunftsbezogenheit psychiatrischer Patienten. Confin. psychiat. 7 (1964) 47-84.

Frank, K. L: Time perspectives. J. soc. phil. 4 (1939) 293-312.

Freud, A: Das Ich und die Abwehrmechanismen (1936). Kindler, München (o.J.).

Freud, S.: Gesammelte Werke. Fischer, Frankfurt 1952.

v. Gebsattel, V. E.: Prolegomena einer anthropologischen Psychotherapie. Springer, Berlin 1965.

Hegel, G.W.F.: Werke in zwanzig Bänden. Suhrkamp, Frankfurt/M. 1970.

Heidegger, H.: Sein und Zeit. Niemeyer, Halle 1927.

Hirschmüller, A.: Physiologie und Psychoanalyse im Leben und Werk Josef Breuers. Huber, Bern 1978.

Husserl, E.: In Heidegger, M.: Zur Phänomenologie des inneren Zeitbewusstseins. Niemeyer, Halle 1929.

Janzarik, W.: Psychologie und Psychopathologie der Zukunftsbezogenheit. Arch. ges. Psychol. 117 (1965) 33-53.

Janzarik, W.: Strukturdynamische Grundlagen der Psychiatrie. Enke, Stuttgart 1988.

Kosellek, P., E. D. Stempel (Hrsg.): Erzählung Geschichte Ereignis. Fink, München 1973.

Kuhn, R.: Daseinsanalyse. In: Müller, C.: Lexikon der Psychiatrie, 2. Aufl. Springer. Berlin 1986.

Kunz, H.: Die anthropologische Betrachtungsweise in der Psychopathologie. Z. ges. Neurol. Psychiat. 172 (1941) 145-180.

Lang, H.: Zur Phänomenologie und Therapie der Herzphobie. Daseinsanalyse (1987) 13-26.

Lewin, K.: Kurt-Lewin-Gedenkausgabe, hrsg. von C.-F. Graumann, Bd. 4. Huber, Bern; Klett-Cotta, Stuttgart 1982.

Mettke, D. J.: „Der Fall Anna O.". Eine katamnestische Untersuchung mit zwei verschiedenen tiefenpsychologischen Methoden. Psychother. med. Psychol. 32 (1982) 9-13.

Müller-Suur, H.: Bedeutung (Wahrheitswert), Sinn (Erkenntniswert) und Problembezüge des Satzes: „Dieser Mensch wird in Kürze sterben." Med. Klin. 73 (1978) 807-812.

Nietzsche, F.: Sämtliche Werke, hrsg. von K. Schlechta. Hanser, München o. J.

O' Hanlon, B., J. Wilk: Shifting Contexts. Guilford Press, New York 1986.

Piaget, J.: Gesammelte Werke. Studienausgabe. Klett, Stuttgart 1975.

Rilke, R. M.: Sämtliche Werke. Bd. I. Insel, Frankfurt/M. 1968.

Roff, M., et al.: Life History Research in Psychopathology, vol. I-III. Minnesota Press, Minneapolis 1970-1974.

Scharfetter; C.: Allgemeine Psychopathologie, 2. Aufl. Thieme, Stuttgart 1985.

Spoerri, Th.: Die historische Betrachtung als Methode für die Psychiatrie. Bibl. psychiat. Neurol. (Basel) 100 (1957) 11-20.

Straus, E.: Geschehnis und Erlebnis. Springer, Berlin 1930 (Reprint 1980, hrsg. und eingeleitet von W. Bräutigam).

Sutter A.: L'anticipation. Presses Universitaires de France, Paris 1984.

Tatossian, A.: Phénoménologie des psychoses. Masson, Paris 1979.

Tölle, R., Th. Wefelmeyer: Wahn bei Melancholie. Nervenarzt 58 (1987) 327-339.

v. Uslar; D.: Die Zeitlichkeit des Psychischen. In: Bühler, K.-E. (Hrsg.) 1986.

Vaillant, G. E.: Adaptation to life. Little Brown, Boston 1977; dt. Übers.: Werdegänge. Rowohlt, Reinbek 1980.

Vaillant, G. E.: Introduction: A Brief History of Empirical Assessment of Defense Mechanisms. In Vaillant, G. E: Empirical Studies of Ego Mechanisms of defense. Amer. Psychiatric Press, Washington 1986.

Weiß, H.: Zur Zeitstruktur der Übertragung. Daseinsanalyse 4 (1987) 38-50.

v. Weizsäcker, V.: Der Gestaltkreis, 5. Aufl. Thieme, Stuttgart 1986.
Wyss, D.: Biographie als Sinngebung des Sinnlosen? Z. klin. Psychol. 21 (1984) 100-111.
Wyss, D.: Biographie: Zufall oder „Fügung"? Daseinsanalyse 4 (1987) 77-84.
Zacher, A.: Kategorien der Lebensgeschichte und ihre Bedeutung für die Psychotherapie. Springer, Berlin 1989.

Zeitigung des Daseins in psychiatrischer Sicht[1]

„Den Stillstand der Zeit habe ich als eines der quälendsten Symptome meiner Krankheit erfahren", schreibt Kuiper (1991:168), ein international bekannter Psychiater und Psychoanalytiker, im Rückblick auf die schwere wahnhafte Depression, die er selbst im Alter von 60 Jahren durchmachte. Es handelt sich um eine der eindrucksvollsten Selbstschilderungen eines psychisch kranken Menschen überhaupt; dazu von einem bedeutenden Mann des Faches.

„Bis jetzt habe ich die Zeit als Gegebenheit gesehen, nun erkenne ich das Wesen der Vergänglichkeit ... Für den Menschen hat die Zeit aber noch eine andere Dimension ...: ‚Was geschehen ist, kann man nicht ungeschehen machen.' ... Das eigentliche Wesen der Zeit ist untilgbare Schuld ..." (S. 155). Kuiper zitiert einen der ältesten Texte abendländischen Philosophierens, die Worte des Anaximander[2]: „Woher ein jedes kommt, dahin vergeht es auch, büßend für getanes Unrecht nach dem Gesetz der Zeit", hinzufügend: „und das ‚dahin vergeht es auch' ist ein Prozess, der mit schrecklicher Angst und unendlichem Schmerz verbunden ist ...". Daraus verstehen sich Worte wie: „Die Zeit wird mir zu einer erdrückenden Last" (157), „Die Strafe ist dem Versagen mitgegeben ..." (155) oder auch „Die Katastrophe, die sich vollzieht, ist zugleich Schicksal und Strafe" (167).

„Im gewissen Sinne ist ... Vergängnis selber Verhängnis", schreibt M. Theunissen; doch sieht er das Verhängnis mehr noch „im Gegenteil von Vergängnis", damit gegen die tradierte – einen Endlichkeit und Vergänglichkeit bloß negierenden Begriff von „Ewigkeit" beschwörende – Metaphysik opponierend. Zugleich wendet er sich damit gegen deren Interpretationen von „Zeit": und zwar sowohl

1. gegen die Zeit „im Schatten von Vergängnis" als auch

2. gegen die Zeit „im Schatten von Verhängnis". Das „Verhängnis" beruht nach seiner Auffassung nicht nur im Vergehen von allem, was ist, sondern ebenso im Gegenteil von Vergängnis: „Verhängnisvoll an den Dingen ist, daß sie bleiben, nicht so sehr, daß sie vergehen". Das erinnert an die Worte Morgensterns in einem der schönsten Herbstgedichte der deutschen Sprache: „Du weißt, daß just Vergänglichkeit das Schwert, womit der Geist der Zeit sich selber überwindet".[3] Ohne Vergänglichkeit würde der Mensch nicht etwa reine Seligkeit

genießen, sondern in öder, „schlechter Unendlichkeit" dahinvegetieren.

So ist denn auch für manche Depressive das „Bleiben" etwas noch Quälenderes als das Vergehen: „Ich kann niemals mehr ins Nichts versinken ...", klagt Kuiper, gerade davon aufs schmerzlichste berührt. Einer meiner depressiven Patienten wähnte sich als „Ahasver", als der „ewige Jude", der niemals sterben kann.[4] Er müsse „ewig zappeln"; für ihn gäbe es keinen Tod mehr, nicht einmal ein Suizid könne ihm mehr helfen. Nicht-leben-Können und Nicht-sterben-Können liegen in der Depression oft dicht beieinander; beides kann sogar miteinander verschmelzen.

Hier meldet sich allerdings die Notwendigkeit einer Differenzierung: Zu fragen ist, wodurch sich denn jenes beseligende „Nunc stans", das sich bei manchen Mystikern beschrieben findet, von diesem außerordentlich quälenden depressiven Auf-der-Stelle-Treten (= Nicht-von-der-Stelle-Rücken der Zeit) unterscheidet. Gerade der Kontrast zwischen beiden kann die besondere Qualität depressiven Erlebens verdeutlichen. Auch im Rahmen krankhaft bedingter Befindlichkeiten gibt es ein beseligendes „Stillstehen der Zeit". Bei Dostojewski[5] lesen wir: „Es gibt Augenblicke ... da bleibt die Zeit plötzlich stehen, und ist ewig", womit er auf eine in dieser Art freilich seltene Form einer (unmittelbar vor einem Grand-mal-Anfall vorkommenden) epileptischen Aura anspielt.

Wiederum mit einem ganz anderen „*Ver*-weilen"[6] der Zeit haben wir es in der „Langeweile"[7] zu tun. Der Depressive, für den die Zeit stillzustehen scheint, erlebt alles andere als Langeweile: „Zweieinhalb Minuten waren vergangen, während es nach meiner Schätzung eine Stunde hätte sein müssen." Später habe man ihm „öfter gesagt: ‚Du hast dich sicher gelangweilt.' Nein, ich habe mich absolut nicht gelangweilt. Wenn die Angst nur groß genug ist, dann langweilt man sich nicht". (Kuiper: 168) Im Hinblick auf das erwähnte „Nunc stans" – sei es des Mystikers, sei es eines Epileptikers – kann man hinzusetzen: Auch wenn die Seligkeit oder das „Glück" nur groß genug ist, langweilt man sich nicht. Die Langeweile ist nicht durch eine Kondensation, sondern durch eine Verarmung bzw. Entleerung des Erlebens gekennzeichnet.

Nicht zufällig endet das Buch von Kuiper mit den Sätzen: „Ich schaue auf meine Uhr. Die Zeit hat ihren vertrauten Gang wieder aufgenommen. Wenn ich zügig ausschreite, werde ich bestimmt früh genug da sein ..." Dieses Ausschreiten-Können in die Zukunft ist in der depressiven Phase nicht möglich.

Objektive und subjektive Zeit

Damit sind wir über die Frage nach dem Zeiterleben Depressiver unvermittelt auf das Problem des Bezugs zur *Zeit* bei psychisch Kranken überhaupt gestoßen. Zeitprobleme spielen in der Psychiatrie in verschiedener Weise eine Rolle – nicht nur bzgl. der Erlebniswelt der Betroffenen, sondern auch in der Außenperspektive der klinischen Beobachtung, z.B. in den krankheitsspezifischen Verlaufsstrukturen: Die Periodik der Verstimmungen ist für manisch-depressive Erkrankungen so charakteristisch, dass das Phasische des Verlaufs sowie das Vorkommen von Tagesschwankungen als ein Hauptkennzeichen dieser Erkrankungen gilt.[8] Die Chronobiologje bildet hier seit langem einen Schwerpunkt der Forschung. Pauleikoff (1987) meint sogar, das Rätsel des „Endogenen" der sog. „endogenen" Psychosen sei weitgehend gelöst, wenn man sie als „Zeitkrankheiten" auffasse. Psychotherapie und Sozialpsychiatrie – sowohl die Kurzzeitbehandlung lebensgeschichtlicher Krisen als auch die langfristige Betreuung chronisch Kranker (W. Fischer 5982, 1986) – werfen Probleme zeitlicher Strukturierung (z.B. des Coping) auf. Wichtige Hinweise kommen dabei aus der neueren Qualitativen Soziologie.[9] Im klinischen Alltag spielt der „Faktor Zeit" – in so verschiedenen Bereichen wie Bewegungstherapie, Verhaltenstherapie, analytischer Psychotherapie, Familientherapie, sozialpsychiatrischer Aufschlüsselung der Lebensgeschichte usw. – eine derart vielfältige Rolle, dass es auf den ersten Blick schwerfällt, die verschiedenen Modi und Bedeutungen, unter denen jeweils von „Zeit" gesprochen wird, auf einen gemeinsamen Nenner zu bringen. Dies gilt besonders im Hinblick auf die Relation zwischen den (aufgrund objektivierbaren Datenmaterials festgestellten) Zeitstrukturen und den Strukturen der Zeit *des* Erlebens, wobei ständig die Doppeldeutigkeit dieses „des" im Blick bleiben muss: Zeit wird erlebt, das Erleben ist wiederum selbst zeitlich oder gar „zeitigend".

Viele Psychosen gehen mit Veränderungen des Zeit*erlebens* einher. In der Depression kann sich dem Menschen (s.o.) der Zukunftsaspekt des Daseins gänzlich verschließen. Er tritt qualvoll auf der Stelle. Die Vergangenheit drängt sich ihm ausschließlich als Last und Belastung auf. In anderer Weise wandelt sich die Erlebniswelt in der *Manie*: Der manische Patient lebt und erlebt sich immer schon in der Erfüllung dessen, was er erwartet. „Alle Himmel sind offen", wie es Nietzsche in seiner hirnorganischen, anfangs maniform gefärbten Psychose erfuhr. Eklatante Veränderungen des Zeiterlebens gibt es insbesondere bei *to-*

xisch bedingten Psychosen (LSD, Meskalin, Scopolamin usw.) und bei einigen hirnlokalen Psychosyndromen. Die Zeit kann sich hier in bizarrer Weise dehnen oder komprimieren, zersplittern oder ineinander verschachteln. Manche Patienten betonen, dass das, was sie erleben, sprachlich nicht adäquat ausdrückbar sei. Häufiger noch ist das bei Schizophrenen der Fall. Bei ihnen kann das Erfahren von „Zeit" sich im Erleben derart kondensieren, sich von allen wahrnehmbaren Veränderungen derart ablösen, dass sie quasi selbst zu einem Erlebnis*inhalt* wird, wie dies F. Fischer (1929, 1930) beschrieb: „Kronos taucht gewissermaßen als leibhaftig-konkret umrissener Gegenstand in der Objektwelt auf." Minkowski, Straus und v. Gebsattel analysierten weniger offenkundige Zeit-Störungen bei Depressiven. Darüber hinaus gibt es eine Fülle psycho(patho)logischer Veränderungen des Zeiterlebens im Rahmen anderer – krankhafter wie auch *noch* als normal anzusehender – Zuständlichkeiten.

Die Bedeutung der Zeit in der Psychopathologie

Somit gehört das Problem der „Zeit" für die Psychopathologie – ebenso wie für die Philosophie[10] – zu den unabweisbaren und zugleich schwierigsten Problemen überhaupt. Es sei denn, man versteht unter „Zeit" allein die objektivierte Zeit, die sich mit Hilfe von Uhren messen lässt. Auch bezüglich dieser gibt es Probleme, wie wir aus der Relativitätstheorie wissen. Sie melden sich aber erst, wo die auf unsere Lebenswelt bezogene Gegenständlichkeit verlassen wird. Jene Zeit*messungen*, mit denen es Psychopathologie und Psychotherapie zu tun haben, bereiten hingegen kaum prinzipielle, sondern allenfalls technische Schwierigkeiten. Prinzipielle Probleme treten auf, wo es um die *Qualität* erlebter Zeit und deren Kommensurabilität mit der gemessenen Zeit geht. Sie bestehen jedoch nicht nur hinsichtlich des Verhältnisses zwischen messbarer und erlebter Zeit, sondern mehr noch hinsichtlich der (auf Bergson zurückgehenden) Unterscheidung zwischen *er*lebter und *ge*lebter Zeit.[11]

Messbare Zeit

Mit der *messbaren* Zeit und ihrer Einschätzung seitens verschiedener psychiatrischer Patientengruppen werden wir uns im Folgenden nicht befassen. Zeit bildet hier einen objektiven Maßstab; sei es nun, dass wir leistungspsycho(patho)logisch messen, in welcher Zeiteinheit welche

Leistungen erbracht werden können oder wieweit subjektive Zeitschätzungen mit der objektiv verstrichenen Zeit übereinstimmen (Kloos 1939, Payk 1980), wozu noch das Problem unbewusster Zeitschätzung (sog. „innere Uhr") kommt; sei es die Zeitmessung in der Chronobiologie, also das Problem der psychobiologischen Zeitgeber (Aschoff 1983), z.B. im Hinblick auf zirkadiane Rhythmen (Pflug 1987) oder im Hinblick auf die Abfolge manischer und depressiver Phasen im menschlichen Leben (vgl. Supprian 1988); ein Fragenkomplex, in dem Kategorien der Entwicklungsbiologie, -psychologie und einer am Leitfaden der Geschichtlichkeit menschlicher Lebensgeschichte orientierten Biographik[12] wie auch soziologisch relevanter Strukturierung des individuellen und gesellschaftlichen Lebens sich wechselseitig überschneiden.

Wir könnten den Zeitproblemen, wie sie sich in der Psychiatrie stellen, nicht gerecht werden, wenn wir uns *nur* mit der „objektiven", „erlebnistranseunten" Zeit befassen würden. Nach Aristoteles ist die Zeit die „Zahl" bzw. das Maß (*phys.* IV/223c) der Bewegung bzw. Veränderung, somit eine Objektivation des „Früher" und „Später" (vgl. dazu Rudolph 1988). Aber ist sie nichts anderes? Wäre Zeit ohne äußere Veränderung undenkbar? In dem berühmt gewordenen 11. Buch der *Confessiones* (Kap. 14ff.) legte Augustinus den Grundstein zur Entdeckung des *inneren* Zeitbewusstseins. Sie hält das abendländische Denken bis heute – über die Zeitanalysen Husserls, Schelers, Heideggers, die der Analytischen Philosophie (s. Bieri) usw. hinweg – in Atem.

Die Psychiatrie kann daran nicht vorbeigehen. Was wir von Patienten zu hören bekommen, sind in erster Linie Veränderungen ihres Erlebens. Es wäre sachfremd, wollten wir an Letztere ausschließlich den Maßstab der äußeren, messbaren Zeit anlegen. Das Erleben ist nicht allein der objektiven Zeit unterworfen. Als ein *zeitkonstituierendes* ist es vielmehr zugleich auch Quellpunkt subjektiver Zeit. Inwieweit die Konstitution von Zeit im Bewusstsein *Vorgegebenheitscharakter*, inwieweit *Entwurfscharakter*[13] trägt, ist bis heute umstritten. Zwar ist auch alles pathisch Erlebte von Letzterem mitgeprägt, doch ist ebenso alles scheinbar noch so Spontane im Menschen durchherrscht von einem basalen pathischen Ergriffensein. Eben dieses tritt in psychopathologischen Abwandlungen stärker hervor – Grund für einen Philosophen, der sich wie Theunissen der „negativen Methode" bedient, ihnen aufs genaueste nachzugehen. Aber können wir verallgemeinernd von einer „Herrschaft der Zeit" schlechthin sprechen – davon, dass die Zeit ausschließlich „über" uns herrscht, als ob sie etwas von uns Getrenntes wäre? Gibt es nicht Bereiche in uns, in denen wir selbst Zeit *sind*, wenn nicht gar selbst *zeitigend*? Sind nicht verschiedene Dimensionen im Verhältnis zwischen Mensch und Zeit zu unterscheiden? Es gibt offenbar sehr verschiedene Modi eines Verhältnisses zur Zeit – verschiedene Weisen, Zeit zu leben und zu erleben.

Gemessen am Maßstab der „objektiven" Zeit handelt es sich bei jedem Zeiterleben zwar um „*bloß*" subjektive Phänomene. Umgekehrt kann man aber fragen: Hätte jemals nach Möglichkeiten objektiver Zeitmessung gesucht werden können, wenn es kein Zeit-*Erleben*, wenn es keinen „*Entwurf*" für so etwas wie „Zeit" gäbe? Was für einen Objektivitätscharakter hat die „Zeit"? Verweist nicht jede Objekt-Zeit zurück auf eine Subjekt-Zeit? Entspricht dem Substantiv „Zeit" nicht ein letztlich nur verbal zu fassendes (subjektiv-objektives) Geschehen? Ob diese Fragen überhaupt zu beantworten sind, ist zu bezweifeln.

Heidegger prägte den Begriff „Zeitigung des Daseins". „Zeitigung" stellt eine sekundäre Nominalisierung des Verbs „zeitigen" dar. Im Wort *zeitigen*[14] wird das Substantiv „Zeit" verbalisiert. Mit welchem Recht? Es geht um den Rückstieg in eine ursprünglichere Erfahrungsdimension. Das, was wir gewöhnlich „die" Zeit nennen, stellt sich dann lediglich als Endprodukt eines allein verbal zu fassenden inneren, oft als „subjektiv" abgewerteten Geschehens dar. – In dem Ausdruck „zeitigen" ist die Zeit aber nicht nur verbalisiert, sondern zugleich auch „*transitiviert*". Wird doch „zeitigen" (mhd. zitigen = „reifen") als ein transitives Verb verwendet. Wir können fragen: „Wer oder was zeitigt wen oder was?" Nach Heidegger (1927:304) ist es die „Zeitlichkeit", die „sich in verschiedenen Möglichkeiten und in verschiedener Weise zeitigen" kann. Ist diese Anonymisierung gerechtfertigt? Ist die „Zeitlichkeit" – im Vergleich gesprochen – mehr als der „Wind", der in verschiedenen Richtungen und in verschiedener Weise wehen kann – so, dass man fragen kann: „Ist der Wind mehr und anderes als sein Wehen?", oder: „Wo bleibt der Wind, wenn er nicht weht?" Entscheidend sind in meinen Augen die Richtung und der Impetus des *Zurückfragens*.

Zeitigung und Timing

Aus dem Angloamerikanischen hat sich (in scharfem Kontrast zum Begriff einer Zeitigung des Daseins) der Begriff des „Timing" auch bei uns eingebürgert. Den beiden Ausdrücken „timing" und „Zeitigung" ist die Verbalisierung der Substantive „Time" bzw. „Zeit" gemeinsam. Dennoch weisen sie in entgegengesetzte Richtung: „Timing" instrumentalisiert die objektivierte Zeit, bringt eine aufs äußerste gesteigerte Rationalisierung von Zeit zum Ausdruck. Aus vergegenständlichter Zeit (Zeit-Gegenstand) wird Zeit-Bestand; Zeit-Bestand, mit dem wir manipulierend glauben umgehen zu können und zu müssen, mehr oder weniger – z.B. als „Frist" (Marquard 1988) – verfügbare Zeit.[15] Der Begriff „Zeitigung des Daseins" will dagegen einen Rückstieg hinter jede Vergegenständlichung oder gar Instrumentalisierung von Zeit provozieren. Trotz oder vielleicht gerade wegen der Gegenläufigkeit der in den Verbalisierungen „timing" bzw. „Zeitigung" zum Ausdruck kommenden Tendenzen lohnt es sich, das Verhältnis, in dem sie zueinander stehen, neu zu durchdenken.

Die Vielfalt von Zeit

Man wird m.E. dem Problem der „Zeit" nicht gerecht, wenn man sie zu früh – auf diese oder jene Weise – als ein einheitliches Phänomen zu fassen versucht. Was wir jeweils unter „Zeit" verstehen, ist unterschiedlicher Art. „χρόνος λέγεται πολλαχῶς", könnte man aristotelisch sagen. Janssen (1988) spricht „von der unvermeidlichen Pluralität der Rede von der Zeit" und „von der Irrelevanz der einen Zeit". Wir dürfen dem Problem nicht ausweichen: Ist, was wir als *die* „Zeit" bezeichnen, nicht am Ende eine Verdinglichung und Kontamination ganz unterschiedlicher Erfahrungsgehalte aus unterschiedlichen Erfahrungsquellen zu einer hochkomplexen *Ganzheit*, die auf eine vorprädikative, präreflexive originäre Erfahrung *zurück*verweist?

Theunissen (1991:276f.) stimmt dem Autor zu, wenn er schreibt: „die prinzipiellste Frage ist natürlich die ... nach Sinn und Recht des Redens von der Zeit". Sei es doch „the use of the substantive ‚time' which mystifies us" (Wittgenstein). „Infolge des Festhaltens am Substantiv ‚Zeit'" flössen vermutlich auch in seine eigenen „Untersuchungen unangemessene Vergegenständlichungen ein". Es dürfte jedoch kaum möglich sein, der Mystifikationsgefahr zu entgehen, ohne zugleich „die Einheit der Zeit preiszugeben". *Die* aber vorauszusetzen scheine ihm „unverzichtbar, weil andernfalls gerade auch die unterschiedlichen Formen von Zeiterfahrung nicht mehr als solche zu begreifen wären". Ist aber ein Ausgehen von der *einen* Zeit und der Rückbezug auf sie wirklich unumgänglich? Zumindest bedarf es vor aller Voraussetzung der „Einheit der Zeit" einer Untersuchung der sehr vielfältigen Modi von so etwas wie „Zeit" und der verschiedenartigen Bedeutungszuschreibungen, die wir in diesem Zusammenhang vornehmen. Theunissen

(276) meint, so richtig es sei, dass die temporalen Sachverhalte (i.S. von McTaggert) sich nicht aufeinander zurückführen ließen, so falsch wäre es zu übersehen, dass sie nur „Ordnungen" darstellten, „in denen die eine und selbe Zeit auf je andere Art zugänglich" werde. Der Begriff einer „Herrschaft" der Zeit betont eine für uns sehr wichtige Weise des Erlebens von Zeit, aber nicht die einzige. Die Reflexionen auf die verschiedenartigen Modi, in denen uns „Zeit" begegnet, scheinen mir noch bei weitem nicht ausgeschöpft. Sie auszuschöpfen ist aber gerade für eine Wissenschaft wie die Psychiatrie unerlässlich. Theunissen selbst ist ihnen (so z.B. in seiner Interpretation der Zeit-Analysen Sartres) in äußerst subtiler Weise nachgegangen.

Dem Ansatz des Autors, ‚Zeit' als *Produkt* der Substantivierung eines „originaliter nur verbal zu fassenden Geschehens" anzusehen, hält Theunissen (1991:277) entgegen, jede Konzeption einer ‚Zeitigung' (Zeitigung durch das menschliche Dasein wie auch Selbstzeitigung der Zeit) weise als eine sekundär verbalisierte Form auf das Substantiv ‚Zeit' – somit auf die *eine* Zeit – zurück. Von der Sprachentwicklung her gesehen, ist dies sicher richtig.[16] Aber auch von der Sache her? Das heißt: aus dem Blickwinkel phänomenologischer Analysen des Sich-Konstituierens von „Zeit" für uns, Analysen, bei denen „Zeit" und „Zeiterfahrung" aufs engste ineinander verfugt erscheinen? Ist, was wir als „Zeit" bezeichnen, nur eine Verdinglichung und Kontamination unterschiedlicher Erfahrungsgehalte aus unterschiedlichen Erfahrungsquellen zu einer hochkomplexen *Ganzheit*? Zu einer Ganzheit, die auf eine vorprädikative, originäre Erfahrung zurückverweist? Einen solchen Rückgang[17] hatte Husserl in seinen (von Heidegger herausgegebenen) Analysen zur Genesis des Zeitbewusstseins anzutreten versucht, auf die wir hier aber im Detail nicht eingehen können. Diese Analysen blieben zunächst auf so etwas wie eine „Aktualgenese" des Zeitbewusstseins beschränkt; die Geschichtlichkeit des Daseins kam dabei – methodologisch bedingt – zu kurz.

Die hier vertretene These geht dahin, dass in psychopathologischen Veränderungen unterschiedlicher Art und Genese eine *ursprünglichere* Zeit-Erfahrung aufbricht, die nur schwer oder gar nicht zu ‚domestizieren' ist.[18] Diese These, scheint mir, ist mit der Theunissens aufs engste verwandt. An welche psychopathologische Veränderungen ist dabei gedacht? Das möchten die nachfolgend referierten klinischen Erfahrungen ein wenig belegen.

Klinische Erfahrungen

In dem Seminar, das M. Theunissen 1975 in Heidelberg zusammen mit dem Verfasser veranstaltete, wurde der Versuch gemacht, phänomenologische Einsichten in die Psychopathologie der Zeit, zu denen die Aussagen Schizophrener führen, für ein Verständnis der Veränderungen, die bei endogen Depressiven begegnen, fruchtbar zu machen. Obwohl die Psychopathologie des Zeiterlebens bzw. der Zeitigung des Daseins ganz wesentlich am Krankheitsbild der endogenen Depression entwickelt wurde (v. Gebsattel 1928, 1939; E. Straus 1929/1960), ist es doch so, dass Depressive seltener als Schizophrene spontan etwas über ihr Zeiterleben äußern. Dies betonte bereits Minkowski (1933, 1978), der, an H. Bergson und P. Janet anknüpfend, die Bedeutung der *ge*lebten Zeit gegenüber derjenigen der *er*lebten Zeit herausstrich. Es gibt Schizophrene, die in der Lage sind, ihr Erleben differenzierter zu reflektieren als Depressive. Der stärkste Anstoß, sich mit der Psychopathologie der Zeit bei Schizophrenen zu beschäftigen, ging von F. Fischer (1929, 1930) aus. Er betonte als erster, dass für einige von ihnen die Zeit nicht mehr das natürliche Medium ist, in dem das Leben selbstverständlich sich abspielt, auch nicht die als solche kaum in Erscheinung tretende apriorische Anschauungsform des Erlebens, sondern ein ganz bestimmter *Inhalt.* Die Zeit ist für sie nicht mehr das selbstverständliche Worinnen alles seelischen Erlebens, nicht mehr die Geläufigkeit des Geläufigen wie im Dasein des gesunden Alltagsmenschen. Die „Zeit“ drängt sich vielmehr – das ist der Art und Weise zu entnehmen, wie sie oft in teils besonnenen, teils verworrenen oder gänzlich zerfahrenen Ausdrücken, Redewendungen und Formeln zur Sprache gebracht wird – in einer zuvor völlig unbekannten Weise von ihr selbst her auf. Das Bewusstsein kann sich dem „Zeitstrom“ nicht mehr schlicht anheimgeben, nicht mehr einfach dahinlebend in ihm aufgehen. Die Zeit verliert damit etwas von dem entweltlichten Charakter, den sie in ihrer Reduktion auf eine bloße „Form der Anschauung“ annimmt. Sie wird in einem umgrenzten Sinne zum „Inhalt“ einer neuen Art von Erfahrung (Blankenburg 1958), und zwar wird sie zumeist als ein *Leiden* erfahren; mitunter auch nicht als Leiden, sondern in einer sehr elitären Weise als etwas ganz Besonderes, Numinos-Erhabenes. Das Zeiterleben kann dann das Gepräge ekstatischer Beglückung annehmen. Häufiger ist es jedoch mit quälender Angst und zutiefst irritierenden Desintegrationsgefühlen verbunden. Der Desintegrationsangst entspricht die *Disparatheit* desjenigen, was als Zeit erfahren wird. So weckte zum Beispiel die

„unendlich vielgestaltet wie ineinandergeschachtelt" sich darbietende Zeit in einem schizophrenen Studenten die Vorstellung, dass sie nicht nur vor und hinter ihm liege, „sondern auch in anderen Richtungen" (Fischer 1929:567). – Besonders charakteristisch ist das Erlebnis der „stillstehenden Zeit". Es kann verknüpft sein mit dem „Gefühl, selber still zu stehen" (Fischer 1929:566; 1930:249). Minkowski sah darin den zentralen Punkt einer Veränderung des gelebten Lebens. Es hat bei Schizophrenen aber eine andere Qualität als bei Depressiven.

Vereinzelt meinen schizophrene Patienten, sie stellten den Zusammenhang zwischen den verschiedenen Zeitmodi selber her: „Die Zeit steht still; man schwankt sogar zwischen Vergangenheit und Zukunft ... Was ist mit der Zukunft? Man kann sie nicht erreichen" (Fischer 1929:560). Mit der Zukunft entzieht sich nicht selten auch die Gegenwart: „Gibt es denn eine Zukunft? Früher hat es für mich eine Zukunft gegeben, jetzt schrumpft sie immer mehr zusammen ... Es gibt auch keine Gegenwart mehr, sondern nur ein Zurückbezogensein" (Fischer I930:563). „Es zieht mich zurück, Ja, Wohin?, Da wo es herkommt, dorthin, wo es früher war. In die Vergangenheit geht es hinein" (S. 561). Kierkegaard sprach von einer „sympathetischen Antipathie"; ein Begriff, mit dem er das Wesen der Angst zu entschlüsseln suchte. Angesichts psychotischer Patienten erscheint dies besonders überzeugend. Ein Kranker, den F. Fischer beschrieb[19], sprach von einer „furchtbaren Erwartung", er könne in das Vergangene hineingezogen werden, oder das Vergangene könne über ihn kommen (S. 556). Die Vergangenheit wird hier direkt „aufdringlich"; sie zieht den Betroffenen „zurück". Ein Patient von mir lebte in der ständigen Angst vor einem leibhaftigen Regressus ad uterum; bei jeder kleinen Handbewegung einer Frau oder deren Nesteln am Schürzenband packte ihn panische Angst, er könne verschluckt werden oder durch die Scheide in deren Uterus zurückkehren. Ein hochbegabter Jurastudent fühlte sich beim Baden in der Badewanne als ein noch ungeborener Fötus „ganz rein" im Fruchtwasser schwebend. In diesem Sinne erleben sich manche Schizophrene, insbesondere Hebephrene, als „vorzeitlich" (Hüllemann, 1965).

Bei Fischer (1929:556) lesen wir: „Ich fühlte mich wie zurückversetzt, als ob etwas, das vergangen sei, gewissermaßen auf mich zukäme ... Mittendrin in der Zeit aus der Vergangenheit komme ich auf mich selbst zu." Dies schließt nicht aus, dass andererseits ein „Mangel an Kontinuität nach rückwärts" erlebt wird (Blankenburg 1971). Schon in meiner ersten daseinsanalytischen Studie (1958) beschrieb ich die Vertauschung der Zeitperspektiven bei einem alten Schizophrenen: Es entstand der Eindruck, die Zeit sei „bei ihm inhaltlich vom Vergangenen bestimmt, während die Vergangenheit in der Gegebenheitsweise des Zukünftigen" (1958:94) sich darstelle. Bei einem Kranken Fischers (1929:561) findet sich die Bemerkung, „die Zeit" (die des eigenen Lebens?) „schlupft in die Vergangenheit hinein".

Sehr häufig schwindet für Schizophrene die Grenze zwischen Zeit und Ewigkeit. Es ist aber in der Regel nicht die erfüllte Ewigkeit, wie sie Mystiker erleben („Wem Zeit ist wie Ewigkeit und Ewigkeit wie Zeit, der ist befreit von allem Streit", ein Leitspruch Jacob Böhmes), sondern eine entleerte, abgestorbene, „eine gefrorene Ewigkeit" (Fischer 1930:249). Demgegenüber gibt es bei nicht wenigen Schizophrenen die Sehnsucht nach der „richtigen Zeit" (Blankenburg, 1958:97ff., Fischer 1930:244). Diese Sehnsucht bezieht sich zunächst einmal auf die Zeit des unmittelbaren Erlebens, ist dann aber darüber hinaus oft auf die Rückgewinnung der Geschichtlichkeit der eigenen Lebensgeschichte ausgerichtet. – In gewisser Weise kann man sagen, dass es bei Schizophrenen vor allem die Zeit der Geschichtlichkeit der Lebensgeschichte ist, die sich ihnen entzieht. Für den Patienten Fischers (1929:561) ist die in die Vergangenheit hineinschlupfende Zeit „das Verschwenderische, daß keine Zeit da ist. Sie verflüchtigt sich". Die Zeit – Kronos – „frißt sich selbst auf" (Fischer 1929:564).

In der endogenen Depression kommt es dagegen zu einem ungeheuren Zeitstau. Die Zukunft verschließt sich. Der Kranke fühlt sich auf Gegenwart und Vergangenheit zurückgeworfen. Wenn eine depressive Kranke, die ich behandelte, von einem „Weggeh-Gefühl" spricht, dann ist das, was sie dabei erlebt, etwas anderes als das, was schizophrene Patienten erleben. Für das, was sich ihr entzieht, ist ein intensives, ja nur allzu intensives Bewusstsein vorhanden.

Binswanger hat in seinem Alterswerk *Manie und Melancholie* (1960) analysiert, wie sich der protentional-retentionale Zusammenhang, in den die Vergegenwärtigung eingebettet ist, in der melancholischen Retrospektion auflöst, dass der Vorgriff auf die Zukunft versagt und in die leeren Möglichkeiten des „Wenn ich" oder „Hätte ich" abirrt, d.h. sich auf die Vergangenheit zurückzieht, womit die „Zeitigung ihre Kontinuität verliert" (1960:27). V. E. v. Gebsattel sprach in Übereinstimmung mit E. Straus und E. Minkowski von einem Versinken des Zukunftshorizontes, wodurch dann das Gefühl einer „unentrinnbaren Determination durch die Vergangenheit" verständlich werde. Binswanger fasste dies in die Worte: „Je fester dem Depressiven die Zukunft verschlossen ist, desto stärker fühlt er sich durch das Vergangene überwältigt und gebunden“ (1960:40). „Stillstand der Werdezeit“, „Nichtweitergehen der inneren Zeit“ heißt es bei v. Gebsattel.

Das melancholische Leiden scheint gerade deswegen relativ selten als Leiden an der Zeit reflektiert zu werden, weil das Thema „Zeit“ nicht zu dem geläufigen „Brennmaterial“ gehört, das ein Depressiver, wie eine Patientin Tellenbachs sich ausdrückte, „in diesen Schmelzofen des Leidens wirft“ (dazu Binswanger 1960:51). Der Depressive bzw. Melancholiker reflektiert die Störung seiner „Ich-Zeit“, wenn er sie überhaupt reflektiert, als eine Auslieferung an die „Welt-Zeit“. Das „Sich-Ausliefern an die Welt-Zeit“ stellte sich Binswanger als der temporale Aspekt einer umfassenden „Verweltlichung“ dar. Er interpretierte den Zeit-Bezug Depressiver anhand von Aufzeichnungen des Schriftstellers Reto Roos. Das Leiden am inneren Stillstand spricht sich einerseits in einem Leiden am Vergehen aus, das den Charakter eines bestimmten Vorübergehens haben kann (s.o. das „Weggeh-Gefühl“ meiner Patientin S.); andererseits aber in einem quälenden Bleiben. Dies Bleiben bedeutet gleichzeitig ein Zurückbleiben. Tellenbach (1961) prägte hierfür den Begriff „Remanenz“. Remanenz bedeutet nicht nur ein Zurückbleiben hinter den Aufgaben, die das Leben stellt (nicht selten Auslöser für das Ausklinken einer Depression), sondern auch ein „Hinter-sich-selbst-Zurückbleiben“ (1961/⁴1983), wie wir besonders eindrucksvoll an den Aufzeichnungen Kuipers (s.o.) verfolgen können.

Theunissen formulierte, dass der Mensch in der Remanenz „ungleichzeitig“ sei, nicht nur mit sich selbst, sondern gewissermaßen auch mit der „Zeit selber“. Er ging dabei von Binswangers (am Beispiel des Schriftstellers R. Roos erläuterten) Auffassung vom „Leben“ aus als einer „Wirklichkeit, in der die Welt eins ist mit dem Selbst“. Der endogen Depressive kennt das Gefühl, als ob er „an sich vorbeilebt“. Mehr noch kennt es der „Schwermütige“. Ja, gerade darin liegt der tiefe Unterschied zwischen Schwermut und endogener Depression (Tellenbach 1985), dass bei der Ersteren diese Verfassung produktiv zu werden vermag und den Anstoß zu einer tieferen Besinnung (zu einem tieferen „Schöpfen“ aus den Quellen des Lebens) geben kann, wogegen bei Letzterer daraus zumeist nichts anderes als unfruchtbare Stagnation resultiert, was die von Weitbrecht (1961) und anderen akzentuierte Erfahrung verständlich macht, dass die „Melancholie“[20] endogen Depressiver so gut wie nie kreativ verarbeitet zu werden vermag, ganz im Gegenteil zur „Melancholie“ eines Schwermütigen, die seit Aristoteles immer wieder als ein Born der Genialität angesehen wurde.

Zum *Schluss* soll der Versuch gemacht werden, einen Überblick zu geben über die Vielfalt dessen, womit wir es in der Psychiatrie unter dem Stichwort „Zeit" zu tun haben. Es gibt mehrere Möglichkeiten, das proteushafte Wesen der Zeit unter verschiedenartigen, einander ergänzenden Gesichtspunkten zu ordnen. Ontologisch und wissenschaftstheoretisch betrachtet, bietet sich aus dem Blickwinkel der Objektivationsmöglichkeiten zunächst einmal folgende Gliederung an:

1. *physikalische*, mathematisierbare Zeit = die Zeit, die bei der Untersuchung anorganischer Vorgänge ganz im Vordergrund steht;
2. *biologische Zeit* = die Zeit des vegetativen Lebens, des Wachstums, der Reproduktion letztlich aller i.e.S. rhythmischer Vorgänge;
3. *psychologische* Zeit = die Zeit des seelischen Erlebens, des mehr oder weniger bewussten Seins, das in unterschiedlichen Grade auch Tieren zuzusprechen ist;
4. Zeit *selbstbewusster* Reflexion = die Zeit reflektierten Denkens und geistiger Entscheidungen;
5. die interpersonale Zeit der *Geschichtlichkeit* menschlichen Daseins.

Dieser ontologischen Gliederung des zeitlichen Charakters des uns in der Welt Begegnenden (vgl. etwa N. Hartmann, 1954) korrespondiert nicht durchweg, aber teilweise in umgekehrter Richtung eine andere Gliederung, die einer mehr introvertierten – am Maßstab nicht der Objektivierbarkeit, sondern der Unmittelbarkeit des Erlebens ausgerichteten – Perspektive entspricht; sie geht von dem aus, was uns jeweils bewusst wird:

1. die gelebte Zeit, die so sehr und so unmittelbar die Zeit des eigenen Dahinlebens, d.h. die Zeit des eigenen Lebensgeschehens ist, dass sie als kaum erlebbar gilt und höchstens an den „unteren" Grenzen des Erlebens, z.B. im „Befinden" spürbar wird; die „Zeit", die in der an H. Bergson orientierten phänomenologischen Psychopathologie Minkowskis (1933) und seiner Nachfolger (vgl. Tatossian, 1979) als „temps vecu" bezeichnet wird;
2. die erlebte Zeit, die sich vornehmlich in Gefühlen, Trieb- und Willensregungen, Vorstellungen usw., d.h. in allem, was wir gewöhnlich unter „Innenleben" verstehen, manifestiert;
3. die Zeit der Außenwelt-Orientierung (von der zuvor genannten sog. „Ich-Zeit" als „Welt-Zeit" abgehoben). Es ist zugleich die Zeit der zwischenmenschlichen Verständigung (vgl. dazu Ricœur, 1988).

In ihr scheinen die verschiedenen Erlebnisweisen der Zeit i.S. des ‚common sense' aufeinander abgestimmt, ohne dass hier bereits die exakte Zeitmessung dominiert;

4. die metrische Zeit, die nicht mehr nur der allgemeinen Orientierung der intersubjektiven Kommunikation dient, sondern ein starres Schema darstellt, in das unter anderem Erleben und Kommunikation eingeordnet werden können;
5. noch jenseits von Weltzeit und metrischer Zeit ist die geschichtliche Zeit anzusetzen, in der auch so etwas wie Zeitstrukturen sich wandeln können. Bereits E. Straus (1930) versuchte, der „Historiologie" in der Psychiatrie wissenschaftstheoretisch einen eigenen Platz einzuräumen.

In Abhebung von diesen einander teils korrespondierenden, teils ergänzenden Modi der „Zeitlichkeit", die für die Psychiatrie wichtig sind, gibt es noch eine einfache Kontrastierung, die sich auf verschiedenen Ebenen manifestiert:

A. die Zeit rhythmischen Geschehens, d.h. des zyklischen Sich-Wiederholens; also die Zeit, die das „Dauern" begründet;

B. die Zeit, die als unumkehrbarer „Pfeil" in die Zukunft weist, d.h. die Zeit aller unumkehrbaren Prozesse, seien es nun Prozesse geschichtlicher Entscheidungen oder Vorgänge in der Natur.

Dieses Gegenüber – von Zeit als Zeit eines Dauer erzeugenden und bezeugenden Sich-Wiederholens und Zeit als Zeit der Unwiederholbarkeit allen prozessualen Geschehens, also der Prozesshaftigkeit alles Seins schlechthin – zeichnet sich in verschiedensten Bereichen ab. Zumeist begegnet uns beides in einer charakteristischen Weise mehr oder weniger aufeinander bezogen oder sogar ineinander verschränkt. Wenngleich wir auch in der übrigen Natur kaum etwas finden, an dem nicht diese *beiden* Zeitigungsweisen ablesbar wären – bereits an der „Unruhe" einer Uhr lässt sich dies zeigen – so begegnen sie doch beim Menschen besonders eindrucksvoll, da wir sie hier sowohl aus der äußeren, distanzierten Beobachtung als auch aus dem inneren, unmittelbaren Erleben heraus kennen.

Mit einer gewissen Berechtigung kann man sagen, dass die rhythmischen Vorgänge eine Basis – eine stabilisierende Grundlage – bilden, auf deren Hintergrund prozesshafte Lebensentwicklungen – sowohl biologische Reifungsprozesse als auch psychosoziale Entwicklungen – ohne das Risiko von Kontinuitätsbrüchen ihren Weg nehmen können. Dass es beides – ständige Wiederholung *und* Unwiederholbarkeit

– gibt und geben muss, gehört zu den frühen Einsichten der Menschheit. Die Art des Verhältnisses zwischen beidem ist jedoch bis heute nicht hinreichend durchschaut. Binswanger betonte in Bezug auf die Räumlichung des menschlichen Daseins die Bedeutung einer „anthropologischen Proportion" zwischen „Höhe" (bzw. „Tiefe") und „Weite" (bzw. „Breite"). Meines Erachtens (Blankenburg 1974, 1985) genügt es nicht, nur diese „anthropologische Proportion" ins Auge zu fassen; es gibt noch andere, nicht minder wichtige. Was für die Räumlichung des menschlichen Daseins die Proportion von Höhe und Weite (bzw. der Entwicklung in die Höhe und Tiefe einerseits, der Entwicklung in die Breite des Daseins andererseits) bedeutet, das bedeutet für die Zeitigung des menschlichen Daseins die Relation zwischen zielgerichtetem *und* rhythmischem Geschehen. Letzteres ist keineswegs nur von biologischem Interesse. Es spannt sich vielmehr ein großer Bogen von den vielfältigen biologischen Rhythmen des Organismus bis zu den nicht mehr nur biologisch, sondern auch sozial begründeten zyklischen Ordnungen im Ablauf des menschlichen Lebens (Rhythmen im Jahresablauf, die nicht allein durch die Jahreszeiten der Natur, sondern unter anderem auch durch die – von der menschlichen Gesellschaft gestifteten – Festtage strukturiert werden).

Es gibt Menschen, die sehr stark auf die Konstanz der Rhythmen, auf das ewig Sich-Wiederholende, fixiert sind. Unter den zu monopolaren Depressionen Prädisponierten scheinen sie überrepräsentiert zu sein (vgl. Kraus 1985, 1989); zu denken ist nicht nur an „seasonal depressions", sondern auch an „anniversary crises". Demgegenüber zeigen andere Menschen weniger eine solche Gebundenheit an Rhythmen; sie befinden sich vielmehr ständig in intentionaler Bewegung: sei es nun in steter Gerichtetheit auf ein Ziel, sei es in steter Flucht vor ihrer Vergangenheit. Dass es sich dabei jeweils nur um Akzentverschiebungen handeln kann, versteht sich fast von selbst. Eines ist ohne das andere nicht denkbar. Auch für denjenigen, der durch ein Verharren in und Festhalten an ständigen Rhythmen die Zeit quasi „aufzuhalten" bestrebt ist oder einen Sprung in das Nunc stans der Ewigkeit realisieren möchte (man denke an tibetanische Gebetsmühlen, an das stete Wiederholen des Rosenkranz-Gebetes in manchen Orden oder des „Herzensgebetes" im Hesychasmus der Ostkirche), rückt die Zeit unerbittlich voran. Ebenso deutlich ist das Umgekehrte: Auch jener Mensch, der rhythmische Vorgänge nicht schätzt, sondern sich durch sie in lästiger Weise aufgehalten fühlt, lebt von ihnen. Kein noch so intensives Streben nach einem Ziel kann auf die – Gleichmaß und Stabilität im

Fortschritt gewährleistende – Vielfalt rhythmischer Vorgänge verzichten (seien es nun solche biologischer oder psychosozialer Art). Beides – das auf die Unwiederholbarkeit alles zeitlichen Geschehens abhebende, zielgerichtete Voranstreben und das Dauer begründende rhythmische Sich-Wiederholen – verhält sich wie Figur und Grund zueinander.

Dies symbolisiert bereits die Mechanik einer Uhr: Zum Gleichmaß des Fortganges, des unerbittlichen Voranschreitens der Zeit, bedarf es des Pendels oder der „Unruhe", die – in anthropomorphosierender Redewendung gesprochen – für die „Mäßigung" eines sonst zu stürmischen Vorwärtsdrängens sorgt. Paradoxerweise nennt man „Unruhe", was mittels des Rhythmus das Maß und damit die Ruhe im Voranschreiten bewirkt. Voranschreiten ist nur denkbar auf dem Hintergrund von Beständigkeit.

„Zeit" ist – das betont auch Ciompi (1982, 1988, 1990) – im psychologischen und biologischen Bereich nicht etwas Objektives und Unveränderliches im Sinne der „mathematischen Zeit", sondern ein – teils rhythmisches, teils intentionales – Geschehen. Ohne rhythmisches Geschehen keine Zeit. Da es zum Teil willkürlich steuerbar ist, ist von daher auch eine begrenzte Veränderung jenes zeitigenden Geschehens, das Zeit „schafft" bzw. moduliert, wenn nicht gar aus sich gebiert, möglich, was für verschiedene therapeutische Verfahren wichtig ist. Das gesamte Erleben ist von daher grundlegend veränderbar. So wie auch die Erfahrung, dass „Langeweile" aufkommt, wenn „nichts geschieht", hinlänglich bekannt ist. Umgekehrt verhält es sich mit der „Kurzweil" („Kurzweiligkeit"): Die Zeit scheint rascher zu vergehen, wenn sie einigermaßen spannende Ereignisse „zeitigt".

Diese Überlegungen bedeuten nicht müßige Spekulation. Sie geben eine Grundlage für therapeutisches Vorgehen ab. Man kann bei einzelnen Patienten die „Proportionalität" bzw. „Dysproportionalität" der Zeitigung ihres Daseins zu bestimmen suchen, entsprechende „Diagnosen" stellen und daraus Richtlinien wie auch Indikationen für konkrete therapeutische Maßnahmen ableiten; Maßnahmen, die zu einem gezielteren und begründeteren Vorgehen verhelfen. Am unmittelbarsten lässt sich dies für die Bewegungstherapie (Blankenburg 1989) umsetzen. Vermutlich brächte ein tieferes Verständnis für die verschiedenen Aspekte der Zeitigung des menschlichen Daseins wie auch des Zeiterlebens wertvolle Einsichten in Genese und Struktur verschiedener psychischer und psychosomatischer Erkrankungen. Vorerst sind wir aber von einem solchen Verständnis noch einigermaßen weit entfernt.

Anmerkungen

1 Dieser Beitrag ist entstanden in dankbarer Erinnerung an ein gemeinsam mit Michael Theunissen 1974/75 in Heidelberg veranstaltetes Seminar. Ich verdanke ihm viele Anregungen. Inzwischen sind innerhalb der Psychiatrie (insbesondere im Arbeitskreis um L. Ciompi [1982, 1988, 1991]) eine größere Zahl von Publikationen zum Zeit-Problem in der Psychiatrie erschienen. Auch die eigenen Überlegungen haben konkretere Gestalt angenommen. Sie stimmen nicht durchweg mit den Auffassungen M. Theunissens überein, verdanken ihm aber wesentliche Anstöße auch da, wo sie von den seinigen abweichen.

2 Die Worte des Anaximander sind vielfach interpretiert worden (vgl. unter anderen den Kommentar Heideggers [1954]). Das "Unrecht", von dem die Rede ist, ist keines verbotener Handlungen, sondern das des reinen Existierens, das der Individualisierung als solcher. Die daraus erwachsende Schuld ist denn auch keine Tatschuld, sondern „Seinsschuld"; in der Psychiatrie werden „Seinsschuld"-Gefühle seit Weitbrecht als Ausdruck besonders schwerer endogener Depressionen gewertet. – Bezeichneten die Worte des Anaximander die „condition humaine" schlechthin, wäre nicht das Vorkommen von Depressionen erstaunlich, sondern eher, warum sie nicht durchweg das Bild des menschlichen Daseins bestimmen. Dass zwischen dem Erleben einer „Seinsschuld" bei Gesunden und bei Kranken (psychotisch Depressiven) eine tiefe Differenz besteht, zeigt die Erfahrung, dass aus den existentiellen Schuldgefühlen während depressiver Phasen kaum je Konsequenzen für das spätere Leben erwachsen. Die phasische Depression bleibt „existenziell unfruchtbar" (Binswanger 1960).

3 Christian Morgenstern, *Gesammelte Werke* in einem Band, Piper, München/ Zürich 1965, [14]1981, S. 113/114. Erinnern könnte man auch an die Verse Rilkes (I/757) aus den *Sonetten an Orpheus*: „Sei allem Abschied voran, als wäre er hinter dir, wie der Winter, der eben geht. Denn unter Wintern ist einer so endlos Winter, dass, überwinternd, dein Herz überhaupt übersteht ... Sei – und wisse zugleich des Nicht-Seins Bedingung ..." (I/759). Es geht hier um eine Sensibilisierung für das, was Theunissen (1991) als „das Andere der Zeit" bezeichnet.

4 Binswanger (1960:53) beschreibt Ähnliches im Fall von Renato Roos.

5 F. M. Dostojewski, *Die Dämonen*, Wiss. Buchgesellschaft, Darmstadt 1966, S. 324f. Zum Erleben eines Zeitstillstandes in Psychosen vgl. Ehrenteil (1960).

6 Theunissen (1991:57) fragt: „Was ist das für ein merkwürdiges Phänomen: das Verweilen?" Ein ohnmächtiges und ein nicht *nur* ohnmächtiges Verweilen unterscheidend, schreibt er (1991:294): „Eine Phänomenologie des Verweilens aber vermag Ewigkeit nur als gebrochene auszuweisen. – Das wird deutlich, sobald man sich klarmacht, welche Art von Ewigkeit im Verweilen aufscheint. Es gibt viele Ewigkeiten .."

7 Zur Langeweile vgl. Pascal, Revers, Tellenbach, Theunissen u. a.

8 Einschlägiges kann man alltäglich bei der klinischen Visite erleben, wenn z.B. ein Patient berichtet, dass heute früh wieder das „quälend Langsame" der Zeit da sei, was gestern Abend schon gänzlich verflogen schien. Hier stoßen zwei inkommensurabel anmutende Zeitaspekte unvermittelt aufeinander: der Innenaspekt des Zeiterlebens und der Außenaspekt der bekannten depressionstypischen Tagesschwankungen, die hier das innere Zeiterleben des Betroffenen einbeziehen. – Einen ungleich schärferen Kontrast unterschiedlicher Zeitauffassungen kann man in der Gegenüberstellung der naturwissenschaftlichen Konzeption zur kleinsten „subjektiven Zeiteinheit, des Momentes" (Brecher in der Nachfolge von K. E. v. Baer) und der Konzeption des „Augenblicks" im Sinne von Kierkegaard sehen (vgl. Theunissen und Grewe 1979).

9 Vgl. Frick et al. (1991) und A. Strauss (1991). Seit einige Soziologen den „Faktor Zeit" neu für sich entdeckten, sind wichtige Studien zum Zeit-Problem aus ihren Reihen erschienen (Bergmann, Elias, W. Fischer u.a.).

10 Hat das Problem der Zeit die Philosophie seit ihren Anfängen beschäftigt, so die Psychiatrie erst ab den zwanziger Jahren unseres Jahrhunderts. Seither gibt es einen fruchtbaren Austausch. Zumeist waren es die Psychiater, die bei den Philosophen in die Schule gingen. So standen etwa die Zeitanalysen von E. Minkowski oder P. Janet unter dem Einfluss Bergsons, die von Straus und v. Gebsattel unter dem Schelers und anderer Phänomenologen, diejenigen Binswangers in seiner mittleren (= „daseinsanalytischen") Arbeitsperiode unter dem Heideggers, in seinem Früh- und Spätwerk unter demjenigen Husserls.

11 Minkowski 1930, 1978, Tatossian, 1979.

12 Vgl. Blankenburg (Hg.) 1989, Jüttemann und Thomae 1987, Zacher 1988 u.a.

13 Dass die Zeit ein transzendental subjektives Element einschließt, hat sich herumgesprochen. Bereits in Dostojewskis *Dämonen* (S. 325) ist nach der eschatologischen Prophezeiung Kiriloffs „... dann wird es keine Zeit mehr geben, weil sie nicht mehr nötig ist ..." und der darauf folgenden Frage des Gesprächspartners „Wohin wird man sie denn tun?" zu lesen: „Nirgendwohin wird man sie tun. Zeit ist kein Gegenstand, sondern eine Idee. Sie wird im Geist erlöschen", worauf dann als Erwiderung kommt: „Alte philosophische Gemeinplätze ...". Unabhängig von der philosophisch-idealistischen Tradition findet sich bei einigen Mystikern die Auffassung, die eigene Unruhe des Menschen sei es, die die Zeit „in Gang" halte: „... du selber bist das Rad" (Angelus Silesius).

14 Die Wortprägung *„zeitigen"* – älteren Redewendungen unserer Sprache entlehnt – nahm Heidegger (1927) zum Ausgangspunkt seiner Analysen des Wesens der Zeit. Zeit fungiert bei ihm nicht mehr lediglich als das formale „Worinnen" des Erscheinens von etwas – als „apriorische Anschauungsform des inneren Sinnes" (Kant 1781) [„An*hör*ungsform", wie Sonnemann ergänzt] –, sondern als ein originäres *Geschehen*, und zwar nicht als ein diffus ungerichtetes, sondern als ein intentional-zielgerichtetes, durch Unumkehrbarkeit ausgezeichnetes *Geschehen*; genauer: als eine Voraussetzung jeglicher Intentionalität. Von daher ist die transitive Wendung des Verbs (= „*Zeit*wortes") „zeitigen" zu verstehen.

15 Zur Zeit als „Frist" vgl. aus ärztlicher Sicht Meerwein (1989) und Müller-Suur (1978).

16 In der Sprachentwicklung gibt es bekanntlich für alles dinghaft Gegenständliche früher Worte und Begriffe als für Prozessuales (und zudem mit dem Subjekt innig Verflochtenes). Worte für dasjenige, wozu es einer Reflexion auf Bewegung, insbesondere Eigenbewegung wie auch auf das Subjekt überhaupt bedarf, finden sich erst spät. Zur Debatte steht hier aber nicht die sprachliche Entwicklung, sondern die Genesis der „Sache selbst" – d.i. der „Zeit" als solcher.

17 In der Sprache der älteren Tradition formuliert, geht es dabei um den Rückgang von der „natura naturata" (in der uns die Zeit apriorisch als Perfekt, in ihrer letzten Sedimentation zu Daten und Uhrzeiten verfestigt, als gemessene Zeit begegnet) zur „natura naturans". Ziel ist die Aufhellung der transzendentalen Genese, d.i. eine Aufhellung der konstitutiven Elemente, die unserem Sprechen von „Zeit", ebenso unserem präverbalen Berücksichtigen von Zeitrelationen und dem, was wir unbewusst – im Sinne *ge*lebter Zeit – darleben, aber auf der anderen Seite schließlich auch unserer Zeitmessung zugrunde liegen.

18 Das, was hier als ‚domestizieren' angesprochen wird, ist jener erkenntnispsychologische und insbesondere auch erkenntnissoziologische Prozess, der, wie Rilke es in der 8. Duineser Elegie formulierte, uns „zuhause" sein lässt „in der gedeuteten Welt".

19 War er es selbst? Es ist überliefert, dass der Psychiater F. Fischer selbst an einer Psychose erkrankte.

20 Den Melancholie-Begriff vermeidet man besser, weil er ganz Unterschiedliches bezeichnet: einerseits in der auf die Griechen zurückgehenden Typenlehre eine nicht notwendig krankhafte Persönlichkeits-Eigenart, andererseits in der neueren psychiatrischen Fachliteratur eine (durch besondere Schwere ausgezeichnete) wahnhafte Depression, im Unterschied zur nichtwahnhaft-vitalen Depression.

Theunissen (1991:41) schreibt: „Die Zeit herrscht über uns, ... so über uns, daß sie zugleich in uns und letztlich durch uns herrscht." Ist dies nicht nur von einem bestimmten Standpunkt, dem uns allerdings geläufigsten Standpunkt, aus der Fall? Es ist jener Standpunkt, auf dem ich die Zeit als etwas mir Äußerliches erlebe, selbst dort und dann, wenn sie „in uns und letztlich durch uns herrscht". *Aber sind wir nicht selbst aus einem Stoff, den man als durch und durch „zeitlich" bezeichnen muss*, auch wenn wir das nicht wollen? Stellt sich die Zeit nicht nur einer am Bleiben als Maßstab orientierten Konzeption (= Ontologie) als eine „herrschende" dar? Inwieweit bin ich nicht selbst „zeitlich", ja selbst „Zeit"? Ist das Jetzt-Ich, das stets zugleich ein „Noch-nicht- ..." und ein „Nicht-mehr- ..." ist und irgendwann einmal nicht sein wird bzw. einem Nicht-Ich Platz machen muss, tatsächlich ein primäres und nicht ein sekundäres Phänomen? Am Maßstab des „originären Gegebenseins" gemessen, ist es freilich ein primäres Phänomen, von dem ich in der Reflexion ausgehen muss. Aber hängt dies nicht von der Eigenart des Reflektierens ab?

Es gibt offenbar eine eigentümliche Spanne zwischen der Zeit, die „über" uns herrscht – der (als *er*lebter Zeit) wir pathisch ausgesetzt sind –, und jener

(von uns *ge*lebten) Zeit, die wir selbst *sind*. Lässt sich von der letzteren noch einmal eine Zeit abgrenzen, die wir selbst (intentional) erst zeitigen, die wir (gleichsam als ein Produkt unserer selbst) aus uns heraussetzen?
Freilich kann man hier leicht einer illusionären Anmutung verfallen gleich der, die wir in gehobenen Zuständlichkeiten erleben – ja, geradezu leiblich zu spüren glauben –, nämlich der, nicht von der Erde getragen zu werden, sondern sie mit unseren Füßen frei zu *be*treten – im Gefühl einer freien Tat, aus der Illusion heraus, dies nicht tun zu müssen. Handelt es sich dabei nur um eine Illusion? Oder gehört eben dies – dass derartiges in seltenen Momenten möglich erscheint – als eine unsere gegenwärtige Verfassung transzendierende, virtuelle Vorwegnahme auch zum Wesen menschlichen Daseins?

Literatur

Die Literatur zum Problem der Zeit ist sehr umfangreich. Dem Autor liegt eine Sammlung von 228 Titeln vor, die mehr oder weniger für die Psychiatrie relevant sind. Ein Gutteil des allgemein interessierenden Schrifttums, das sich auf Psychopathologisches bezieht, findet sich bei Theunissen (1991). Zwecks Platzeinsparung wird hier nur ein Ausschnitt, vorwiegend zusätzlich im Text genannte Literatur aufgeführt.

Augustinus, Confessiones – Bekenntnisse, 2. Aufl., Kösel, München 1960.

Baer, K. E. v., Welche Auffassung von der Natur ist die richtige? Reden, Bd. 1, 1864.

Bergmann, W., Das Problem der Zeit in der Soziologie, Soziale Welt 12, 1983.

Bergson, H., Essai sur les données immédiates de la conscience, Alcan, Paris 1889.

Bieri, P., Zeit und Zeiterfahrung, Suhrkamp, Frankfurt/M. 1972.

Binswanger, L., Manie und Melancholie, Neske, Pfullingen 1960.

Blankenburg, W., „Daseinsanalytische Studie über einen Fall paranoider Schizophrenie", in: Schweiz. Arch. Neurol. Psychiat. 81 (1958), S. 9-105.

Blankenburg, W., Der Verlust der natürlichen Selbstverständlichkeit. Zur Psychopathologie symptomarmer Schizophrenien, Enke, Stuttgart 1971.

Blankenburg, W., „A dialectical conception of anthropological proportions", in: Koning, A. J. J. de, Jenner, F. A. (Hg.), Phenomenology and Psychiatry, Academic Press, London/Toronto/Sydney; Grune & Stratton, New York/San Francisco 1982, S. 35-50.

Blankenbung, W., „Biographie und Krankheit", in: Medicus Oecologicus. Der Arzt im Spannungsfeld zwischen Innen- und Außenwelt, IMA, Wien/Karlsruhe 1984, S. 45-96.

Blankenburg, W., „Zur Geschichtlichkeit von Lebensgeschichte und Krankengeschichte", in: Bühler K.-E., Weiß, H. (Hg.), Kommunikation und Perspektivität, Königshausen & Neumann, Würzburg 1985, S. 76-84.

Blankenburg, W., „Die Futur-II-Perspektive in ihrer Bedeutung für die Erschließung der Lebensgeschichte des Patienten", in: Blankenburg, W. (Hg.), Biographie und Krankheit, Thieme, Stuttgart/New York 1989, S. 76-84 [in diesem Band: 235 ff].

Blecher, G. A., „Die Entstehung und biologische Bedeutung der kleinsten subjektiven Zeiteinheit, des Momentes", in: Z. vgl. Physiol. 18 (1933), S. 204 ff.

Böhme, J., zit. nach Grunsky, H., Jacob Böhme, Frommann, Stuttgart 1956.

Bollnow, O. F., „Das richtige Verhältnis zur Zeit", in: Confin. Psychiatr. 20 (1977), S. 209-227.

Bühler, K.-E. (Hg.), Zeitlichkeit als psychologisches Prinzip, Janus, Köln 1986.

Ciompi, L., Außenwelt – Innenwelt. Die Entstehung von Zeit, Raum und psychischen Strukturen, Vandenhoeck & Rupprecht, Göttingen 1988.

Ciompi, L., „Zehn Thesen zum Thema Zeit in der Psychiatrie", in: Ciompi, L., Dauwalder, H.-P. (Hg.), Zeit und Psychiatrie. Sozialpsychiatrische Aspekte, Huber, Bern/Stuttgart/Toronto 1990.

Dostojewski, F., Die Dämonen, Piper, München 1969.
Ehrenteil, O., „Does time stand still for some psychotics?", in: Arch. Gen. Psychiatry 3 (1960), S. 1-3.
Elias, N., Über die Zeit, Suhrkamp, Frankfurt/M. 1984.
Enskat, R., „Eine Bedingung der Tragweite der Erfahrung der Zeitlichkeit", in: Philosophia naturalis 25 (1988), S. 8-23.
Finke, J., „Über die Zukunftsbezogenheit psychiatrischer Patienten", in: Confin. psychiat. 7 (1964), S. 47-84.
Fischer, F., „Zeitstruktur und Schizophrenie", in: Z. ges. Neurol. Psychiat. 121 (1929), S. 544-574.
Fischer, F., „Raum-Zeit-Struktur und Denkstörung in der Schizophrenie", in: Z. ges. Neurol. Psychiat. 124 (1930), S. 241-256.
Fischer, W., „Alltagszeit und Lebenszeit in Lebensgeschichten von chronisch Kranken", in: Zeitschrift für Sozialisationsforschung und Erziehungssoziologie 2 (1982), S. 5-19.
Fischer, W., „Soziale Konstitution von Zeit in Biographischen Texten und Kontexten", in: Heinemann, G. (Hg.), Zeitbegriffe. Ergebnisse des interdisziplinären Symposiums „Zeitbegriff der Naturwissenschaften, Zeiterfahrung und Zeitbewußtsein" (Kassel 1983), Alber, München 1986, S. 355-377.
Flick, U., Kardorff E. v., Keupp H., Rosenstiel L. v., Wolff St. (Hg.), Handbuch der Qualitativen Soziologie, Psychologie Verlags Union, München 1991.
Frank, L. K., „Time perspectives", in: J. Soc. Phil. 4 (1939), S. 293-312.
Fraser, J. T., et al. (Hg.), The Study of Time I-V, Springer, New York/Heidelberg/Berlin 1972-1985.
Gebsattel, V. E. v., „Störungen des Werdens und des Zeiterlebens im Rahmen psychiatrischer Erkrankungen", in: Roggenbau, Chr. H. (Hg.), Gegenwartsprobleme der psychiatrisch-neurologischen Medizin, Enke, Stuttgart 1927.
Gebsattel, V. E. v., Prolegomena einer medizinischen Anthropologie. Ausgewählte Aufsätze, Springer, Berlin/Göttingen/Heidelberg 1954, ²1965.
Gould, S. J., Die Entdeckung der Tiefenzeit. Zeitpfeil und Zeitzyklus in der Geschichte unserer Erde, Hanser, München 1990.
Guillaume, G., Langage et science du langage, Nizet, Paris 1969, S. 46, 104-219.
Hartmann, N., Neue Wege der Ontologie, Wiss. Buchges., Darmstadt 1964.
Heidegger, M., Der Begriff der Zeit. Nachschrift eines Vortrages vor der Theologenschaft in Marburg 1924 (Manuskript).
Heidegger, M., Sein und Zeit, Halle, Niemeyer 1927.
Hüllemann, K.-D., Jugendentwicklung bei neun Hebephrenen, Diss., Heidelberg 1965.
Husserl, E., Zur Phänomenologie des inneren Zeitbewußtseins, hg. von M. Heidegger, Niemeyer, Halle 1929; ferner in: Husserliana Bd. X, Nijhoff, Den Haag 1966.
Janssen, P., „Von der unvermeidlichen Pluralität der Rede von der Zeit und der Irrelevanz der einen Zeit", in: Philosophia naturalis 25 (1988), S. 131-151.
Janzarik, W., „Psychologie und Psychopathologie der Zukunftsbezogenheit", in: Arch. ges. Psychol. 117 (1965), S. 33-53.
Kimura, B., „Le temps et l'angoisse" (S. 47-64) und „Temporalité de la schizophrénie" (S. 65-92), in: ders., Écrit de psychopathologie phénoménologique, PUF, Paris 1992.

Kühn, R., Leiblichkeit als Lebendigkeit. Michel Henrys Lebensphänomenologie absoluter Subjektivität als Affektivität, Alber, Freiburg/München 1992.

Kuhn, R., „Zum Problem der Chronogenese. Das Unbewußte und die Geschichtlichkeit menschlichen Daseins", in: Blankenburg, W. (Hg.), Biographie und Krankheit, Thieme, Stuttgart 1989, S. 8-64.

Kuiper, P. C., Seelenfinsternis. Die Depression eines Psychiaters, aus dem Niederländischen übers. von M. Menges, Fischer, Frankfurt/M. 1991.

Lacan, J., „Die logische Zeit und die Assertation der antizipierten Gewißheit", in: Schriften III, Walter, Olten 1980, S. 101 ff.

Marquard, O., „Die Kürze des Lebens oder die Frist der Zeit", in: Philos. naturalis 25 (1988), S. 5-7.

Meerwein, F., „‚Spute dich, Kronos, fort den rasselnden Trott ...'. Überlegungen zum Zeiterleben im psychoanalytischen Prozeß und in der Lebens-Endzeit", in: Zsch. psychosom. Med. 35 (1989), S. 156-174.

Melges, F. T., Time and the Inner Future. A Temporal Approach to Psychiatric Disorders, J. Wiley, New York 1982.

Minkowski, E., „Charakter und Zeiterlebnis", in: Z. ges. Neurol. Psychiat. 82 (1923), S. 212 ff.

Minkowski, E., Le temps vécu. Études phénoménologiques et psychopathologiques, Collection D'Artey, Paris 1933: dt. Übers.: Die gelebte Zeit. Über den zeitlichen Aspekt psychopathologischer Phänomene, O. Müller, Salzburg 1971/72.

Mohanty, J. N., „Time: Linear of Cyclic, and Husserl's Phenomenology of Inner Time Consciousness", in: Philosophia naturalis 25 (1988), S. 123-130.

Müller-Suur, H., „Bedeutung (Wahrheitswert), Sinn (Erkenntniswert) und Problembezüge des Satzes: ‚Dieser Mensch wird in Kürze sterben'" in: Med. Klin. 73 (1978), S. 807-812.

Pauleikhoff, B., Endogene Psychosen als Zeitstörungen, Pressler, Hürtgenwald 1986.

Payk, Th. R., „Zeiterlebensstörung bei endogener Depression", in: Neurol. Psychiat. 7 (1980), S. 363-366.

Pflug, B., „Rhythmusfragen bei affektiven Psychosen", in: Kisker, K. P., Lauter, H., Meyer, J.-E., Müller, C., Strömgren, E., Psychiatrie der Gegenwart, 3. Aufl., Bd. 5, Springer, Berlin/Heidelberg/New York/London/Paris/Tokyo (1987).

Plattner, I. E., Zeitbewußtsein und Lebensgeschichte. Theoretische und methodische Überlegungen zur Erfassung des Zeitbewußtseins, Asanger, Heidelberg 1990.

Pöppel, E., „Erlebte Zeit und die Zeit überhaupt: Ein Versuch der Integration", in: „Die Zeit". Schriftenreihe der Carl-Friedrich von Siemens Stiftung, Oldenbourg, München/Wien 1982; gekürzt in: Horvat, M. (Hg.), Das Phänomen Zeit, Literas, Wien 1984, S. 135-144.

Revers, W. J., Psyche und Zeit. Das Problem des Zeiterlebens in der Psychologie, Universitätsverlag Anton Pustet, Salzburg/München 1985.

Riegel, K. F., „Toward a Dialectical Interpretation of Time and Change", in: Gorman, B. S., Wessman, A. E. (Hg.), The Personal Experience of Time, Plenum Press, New York/London 1977.

Schneider, H. D., „Plädoyer für eine breitere Nutzung des Konstrukts der ‚Zukunftsperspektive'", in: Schweiz. Z. Psychol. 49 (1990), S. 37-47.

Sonnemann, U., „Zeit ist Anhörungsform. Über Wesen und Wirken einer Kantischen Verkennung des Ohrs", in: ders., Tunnelstiche, Frankfurt/M. 1987, S. 275 ff.

Steinhoff, M., Zeitbewußtsein und Selbsterfahrung, Bd. I u. II, Königshausen & Neumann, Würzburg 1983.

Straus, E., Geschehnis und Erlebnis, Springer, Berlin 1930.

Straus, E., Psychologie der menschlichen Welt, Springer, Berlin etc. 1960.

Straus, E., „An existential approach to time", in: Annals of the New York Academy of Sciences 138 (1967), S. 759-766.

Strauss, A., Grundlagen qualitativer Sozialforschung, Fink, München 1991.

Supprian, U., Ordnung und Psychose. Über Ordnungen manisch-depressiver Syndromsequenzen als Funktion der Zeit, Verlag Dr. R. Krämer, Hamburg 1988.

Tellenbach, H., Melancholie, Springer, Berlin/Heidelberg/New York 1961, [4]1983.

Tellenbach, H., „Zur Zeitlichkeit der Schwermut", in: Bühler, K.-E. (Hg.), Zeitlichkeit als psychologisches Prinzip, Janus, Köln 1986.

Tellenbach, H., „Aspekte der Zeit – Ihre Deformation in psychischen Störungen", in: Z. f. klin. Psychol. Psychopathol. Psychother. 38 (1990), S. 52-61.

Theunissen, M., Negative Theologie der Zeit, Suhrkamp, Frankfurt/M. 1991.

Theunissen, M., Greve, W. (Hg.), Materialien zur Philosophie Sören Kierkegaards, Suhrkamp, Frankfurt/M. 1979.

Uslar, D. v., „Die Zeitlichkeit des Psychischen", in: Bühler, K.-E. (Hg.), Zeitlichkeit als psychologisches Prinzip, Janus, Köln 1986.

Weitbrecht, H. J., „Zur Frage der Spezifität psychopathologischer Symptome", in: Fortschr. Neurol. Psychiat. 25 (5957), S. 41-55.

Wittgenstein, L., The Blue and Brown Book, Basil Blackwell, Oxford 1958.

Quellenverzeichnis

Die Verselbständigung eines Themas zum Wahn, in: *Jahrbuch für Psychologie, Psychotherapie und medizinische Anthropologie* (1965) 13: 137-164, Verlag Karl Alber, Freiburg.

Die anthropologische und daseinsanalytische Sicht des Wahns, in: Studium Generale (1967) Jg. 20, Heft 10: 639-650 ©Springer-Verlag, Berlin/Heidelberg/New York.

Ansätze zu einer Psychopathologie des ‚Common Sense', in: *Confinia Psychiatrica (*1969) 12: 144-163, S. Karger AG, Basel.

Grundsätzliches zur Konzeption einer ‚anthropologischen Proportion', in: Zeitschrift für Klinische Psychologie und Psychotherapie (1974) 22: 322-333, Hogrefe Verlag: Göttingen.

Das provokatorische Element im psychiatrischen Gespräch, in: Der Nervenarzt (1975) 46: 496-500 ©Springer-Verlag, Berlin/Heidelberg/New York.

Wie weit reicht die dialektische Betrachtungsweise in der Psychiatrie?, in: Zeitschrift für Klinische Psychologie und Psychotherapie (1981) 29 (I), 45-66, Hogrefe Verlag: Göttingen.

Der ‚Leidensdruck' des Patienten in seiner Bedeutung für Psychotherapie und Psychopathologie, in: Der Nervenarzt (1981) 52: 635-642 ©Springer-Verlag, Berlin/Heidelberg/New York.

Körper und Leib in der Psychiatrie, in: *Schweizer Archiv für Neurologie, Neurochirurgie und Psychiatrie (1982)* 131 (1), 13-39, Bäbler-Verlag, Bern.

Futur-II-Perspektive in ihrer Bedeutung für die Erschließung der Lebensgeschichte des Patienten, in: W. Blankenburg (Hg.) Biographie und Krankheit, Georg Thieme Verlag: Stuttgart/New York 1989, 76-84.

Zeitigung des Daseins in psychiatrischer Sicht, in: E. Angehrn, H. Fink-Eitel, G. Lohmann (Hg.) Dialektischer Negativismus. Michael Theunissen zum 60. Geburtstag, Suhrkamp Verlag: Frankfurt a.M. 1992, 130-155.

Biographische Skizze*

Wolfgang Blankenburg wurde am 1.5.1928 in Bremen geboren.

Ab 1947 studierte er Philosophie in Freiburg bei Martin Heidegger, Eugen Fink, Wilhelm Szilasi u.a. und Psychologie bei Robert Heiß.

1950 begann er Medizin zu studieren. Die Dissertation „Daseinsanalytische Studie über einen Fall paranoider Schizophrenie" führte zu Kontakten mit Ludwig Binswanger.

Nach Abschluss des Studiums folgten 2 Jahre internistische Ausbildung in Heidelberg bei Helmut Plügge.

Ab 1959 war er Assistent der Psychiatrischen und Nervenklinik der Universität Freiburg (Direktor: Hans Ruffin) – eine der ersten Universitätskliniken, die sich der tiefenpsychologischen und zudem anthropologisch orientierterren Psychotherapie und Psychosomatik (Viktor von Weizsäcker) öffneten.

1963 wurde er dort Oberarzt.

1968 Habilitation.

1969 nahm er eine Oberarztstelle an der Psychiatrischen Universitätsklinik Heidelberg an. Nach der Emeritierung Walter von Baeyers wurde er deren kommissarischer Direktor (1972-73) und Leiter der Fachgruppe Psychiatrie/Psychosomatik der Universität.

1975 ging er als Direktor der Psychiatrischen Klinik I nach Bremen.

1978 erhielt er den Ruf auf den Lehrstuhl für Psychiatrie in Marburg, dem er 1979 folgte.

1979-1993 war er Ordinarius und Leiter der Klinik für Psychiatrie in Marburg.

Im Oktober 1993 wurde er emeritiert.

Am 16. Oktober 2002 verstarb Wolfgang Blankenburg auf dem Weg nach Heidelberg.

Er war verheiratet mit Ute Hägele und hat 3 Kinder.

---

* Der Skizze liegt eine eigenhändig verfasste biographische Skizze Wolfgang Blankenburgs zugrunde, die von Sonja und Ute Blankenburg überarbeitet und ergänzt wurde.

Die wissenschaftlichen Schwerpunkte Blankenburgs lagen in der Verbindung klinischer Psychiatrie mit phänomenologisch-anthropologischen Konzepten sowie qualitativer, d.h. hermeneutisch orientierter Soziologie. (Aus der zuletzt genannten Verbindung ging später das gemeinsam mit Hildenbrand u.a. verfolgte DFG-Projekt „Familiensituation und alltagsweltliche Orientierung Schizophrener" hervor.) „Phänomenologie" betrachtete Blankenburg als eine Methode, vorprädikatives Gewahren in konturierte, diskursive (evtl. operationalisierbare) Begrifflichkeit zu transformieren.

Besonders die Schizophrenie-Forschung zog ihn an. Seine Dissertation (s.o.) und die zum Buch ausgearbeitete Habilitationsschrift „Der Verlust der natürlichen Selbstverständlichkeit" (1971) bahnten – mit Hilfe einer Technik des Wörtlichnehmens von Patientenaussagen – einen neuartigen Zugang zur „Welt" und zum Erleben der Betroffenen. Von führenden Psychiatern ins Japanische, Französische, Italienische und Spanische übersetzt, findet das Buch – vor allem im Ausland – bis heute anhaltendes Interesse.

Schriftenverzeichnis

Das Schriftenverzeichnis stammt aus der Hand Wolfgang Blankenburgs. Es wird im Wesentlichen unverändert wiedergegeben. Einzelne Korrekturen konnten durch Abgleich mit anderen Quellen angebracht werden. Die Arbeiten 1993c, 1996 und 2002 wurden ergänzt. In den letzten Jahren wurde das Verzeichnis nicht kontinuierlich geführt; insofern können Arbeiten fehlen, insbesondere im Ausland erschienene. Die Jahreszahlen der Einzelarbeiten wurden zur besseren Zitierbarkeit durch Buchstaben ergänzt.

Buchpublikationen

Der Verlust der natürlichen Selbstverständlichkeit. Ein Beitrag zur Psychopathologie symptomarmer Schizophrenien. Enke: Stuttgart 1971; japanische Übersetzung von B. Kimura, S. Okamoto und H. Shima (mit einem Vorwort des Autors zur japanischen Ausgabe). Misuzu Shobo: Tokyo 1978; französische Übersetzung von J.-M. Azorin und Y. Totoyan, revue par A. Tatossian: La perte de l'evidence naturelle. Une contribution à la psychopathologie des schizophénies pauci-symptomatiques. Présentation de l'édition francaise par Y. Pélicier (Vorwort) und einem eingehenden, den gegenwärtigen Stand der Forschung reflektierenden Nachwort des Autors. Presses Universitaires de France: Paris 1991.

Herausgeberschaft

Biographie und Krankheit. Thieme: Stuttgart/New York 1989.
Wahn und Perspektivität. Enke: Stuttgart 1991.

Mitherausgeberschaft

Individuation Process and Biographical Aspects of Disease; ed. by Schaefer, K. E., Stave. U., Blankenburg, W. (A New Image of Man in Medicine, vol. III). Futura: Mount Kisco/New York 1979.

Einzelarbeiten

Daseinsanalytische Studie über einen Fall paranoider Schizophrenie. Schw. Arch. Neurol. Psychiat. 81, 9-105 (1958).

Aus dem phänomenologischen Erfahrungsfeld innerhalb der Psychiatrie. Schw. Arch. Neurol. Psychiat. 90, 412-421 (1962 a).

Diskussionsbeitrag zum Symposion „Die daseinsanalytisch-phänomenologische Interpretation des Verfolgungswahns". Schw. Arch. Neurol. Psychiat. 90, 434-435 (1962 b).

Zur Endogenität der Manie. Klinische Wochenschrift 41, 974 (1963).

Persönlichkeit. Dasein und Endogenität. Confin. psychiatrica 7, 183-194 (1964 a).

Lebensgeschichtliche Faktoren bei manischen Psychosen. Nervenarzt 35, 536-539 (1964 b).

Zur Differentialphänomenologie der Wahnwahrnehmung. Nervenarzt 36, 285-298 (1965 a).

Psychotherapie und Wesenserkenntnis. Jb. Psychol. Psychother. med. Anthropol. 12, 396-405 (1965 b).

Exogene Psychosen bei inneren Erkrankungen. Regensburger Jb. ärztliche Fortbild. 12, 396-405 (1965 c).

Die Verselbständigung eines Themas zum Wahn. Jb. Psychol. Psychother. med. Anthropol. 13, 137-164 (1965 d) [in diesem Band: 25 ff].

Werktherapie in der Psychiatrischen Klinik. Beschäftigungstherapie und Rehabilitation 4, 3-5 (1965 e).

Verhalten und Befinden beim Hebephrenen. Nervenarzt 36, 460-462 (1965 f).

Daseinsanalyse. Lexikon der Pädagogik. Herder: Basel/Wien 1965.

Der schizophrene „Defekt" in der Selbstwahrnehmung des Kranken. In: Problematik, Therapie und Rehabilitation der chronisch endogenen Psychosen, hrsg. v. Fr. Panse. „Forum der Psychiatrie" Nr. 19; Enke: Stuttgart 1967 (a), 199-208.

Die Manie. In: Almanach für Neurologie und Psychiatrie, hrsg. v. W. Schulte 1967, München: J.F. Lehmanns Verlag 1967 (b), 265-283.

Die anthropologische und daseinsanalytische Sicht des Wahns. Studium Generale 20, 639-650 (1967 c) [in diesem Band: 69 ff].

Der Versagenszustand bei latenten Schizophrenien. Dtsch. med. Wschr. 93, 67-71(1968 a).

Ambivalenz. In: Ergänzungsband zum Lexikon der Pädagogik. Herder: Freiburg/Basel/Wien 1968 (b).

Psychosomatische und psychotherapeutische Strömungen in der Medizin unserer Zeit. Konzepte und kritische Reflexion. Die daseinsanalytische Auffassung. Hippokrates 39, 379-384 (1968 c).

Ansätze zu einer Psychopathologie des „common sense". Confinia Psychiatrica 12, 144-163 (1969 a) [in diesem Band: 97 ff].

Tanz in der Therapie Schizophrener. Ein Beitrag zu den Beziehungen zwischen Manieriertheit und Manierismus. Psychother. Psychosom. 17, 336-342 (1969 b).

Zur Leistungsstruktur bei chronisch endogenen Psychosen. Nervenarzt 41, 577-587 (1970 a); [japan. Übers. von S. Okamoto in: B. Kimura: Der schizophrene Mensch. Ausgewählte Aufsätze der anthropologischen Schizophrenieforschung, Igaku-Shoin: Tokyo 1981].

Die psychiatrische Exploration als Provokationsmethode. Zbl. ges. Neurol. Psychiat. 200, 6 (1970 b).

The Cognitive Aspects of Eros. In: F. J. Smith and E. Eng (eds.): Phenomenology of Eros, pp.23-29. The Hague: Nijhoff 1972 (a).

Anthropologische Probleme des Wahns. In: Wahn, hrsg. v. W. Schulte, R. Tölle, Thieme: Stuttgart 1972 (b), 30-37 [japanische Übers. von Sh. Ihda et al., Igaku-Shoin: Tokyo 1978].

Geisteskrankheit. In: Historisches Wörterbuch der Philosophie. Bd. III, hrsg. v. G. Ritter, K. Gründer Schwabe: Basel 1972 (c).

Grundsätzliches zur Konzeption einer anthropologischen Proportion. Z. f. Klin. Psychol. Psychother 22, 322-333 (1972 d) [in diesem Band: 119 ff].

Daseinsanalyse. In: Historisches Wörterbuch der Philosophie. Bd. II, hrsg. von J. Ritter, Basel/Stuttgart: Schwabe & Co. 1972 (e).

21 Artikel in: Lexikon der Psychiatrie, hrsg. v. Chr. Müller. Springer: Berlin/Heidelberg/New York 1972 (f) (Psychopathien. Entwicklungsstörungen der Persönlichkeit, Charakter, reaktive Charakterveränderungen, Bedeutungsbewußtsein, Auffassung – Auffassungsstörungen, Derealisation, Depersonalisation, Infantilismus, Haltlosigkeit, Verschrobenheit, Transitivismus, Prämorbide Persönlichkeit, Gedankenentzug, Gedankendrängen, Gedankeneingebung u.a.).

Zur Methodik der Untersuchung psychisch Kranker. Internist. Praxis 13, 451-458 (1973 a).

Gestaltwandel im schizophrenen Wahnerleben (gemeinsam mit A. Zilly). In: Gestaltwandel psychiatrischer Krankheitsbilder, hrsg. v. J. Glatzel. Schattauer: Stuttgart/New York 1973 (b), 129-143.

Das Spektrum psychiatrischer Untersuchungsmethoden. Tägl. Prax. 14, 427-430 (1973 c).

Identitätskrise im Traum. In: Psychotherapie als Dialog, hrsg. v. M. Pohlen, A. Trenkel, 13-26. Huber: Bern/Stuttgart/Wien 1973 (d).

Das psychodiagnostische Gespräch in der Allgemeinpraxis. Tägl. Prax. 14, 625-630 (1973 e).

Hysterie in anthropologischer Sicht. Prax. Psychother 19, 262-273 (1974 a).

Ein Beitrag zum Normproblem. In: Die Wirklichkeit des Unverständlichen, hrsg. v. J. M. Broekman, G. Hofer. Nijhoff: Den Haag 1974 (b), 12-24.

Provokation und Revokation im psychiatrischen Interview. J. of Phen. Psychology 5, 405-416 (1975 a).

Was heißt „Erfahren"? – Probleme einer phänomenologisch orientierten Erfahrungswissenschaft am Beispiel der Psychopathologie. In: Versuche über Erfahrung, hrsg. v. A. Métraux, C. F. Graumann. Huber: Bern/Stuttgart/Wien 1975 (b), 9-20.

Das provokatorische Element im psychiatrischen Gespräch. Nervenarzt 46, 496-500 (1975 c) [in diesem Band: 137 ff].

Voraussetzungen der Projektionstheorie. Confinia psychiat. 18, 207-220 (1975 d).
Zur Abwandlung der Funktion der Sprache. In: Die Sprache des Anderen, hrsg. v. G. Hofer, K. P. Kisker. Bibl. psychiat. 154, 111 - 117. Karger: Basel/New York 1976.
Wissenschaftstheoretische Grundlagen der Psychopathologie. Zbl. ges. Neurol. Psychiat. 217, 120-121 (1977 a).
Die Daseinsanalyse. In: Die Psychologie des 20. Jahrhunderts, Bd. III. Kindler: Zürich 1977 (b), 941-964.
Was heißt „anthropologische Psychiatrie"? In: Leib – Geist – Geschichte: Brennpunkte einer anthropologischen Psychiatrie, hrsg. v. A. Kraus. Hüthig: Heidelberg 1978 (a), 15-28.
Grundlagenprobleme der Psychopathologie. Nervenarzt 42, 140-146 (1978 b).
Bewegungstherapie. In: Kritische Stichwörter zur Sozialpsychiatrie. hrsg. v. D. H. Frießem. Fink: München 1979 (a), 228-237.
Psychiatrie und Philosophie. In: Psychiatrie der Gegenwart, Bd. 1/1., 2. Aufl., hrsg. v. K. P. Kisker, J. E. Meyer, C. Müller, E. Strömgren. Springer: Berlin/Heidelberg/New York 1979 (b), 827-875.
Phänomenologische Epoche und Psychopathologie. In: Alfred Schütz und die Idee des Alltags in den Sozialwissenschaften, hrsg. v. W. M. Sprondel, R. Grathoff, Enke: Stuttgart 1979 (c), 125-139 [japan. Übers. in: Gendai Shiso Vol. 8/11, 93-117 (1980)].
Toward a more man-centred psychiatry. In: Individuation Process and Biographical Aspects of Disease (A New Image of Man in Medicine, Vol. III), hrsg. v. K. E. Schaefer, U. Stave, W. Blankenburg. Futura: Mount Kisco/New York 1979 (d), 193-220.
Ein Beitrag zum Normproblem. In: Medizinisch-psychologische Anthropologie, hrsg. v. W. Bräutigam. Wissenschaftliche Buchgesellschaft: Darmstadt 1980 (a), 273-289.
Anthropological and Ontoanalytical Aspects of Delusion. Journal of Phenomenological Psychology II, 97-110 (1980 b).
Leidensdruck. In: Historisches Wörterbuch der Philosophie, Bd. 5, hrsg. v. J. Ritter, K. Gründer. Schwabe: Basel/Stuttgart 1980 (c), 212-215.
Anthropologisch orientierte Psychiatrie. In: Die Psychologie des 20. Jahrhunderts, Bd. 10, hrsg. v. U.-H. Peters. Kindler: Zürich 1980 (d), 182-197.
Leistungsprinzip. In: Historisches Wörterbuch der Philosophie, Bd. 5, hrsg. v. J. Ritter, K. Gründer. Schwabe: Basel/Stuttgart 1980 (e), 220-24.
Hysterie in anthropologischer Sicht. In: Medizinisch-psychologische Anthropologie, hrsg. v. W. Bräutigam. Wissenschaftliche Buchgesellschaft: Darmstadt 1980 (f), 349-371.
Phenomenology and Psychopathology. Journal of Phenomenological Psychology II, 50-78 (1980 g).
Wie weit reicht die dialektische Betrachtungsweise in der Psychiatrie? Z. f. Min. Psychol. u. Psychother. 29 (1), 45-66 (1981 a) [in diesem Band: 149 ff].
Nomothetische und idiographische Methodik in der Psychiatrie. Schw. Arch. Neurol. Neurochir. Psychiat. 128, 13-20 (1981 b).
Der „Leidensdruck" des Patienten in seiner Bedeutung für Psychotherapie und Psychopathologie. Nervenarzt 52, 635-642 (1982 a) [in diesem Band: 183 ff]; [japan. Übers. von Katsumi Oyafuso: Psychopathology 12, 61-73 (1986)].

Zur Indikation hermeneutischer Methoden in der Psychotherapie. In: Psychotherapie in der Psychiatrie, hrsg. v. H. Helmchen, M. Linden, U. Rüger. Springer: Berlin/Heidelberg/New York 1982 (b), 41-46.

A dialectical conception of anthropological proportions. In: Phenomenology and Psychiatry, hrsg. v. J. J. de Koning, F. A. Jenner. Acadamic Press: London; Grune & Stratton: New York 1982 (c).

Psychopathologie und psychiatrische Praxis. In: Psychopathologische Konzepte der Gegenwart, hrsg. v. W. Janzarik. Enke: Stuttgart 1982 (d), 33-46.

Kritik der modernen Pharmakotherapie. In: Psychiatrische Therapie heute, hrsg. v. H. Tellenbach. Enke: Stuttgart 1982 (e), 89-119 [japan. Übers.: 1984 erschienen].

Körper und Leib in der Psychiatrie. Schweiz. Arch. Neurol. Neurochir. Psychiat. 129, 13-39 (1982 f) [in diesem Band: 201 ff].

Die Psychotherapie Schizophrener als Ort psychoanalytisch-daseinsanalytischer Konvergenz. Nervenarzt 54, 144-149 (1983 a).

Die aktuelle Bedeutung der Psychopathologie von Karl Jaspers. Kurzfassung in: Karl-Jaspers-Symposium. Woudestein: Rotterdam 1983 (b).

Friedrich Hölderlin (Ein pathographischer Abriß). Bull. Inst. Med. Kumamoto University 33 (2): 149-161 (1983 c).

Grundlagen für die Bewegungstherapie in der Psychiatrie. In: Lehrbuch der Krankengymnastik, Bd. 10, Psychiatrie, Querschnittslähmungen; hrsg. v. H. Cotta, W. Helpertz, A. Hüter-Becker, G. Rompe; Thieme: Stuttgart/New York 1983 (d), 1-58.

Schizophrene Psychosen in der Adoleszenz. Jap. J. of Psychopathology 4, 151-170 (1983) [dt. Text in: Bull. Inst. Med. Kumamoto University 48, 33-54 (1983 e)].

Der Leib als Partner. Psychother. med. Psychol. 33, 206-212 (1983 f).

Familiensituation und alltagsweltliche Orientierung Schizophrener; gemeinsam mit B. Hildenbrand, B. Beyer, D. Klein, H. Müller. Abschlußbericht der 1. Projektphase für die DFG. Marburg: 1983 (g).

Phänomenologie der Lebenswelt-Bezogenheit des Menschen und Psychopathologie. In: Sozialität und Intersubjektivität, hrsg. v. R. Grathoff u. B. Waldenfels. Fink: München 1983 (h), 182-207.

La Psicopathologia como ciencia basica de la psiquiatria. Rey. Chil. Neuropsiquiat. 21. 177-188 (1983 j).

Unausgeschöpftes in der Psychopathologie von Karl Jaspers. Nervenarzt 55, 447-460 (1984 a).

Biographie und Krankheit. In: Medicus Oecologicus. Der Arzt im Spannungsfeld zwischen Innen- und Außenwelt. IMA: Wien/Karlsruhe 1984 (b), 45-96.

Störungen von Auffassung und Sprache bei Schizophrenen. In: Sprache – Sprechen – Verstehen. Zur Phänomenologie und Praxis sprachlicher Kommunikationsstörungen, hrsg. v. H. J. Bochnik, W. Richtberg. Perimed: Erlangen 1984 (c), 104-115.

Ethnopsychiatrie im Inland. Zur Kultur- und Subkulturbezogenheit psychisch Kranker. In: George Devereux zum 75. Geburtstag, hrsg. v. D. Frießem, E. Schröder. Vieweg & Sohn: Braunschweig/Wiesbaden 1984 (d).

Prolegomena to a Psychopathology of Freedom. In: The Changing Reality of Modern Man, hrsg. v. D. Kruger. Juta & Co. Ltd.: Cape Town/Wetton/Johannesburg 1984 (e).

Gibt es eine positive Regression? In: Psychopathologie der Regression, hrsg. v. K. Heinrich. Stuttgart/New York: Schattauer 1984 (f), 15-34.
Autonomie- und Heteronomie-Konzepte in ihrer Bedeutung für die psychiatrische Praxis. In: Psychopathologie und Praxis, hrsg. v. W. Janzarik. Enke: Stuttgart 1985 (a), 29-46.
Zur Geschichtlichkeit von Lebensgeschichte und Krankengeschichte. In: Kommunikation und Perspektivität, hrsg. v. K. E. Bühler, E. Weiss. Könighausen & Neumann: Würzburg 1985 (b).
Perspectiva antropologica y analitico-existencial del delirio. Rev. Chil. Neuro-Psiquiat. 23, 165-178 (1985 c).
Familiensituation und alltagsweltliche Orientierung Schizophrener – Projektphase II (1984-86): Therapeutisch induzierte Ablöseprozesse schizophrener Patienten aus ihren Familien, untersucht am Beispiel von Übergangseinrichtungen. – Abschlußbericht für die DFG (gemeinsam mit B. Hildenbrand, B. Beyer, K. Brücher, B. Hasselberg, B. Lehmann, N. Leugering, H. Müller) Marburg 1986 (a).
Ansätze zu einer Psychopathologie der Freiheit. Deutsch-Französische-Psychiater-Begegnung; hrsg. v. T. Held. Rheinland-Verlag: Köln 1986 (b), 11-33.
Autismus. In: Lexikon der Psychiatrie, 2. Aufl., hrsg. v. C. Müller. Springer: Berlin/Heidelberg/New York/Tokyo 1986 (c).
Auffassung, Bedeutungsbewußtsein etc. (Neubearbeitung von 12 früher (1972) verf. Artikeln) In: Lexikon der Psychiatrie, hrsg. v. C. Müller. Springer: Berlin/Heidelberg/New York/Tokyo 1986 (d).
Unausgeschöpftes in der Psychopathologie von Karl Jaspers (revid. Fassung der Arbeit von 1984). In: Karl Jaspers. Philosoph, Arzt, politischer Denker – Symposium zum 100. Geburtstag in Basel und Heidelberg. Piper: München 1986 (e).
Biographie und Krankheit. (Neufass. der Arbeit von 1984 s.o.) In: Zeitlichkeit als psychologisches Prinzip. Grundfragen der Biographie-Forschung, hrsg. v. K.-E. Bühler. Janus: Köln 1986 (f).
Psihoterapija shizofrenih kao tacka konvergencije psihoanalize I Daseinsanalize. Psihijatrija Danas 1, 157-160 (1986 g) [von P. Opalic übersetzte Überarbeitung der Arbeit: „Die Psychotherapie Schizophrener als Ort psychoanalytisch-daseinsanalytischer Konvergenz". Nervenarzt 54, 144-149 (1983)].
Sur le rapport entre Pratique Psychiatrique et Phénoménologie. In: Phenoménologie, Psychiatrie, Psychoanalyse, hrsg. v. P. Fédida. Echos-Centurion: Paris 1986 (h).
Zur Psychopathologie des Autismus. Fundamenta Psychiatrica 1, 19-25 (1987 a).
Suicid and suicidalty in Europe (ins Japanische übers. von Y. Ikemura und H. Motumura). Jap. J. of Psychopathology 8, 179-189 (1987 b).
Phänomenologisch-anthropologische Aspekte von Wahn und Halluzination. In: Wahn und Halluzination, hrsg. v. H. Olbrich. Springer: Berlin/Heidelberg/New York/Tokyo 1987 (c).
The Dialectics of ‚Freedom' and ‚Unfreedom' in the Psychiatric View. In: Analecta Husserliana, vol. XXII, hrsg. v. A.-T. Tymieniecka. 409-423 (1987 d).
Gubitak Prirodne samo-po-sebi-razumijivosti („Der Verlust der natürlichen Selbstverständlichkeit"), neubearb. Resümee der früheren Monographie gleichen Titels (ins Jugoslawische übers. von P. Opalic). Sociologija 29, 218-220 (1987 e).

On the relation to reality in schizophrenics. (japanische Übers. von S. Hanamura). Jap. J. of Psychopathology 8, 23-31 (1987 f).
Suizid und Suizidalität in psychiatrischer Sicht. In: Das Gehirn und seine Erkrankungen, Medicenale XVII, 633-647 (1987 g).
Zur Subjektivität des Subjekts in psychopathologischer Sicht. In: "Tod des Subjekts?", hrsg. v. H. Nagl-Docekal, H. Vetter. Oldenbourg: Wien/München 1987 (h).
Zum psycho-physischen Problem in neuropsychiatrischer Sicht. In: Das Gehirn und seine Erkrankungen. hrsg. v. E. H. Graul, S. Pütter, D. Loew. Medicenale XVII, 649-660 (1987 j).
Psychoses schizophréniques à l` adolescence. Confrontations psychiatriques 29, 221-250 (1988 a).
Anthropologische Konzeptionen in der gegenwärtigen Psychiatrie. In: Zur Lage der Psychiatrie – Erreichtes und Erreichbares, hrsg. v. E. Lungershausen, Schattauer: Stuttgart 1988 (b), 57-70.
Zur Phänomenologie und Psychopathologie des „Selbst". In: Das Selbst aus der Sicht der Psychiatrie und Philosophie (dt. Text sowie jap. Übersetzung von S. Hanamura), hrsg. v. J. Kobayashi. Kawai: Nagoya 1988 (c).
Individualität und Krankheitslehre – Zum Umgang mit der Biographie des Kranken. In: Der einzelne Fall und die Regel, hrsg. v. H. J. Bochnik, C. Gärtner-Huth, W. Richtberg. Deutscher Ärzte-Verlag: Köln 1988 (d).
Der Leib – das gemeinsame Thema von somatischer Medizin und Psychosomatik. In: Kooperation und Beratung in der psychosomatischen Medizin, hrsg. v. W. Bräutigam. Springer: Berlin/Heidelberg/New York/London/Paris/Tokyo 1988 (e), 61-71.
Zur Geschlechtsdisposition bei manischen Psychosen (gem. mit M. Hummel). Zbl. Neurol. Psychiat. 250, 101 (1988 f).
Das Problem der prämorbiden Persönlichkeit. In: Persönlichkeit und Psychose, hrsg. v. W. Janzarik. Enke: Stuttgart 1988 (g), 57-71.
Zur Psychopathologie des Ich-Erlebens. In: Psychopathology and Philosophy, hrsg. v. M. Spitzer, F. A. Uehlein, G. Oepen. Springer: Berlin/Heidelberg/New York/London/Paris/Tokyo 1988 (h), 184-197.
Zum Selbst- und Weltverhältnis autistischer Patienten. Acta paedopsychiatrica 51 (4), 273-284 (1988, j).
Wahnhafte und nichtwahnhafte Depression. Daseinsanalyse 6, 40-56 (1989 a).
Phänomenologie der Leiblichkeit als Grundlage für ein Verständnis der Leiberfahrung psychisch Kranker. Daseinsanalyse 6, 161-193 (1989 b).
Lebensgeschichte und Krankengeschichte. In: Biographie und Krankheit, hrsg. v. W. Blankenburg. Thieme: Stuttgart/New York 1989 (c), 1-10.
Futur-II-Perspektive in ihrer Bedeutung für die Psychotherapie. In: Biographie und Krankheit, hrsg. v. W. Blankenburg. Thieme: Stuttgart/New York 1989 (d), 76-84 [in diesem Band: 235 ff].
Indications for hermeneutics in psychiatry. American Psychiatric Association. CME Syllabus & Proceedings summary. San Francisco 1989 (e), 204.
Der Krankheitsbegriff in der Psychiatrie. In: Brennpunkte der Psychiatrie. Psychiatrie der Gegenwart, Bd. 9, 3. Aufl., hrsg. v. K. P. Kisker, H. Lauter, J.-E. Meyer, C. Müller, E. Strömgren. Springer: Berlin/Heidelberg/New York/London/Paris/Tokyo 1989 (f), 119-145.
Entwicklung und Perspektiven der Psychosomatik aus der Sicht der Psychiatrie.

In: Entwicklung und Perspektiven der Psychosomatik, hrsg. v. St. Ahrens, A.-E. Meyer. Springer: Berlin/Heidelberg/NewYork/London/Paris/Tokyo/ Hong Kong 1990 (a).

"Self" and Self-Experience in Schizophrenia. In: Psychiatric Association. CME Syllabus & Proceedings summary. No. 79 D. New York 1990 (b), 239.

Wirkfaktoren paradoxen Vorgehens in der Psychotherapie. In: Wirkfaktoren der Psychotherapie, hrsg. v. H. Lang. Springer: Berlin/Heidelberg/New York/ London/Paris/Tokyo/Hong Kong 1990 (c), 122-138.

Zur Therapie Zwangskranker. In: Psychiatrische Therapie, hrsg. v. Th. R. Payk. Schattauer: Stuttgart/New York 1990 (d), 39-53.

Die aktuelle Bedeutung der Systemtheorie für die Psychiatrie. Medicenale XX, Band 2. Medice: Iserlohn 1990 (e).

Brief Contribution to the Problem of Indications for Hermeneutics in Psychiatry. Revue Internationale de Psychopathologie 1/2, 297-305 (1990 f).

Zur Geschlechtsdisposition bei manischen Psychosen (gemeinsam mit M. Hummel). In: Affektive Psychosen, hrsg. v. E. Lungershausen, Kaschka, L. Witkowski. Schattauer: Stuttgart 1990 (g), 261-265.

Syndrom-Dissoziationen bei endomorphen Depressionen (gemeinsam mit H. Haltenhof und H. Mattes). In: Affektive Psychosen, hrsg. v. E. Lungershausen, Kaschka, L. Witkowski. Schattauer: Stuttgart 1990 (h).

Zum Leib-Seele-Problem in der Psychiatrie. In: Aspekte des Leib-Seele-Problems, hrsg. v. K.-E. Bühler. Königshausen & Neumann: Würzburg 1990 (j), 207-221.

Grundlagen für die Bewegungstherapie in der Psychiatrie (Neubearb.). In: Krankengymnastik. Taschenlehrbuch in 12 Bänden, 2. überarbeitete Aufl., hrsg. v. H. Cotta, W. Heipertz, A. Hüter-Becker, G. Rompe. Thieme: Stuttgart/New York 1990 (k), 1-60.

Glaube und Wahn – ein Vergleich. Ethik und Sozialwissenschaften (EuS) 1, 630-636 (1990 l).

Zum In-der-Welt-Sein Schizophrener (ins Jap. übers. von M. Nagai). In: Schizophrenie – Grundlagen und Klinik, hrsg. v. Kimura B., Matsushita M., Kishimoto E. Asakura: Tokyo 1990 (m), 7-17.

Persönlichkeitsstörungen in anthropologischer Sicht. In: Persönlichkeitsstörungen, hrsg. v. G. Ulmar, M. A. Hagen. Forum der Medizin, Janssen: Neuss 1990 (n), 70-102.

Suizidalität und „freie Willensbestimmung". Versicherungsmedizin 43, 9-13 (1991 a).

Der melancholische Wahn. In: Depressionskonzepte heute: Psychopathologie oder Pathopsychologie?, hrsg. v. Ch. Mundt, P. Fiedler, A. Kraus, H. Lang. Springer: Berlin/Heidelberg/New York 1991 (b), 95-114.

Antropolosk Aspekt Histrije. Gledista (Beograd) 1-2, 21-30 (1991 c).

Phänomenologische Orientierung in der Psychopathologie. In: Sinn und Erfahrung. Phänomenologische Methoden in den Humanwissenschaften, hrsg. v. M. Herzog, C. F. Graumann. Asanger: Heidelberg 1991 (d), 263-287.

La perte de l'évidence naturelle. Une contribution à la psychopathologie des schizophrénies pauci-symptomatiques. Übers. der revid. Monographie von 1971, trad. par J.-M. Azorin et Y. Totoyan, revue par A. Tatossian. Présentation de l'édition francaise (préface) par Y. Pelicier, et une postface de l'auteur. Presses Universitaires de France, Paris 1991 (e).

Über das Verhältnis Schizophrener zur Sprache. Vorsprachlicher und sprachlicher Realitätsbezug. In: Schizophrenie und Sprache, hrsg. v. Ch. Mundt, A. Kraus. Thieme: Stuttgart 1991 (f).

Nomotetski i Idigrafski Metod u Psihijatriji. Psihijat. dan. 23, 87-91 (1991 g).

La signification de la phénoménologie pour la psychotherapie. In: Psychiatrie et existence, hrsg. v. P. Fédida, J. Schötte. Millon: Grenoble 1991 (h), 181-197.

Perspektivität und Wahn. In: Wahn und Perspektivität, hrsg. v. W. Blankenburg. Enke: Stuttgart 1991 (j), 4-26.

Perspektivität vs. Perspektivismus. Von der Pathologie zur Therapie mangelnder Perspektiven-Beweglichkeit. In: Wahn und Perspektivität, hrsg. v. W. Blankenburg. Enke: Stuttgart 1991 (k), 106-109.

Phänomenologie als Grundlagendisziplin der Psychiatrie. Unterschiedliche phänomenologische Ansätze in der Psychopathologie. Fundamenta Psychiatrica 5, 92-101 (1991 l).

Karl Jaspers. In: Klassiker der Medizin, Bd. II., hrsg. v. G. Schiwy, Beck: München 1991 (m), 350-365, 448-453.

Wahn. In: Handwörterbuch der Psychiatrie. 2. Aufl., hrsg. v. R. Battegay, J. Glatzel, W. Pöldinger, U. Rauchfleisch. Enke: Stuttgart 1992 (a), 648-661.

Zeitigung des Daseins in psychiatrischer Sicht. In: Dialektischer Negativismus. Michael Theunissen zum 60. Geburtstag, hrsg. v. E. Angehrn, H. Fink-Eitel, G. Lohmann. Suhrkamp, Frankfurt a.M. 1992 (b), 130-155 [in diesem Band: 253 ff].

La Psicoterapia degli schizofrenici come ambito di convergenza psicoanaliticodaseinsanalitica. Comprendre 6, 19-28 (1992 c).

Alternativen zur herkömmlichen Therapie Wahnkranker (Abstract). Fortschr. Neurol. Psychiat. 60/2, 68-4 (1992 d).

Der konstitutionsphänomenologische Ansatz in der Psychopathologie (Abstract). Fortschr. Neurol. Psychiat. 60/2, 20-1 (1992 e).

Analysen der Verselbständigung eines Themas zum Wahn. In: Paranoide Störungen, hrsg. v. W. P. Kaschka, E. Lungershausen. Springer: Berlin/Heidelberg/New York/London/Paris/Tokyo 1992 (f), 17-32.

Qualitative Forschung in der Psychiatrie. Sind idiographische und nomothetische Vorgehensweisen Alternativen? (Abstract). Fortschr. Neurol. Psychiat. 60/2, V 59-l (1992 g).

Phänomenologie und Psychose. In: Phänomen – Struktur – Psychose. Roderer: Regensburg 1992 (h), S. 73-85.

Psychiatrie und Philosophie. In: Psychotherapie & Philosophie, hrsg. v. R. Kühn, H. Petzold. Junfermann: Paderborn 1992 (j).

Leibphänomenologische Grundlagen für die Bewegungstherapie in der Psychiatrie (gemeinsam mit H. Haltenhof). In: Mototherapie mit Erwachsenen, hrsg. v. G. Hölter. Hofmann: Schorndorf 1993 (a), 34-42.

Affektivität und Personsein aus psychiatrischer Sicht. In: Philosophie der Gefühle, hrsg. v. H. Fink-Eitel, G. Lohmann. Suhrkamp: Frankfurt a.M. 1993 (b), 307-333.

Die Psychiatrie und das Leib-Seele-Problem. In: Forschen und Denken – Wege in der Psychiatrie, hrsg. v. G. Danzer, S. Priebe. Königshausen & Neumann: Würzburg 1993 (c), 67-82.

Methodological basic questions of the psychopathological research in delusions. Jap. Journal of Psychopathology 15, 215-216 (1994 a).

Das Leib-Seele-Problem in seiner Bedeutung für die Psychiatrie. Hamanaka-Festschrift (japan. Übers. von K. Takahashi: 197-213; deutscher Text: 215 -233) Nagoya 1994 (b).

Realitätsbezug und Perspektivität. Landschaft und Gegenstand in der Wahrnehmung. In: Leibliche Bedingungen und personale Entfaltung der Wahrnehmung, hrsg. v. Th. zu Oettingen-Spielberg, H. Lang. Königshausen & Neumann: Würzburg 1994 (c).

Zur Einführung. In: Max Herzog: Weltentwürfe. Ludwig Binswangers phänomenologische Psychologie. de Gruyter: Berlin /New York 1994 (d), XV – XXXI.

Selbst und Leib. Ein phänomenologischer Zugang (gemeinsam mit H. Haltenhof). Psycho 20, 48-51(1994 e).

Das psychodiagnostische Gespräch in der Allgemeinpraxis. In: Psychosomatische Medizin und Psychotherapie, hrsg. v. H. Feiereis, R. Saller. Marseille-Verlag: München 1995 (a).

‚Sich-Befinden' zwischen Leiblichkeit und Gefühl. In: Leib und Gefühl, hrsg. v. M. Großheim. Akademie-Verlag: Berlin 1995 (b).

Überlegungen zum „Selbst"-Bezug aus phänomenologisch-anthropologischer Sicht. In: Psyche im Streit der Theorien, hrsg. von M. Heinze, C. Kupke, S. V. Pflanz und K. Vogeley, Königshausen und Neumann: Würzburg 1996, 95-122.

Affektivität und Emotionalität. In: Affekt und affektive Störungen. Phänomenologische Konzepte und empirische Befunde im Dialog, hrsg. v. T. Fuchs und C. Mundt, Schöning: Paderborn 2002, 17-32.

Emotion und Existenz – auf dem Hintergrund von Vorgegebenheit und Aufgegebenheit des Daseins. In: Emotion und Existenz, hrsg. v. A. Längle. WUV-Facultas: Wien 2003.

Co-Autorschaft (erst ab 1991 aufgeführt):

B. Wennhold, M. M. Hummel, W. Blankenburg: Coenästhetische Symptomatik bei Encephalomyelitis disseminata. In: Verh. Dt Ges. Neurologie, Bd. 6: Multiple Sklerose, Neuroonkologie, konstitutionelle Dyslexie, hrsg. v. W. Firnhaber, K. Dworschak. K. Lauer, M. Nichtweiß. Springer: Berlin/Heidelberg/New York 1991.

H. Haltenhof, J. Krause, W. Blankenburg: Die Wahnhafte Depression – Befunde und Probleme (Abstract). Eine Übersicht. Fortschr. Neurol. Psychiat. 60/2, V 11-4 (1992).

M. Hummel, W. Blankenburg, Stellenwert der kranialen Magnetresonanztomographie (MRT) und der kranialen Computertomographie (CCT) bei psychopathologischen Veränderungen im Rahmen eines Morbus Behcet (Abstract). Fortschr. Neurol. Psychiat. 60/2, P 97 (1992).

T. Reuster, M. Kohl-Eckhard, W. Blankenburg: Psychobibliodrama in der stationären Versorgung (Abstract). Fortschr. Neurol. Psychiat. 60/2, V 15-3 (1992).

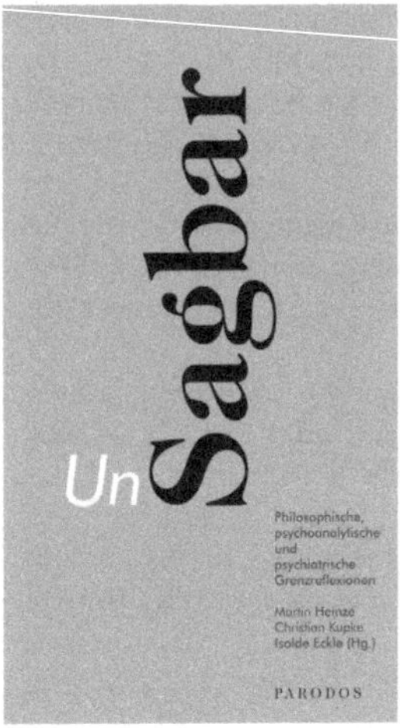

Martin Heinze, Christian Kupke, Isolde Eckle (Hg.):
Sagbar – Unsagbar.
Philosophische, psychoanalytische und psychiatrische Grenzreflexionen
Beiträge der Gesellschaft für Philosophie und Wissenschaften der Psyche, Band 5

ISBN: 978-3-938880-01-2

Paperback, 204 Seiten,
EUR 16,00
Juni 2006

Mit Beiträgen von Christina von Braun, Hinderk M. Emrich, Thomas Fuchs, Martin Heinze, Udo Hock, Wolfram Hogrebe, Christian Kupke, Frank Werner Pilgram, Louis A. Sass, Matthias Waltz und Osborne Wiggins

Die Opposition Sagbar – Unsagbar bestimmt unseren Zugang zur psychischen, leiblichen und materiellen Welt. Der Band dokumentiert philosophische, psychiatrische und psychoanalytische Beiträge einer Tagung, die sich diesen Zugängen bzw. ihrer gegenseitigen Verschränkung widmete. In den Beiträgen mit philosophischem Schwerpunkt werden unter erkenntnistheoretischen und kulturhistorischen Gesichtspunkten z.B. das Verhältnis von Mantik und Hermeneutik, die Dialektik von Sagbarem und Unsagbarem, das Sagen und Versagen der Erinnerung oder die These von der universellen Sagbarkeit in der Postmoderne erörtert.

Einen zweiten Schwerpunkt des Bandes bilden die Probleme des sprachlichen Zugangs zum Psychischen sowie die der sprachlichen Verfasstheit des Psychischen selbst. Hier wird sowohl nach dem Verhältnis von Sagbarem und Unsagbarem, artikulierbarem Sinn und radikalem Nichtsinn als auch danach gefragt, inwieweit diese Verhältnisse das Feld des Psychischen insgesamt strukturieren. Themen dieses Schwerpunktes sind u.a. die Phänomenologie des Schweigens, Sprache und Verstehen in der Psychopathologie oder das Problem der Sprachentgrenzung in der Psychoanalyse.

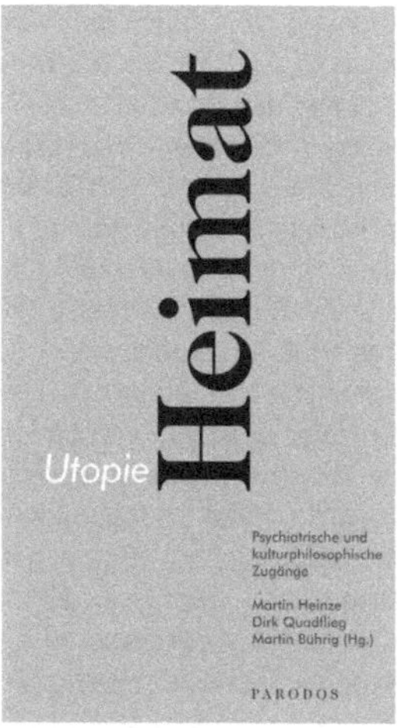

Martin Heinze, Dirk Quadflieg, Martin Bührig (Hg.):
Utopie Heimat. Psychiatrische und kulturphilosophische Zugänge
Beiträge der Gesellschaft für Philosphie und Wissenschaften der Psyche, Band 6

ISBN: 978-3-938880-02-9

Paperback, 248 Seiten
EUR 19,00
Juli 2006

Mit Beiträgen von Rudolf Bernet, Ian Prenelle, Hinderk M. Emrich, Helmut Haselbeck, Susanna Kahlefeld, Uwe Gonther, Karen Joisten, Martin Heinze, Klaus Leferink, Christian Kupke, Hans Pfefferer-Wolf, Dirk Quadflieg, Andreas Kriwak, Franz Anton Cramer, Inge Buck und Martin Bührig

Der Tagungsband macht es sich zur Aufgabe, das Thema Heimat im Trialog zwischen Philosophie, Psychiatrie und Kulturtheorie auszuleuchten. Allgemeine Begriffsbestimmungen stehen hier neben Beiträgen, die „Heimat" im weiteren Bedeutungsumfeld von Zuhausesein und Herkunft, aber auch im Lichte von Gegenbegriffen wie Fremdheit und dem Unheimlichen betrachten. Dass dabei Psychiater literarische Texte interpretieren und psychiatrische Themen aus philosophischer Sicht behandelt werden, ist Ausdruck des aktiven Versuchs, über die jeweiligen Fachgrenzen hinaus zu denken.

Die psychiatrischen Texte des ersten Teils stellen z.B. Fragen nach der Psychiatrie als (neuer) Heimat selbst, nach der urbanen Psychose oder nach dem Verhältnis von Heimat(verlust), psychischem Leiden und künstlerischer Schaffenskraft. Die philosophischen Beiträge widmen sich Phänomenen wie Heimweh, Fremdsein oder auch dem Konflikt zwischen Wohnen und Gehen. Aus gemeinsamen Workshops der Tagung sind weitere Beiträge zur künstlerischen Auseinandersetzung mit dem Thema in Film, Tanz und Literatur hervorgegangen.